누르고 문지르면 오장육부가 건강해진다

'웰빙(well-being)' 이란 단어가 유행처럼 번지고 있는 요즘 삶의 질을 높이기 위한
다양한 라이프 스타일이 대두되고 있다. 이런 측면에서 보면 경락 맛사지는 누구나 원하는
'건강하게 잘 사는 법'을 실천하기 위한 최고의 건강법이 아닐까.

경락 맛사지는 동양 전통 치료의 핵심인 경락을 맛사지에 적용한 신 개념의 맛사지이다.
현대 의학으로 불가능한 각종 불치병을 해결해 줄 뿐 아니라 건강과 미를 동시에 추구하고자
하는 현대인들의 욕구를 충분히 만족시켜줄 수 있다.

경락 맛사지는 단순히 물질적인 인체만을 대상으로 하는 맛사지가 아니다.
인체에는 육체 외에 비물질 세계가 존재하는데 경락 속에 흐르는 생명 에너지인 기(氣) 역시
서양에서는 인정하지 않는 인체의 중요한 요소 중 하나이다. 이 기의 흐름을 다스림으로써
정신과 영, 혼, 백까지도 건강하게 할 수 있다는 것이 필자의 생각이다.
따라서 경락 맛사지는 육체뿐만 아니라 정신까지도 맛사지할 수 있는 거의 완벽한
맛사지 요법이라고 할 수 있다.
특히 〈쉬운 경락 맛사지〉는 손으로 만질 수 있는 맨손 경락의 개념을 도입함으로써
침구식의 난해한 경락과 수많은 경혈 등에 대한 이해 없이도
누구나 쉽게 경락 맛사지를 익혀 실생활에서 직접 활용할 수 있도록 하였다.

이 책을 만드는 데는 약손 요법의 창시자 이동현 선생님, 내면미용연구 소장 염송옥 박사,
세계약손경락 연구회 수강생들의 도움이 매우 컸다. 또한 실무적인 역할을 해준 나의 아내이자
사당 뷰티 위너즈 박미례 원장, 이분들에게 진심으로 고마움을 표시하고 싶다.

멀리 관악산이 보이는 사당동 연구실에서 고정환

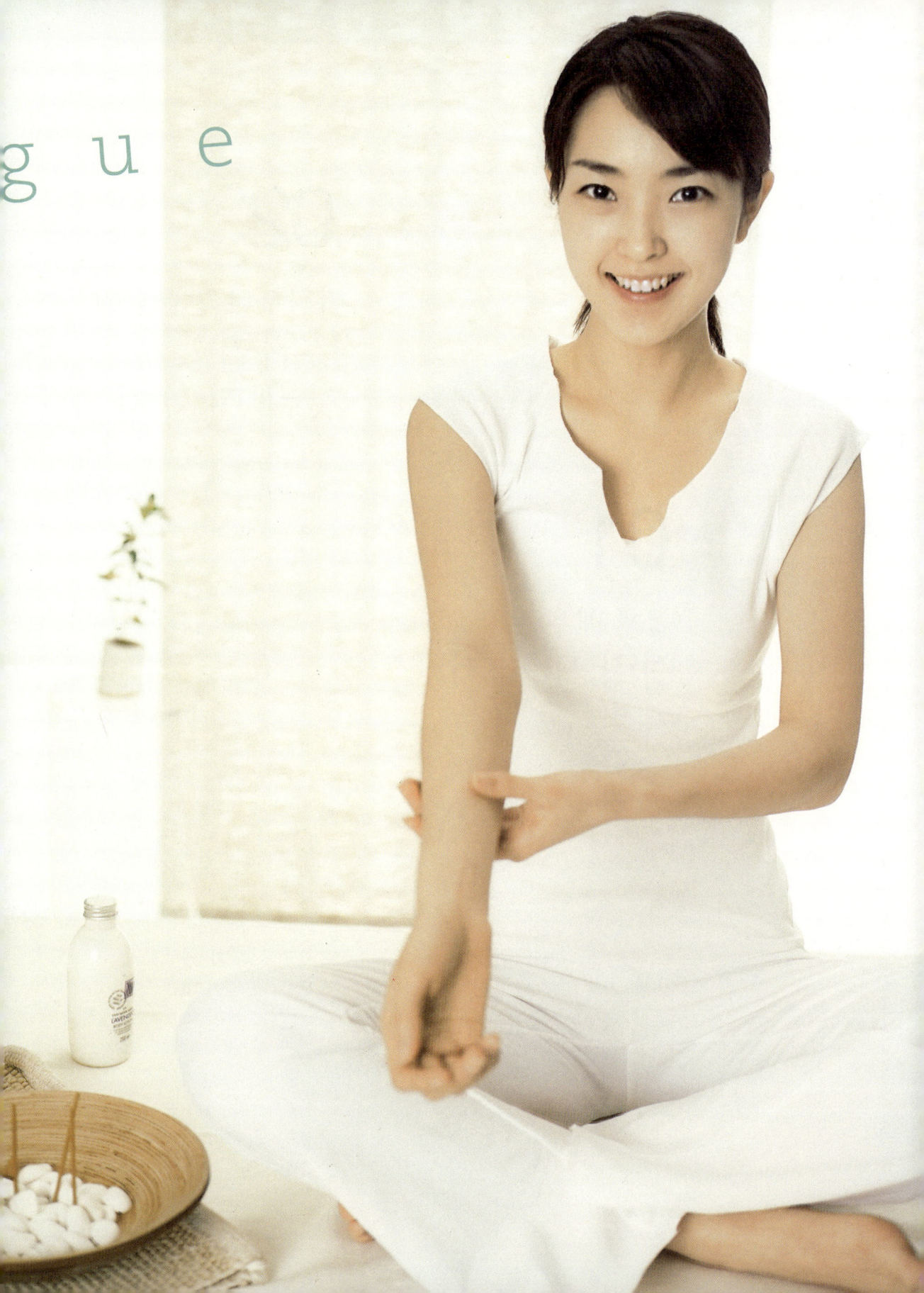

c o n t e n t s

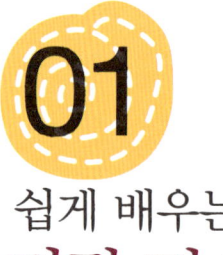

01

쉽게 배우는
경락 맛사지
기초

012 몸이 확 뚫리는 경락 맛사지
    경락과 경락 맛사지 바로 알기 12
    경락 맛사지의 효과 14

016 우리 몸에 흐르는 12경락
    손에 흐르는 6개의 경락 18
    발에 흐르는 6개의 경락 24

031 맛사지를 위한 워밍업
    약손 만들기 31
    경락 맛사지의 다양한 수법 33
    경락 맛사지에 필요한 도구 39

02

머리부터 발끝까지
부위별
경락 맛사지

몸 뒤편

042 등 경락 맛사지
    준비 맛사지 44
    대추혈 맛사지 45
    척추뼈 · 갈비뼈 사이 이완하기 46
    견갑골 맛사지 47
    척추뼈 맛사지 48
    승모근 맛사지 · 독맥 맛사지 49
    방광경 맛사지 50
    담경 맛사지 · 허리 맛사지 51

053 도론 척추 교정법
    골반 교정법 | 요추 교정법 53
    흉추 교정법 | 경추 교정법 53

054 목 경락 맛사지
    뒷목 풀어주기 55

058 팔 경락 맛사지
    삼초경 풀어주기 58
    소장경 풀어주기 59
    어깨근육 가로로 풀어주기 59

060 엉덩이 경락 맛사지
    천골 주변 풀어주기 62
    장골능 풀어주기 63
    각권으로 둔부 쓸어내리기 63

항문 주변 약기로 풀어주기 64
장골능 약기로 풀어주기 64
힙업하기 연속동작 65

066 다리 뒤쪽 경락 맛사지
치골 좁히기 66
양쪽 발·한쪽 발 오일 바르기 67
발목 풀어주기 68
아랫다리 맛사지 69
오금 부위 맛사지 71
대퇴부 맛사지 72
거미 테크닉 74
나비 테크닉 75
다리 측면 대퇴부 맛사지 76
무릎 주변 풀어주기 78
무릎 및 정강이 풀어주기 78
다리의 양경락 쓸어 내리기 79
다리 뒤쪽 마무리 79

080 발 경락 맛사지
발목 풀어주기 80
발등 사이 풀어주기 81
발바닥 훑어주기 81
발의 배수로 뚫어주기 82
발의 척추 반사구 뚫어주기 82
발의 기단혈 뚫어주기 83
발바닥 두드리기 83

몸 앞편

084 얼굴 경락 맛사지
얼굴 덮어주기·이마의 독맥 맛사지 88

이마의 방광경 맛사지 89
이마의 경계선 맛사지 89
사죽공·동자료·태양혈 맛사지 90
현료·현리·화료혈 맛사지 91
이마 교정 맛사지 91
눈썹 맛사지 92
눈 둘레 맛사지 93
코 맛사지 94
입술 주변 지압하기 96
입술 교정 맛사지 97
광대뼈 맛사지 98
볼 살 끌어올리기·턱밑 지압하기 99
턱선을 올려주는 맛사지 100
얼굴 마무리 맛사지 101

102 목 경락 맛사지
흉쇄유돌기근 풀어주기 102
목줄기 풀어주기·목뼈 맛사지 103
머리 스트레칭하기·목 오일맛사지 104
갑상선 맛사지 105
어깨마루·쇄골 풀어주기 107

Massage Tip

몸의 중앙에 흐르는 2개의 경락 30
증세가 좋아지면서 나타나는 명현 현상 56
각 국의 다양한 맛사지 이야기 57
맛사지를 처음 받으면 왜 아플까? 114
한번 맛사지를 받는데 적당한 시간 115
몸의 병을 찾아내는 5가지 방법 153
경락 맛사지의 효과를 높이는 방법 167
손 맛사지와 도구 맛사지의 차이점 225
경락 맛사지 생생 체험기 248

108 가슴 · 유방 경락 맛사지

가슴 쾌통 맛사지 110
가슴뼈와 갈비뼈 사이 풀기 111
임맥선 풀기 112
유방 만들기 · 유두 자극하기 112
유방 모아주기 113
유방 중앙으로 살 모아주기 113
갈비라인 풀어주기 114

115 팔 경락 맛사지

오일 바르기 115
어깨 관절 풀기(3음경) 116
팔뚝 맛사지(3음경) 116
팔꿈치 오금 맛사지(3음경) 117
아래팔 맛사지(3음경) 117
손목 관절 맛사지(3음경) 118
손목 관절 맛사지(3양경) 118
아래팔 맛사지(3양경) 118
팔꿈치 맛사지(3양경) 119
팔뚝 맛사지(3양경) 119

120 손 경락 맛사지

손바닥 맛사지 120
손등 맛사지 121

122 복부 경락 맛사지

복부 준비 맛사지 124
배꼽 에너지 통로 열기 125
명치 맛사지 127
소장 맛사지 129
대장 맛사지 131
간 맛사지 134
담 맛사지 137

위장 맛사지 138
췌장 맛사지 141
비장 맛사지 142
요근 맛사지 143
신장 맛사지 144
방광경 맛사지 146
자궁 맛사지 148
난소 맛사지 149
전립선 맛사지 150
서혜부 맛사지 151
복부 비만에 효과적인 맛사지 151
복부 마무리 맛사지 152

154 다리 · 발 경락 맛사지

서혜부 임파절 뚫어주기 155
오일 바르기 155
발목 맛사지 156
아랫다리 맛사지 157
휜다리 바로잡기 · 무릎 맛사지 158
허벅지 맛사지 159
서혜부 뒤쪽 맛사지 160
서혜부 앞쪽뼈 맛사지 161
허벅지 양경줄기 맛사지 162
무릎 풀어주기 162
아랫다리 양경락 풀어주기 163
양경락 전체 쓸어내리기 163
피하지방 제거하는 거미 기법 164
다리군살 제거하는 나비 기법 164
발 맛사지 165
오라 쓸어주기 166
스팀타월로 마무리하기 167

03

하나하나 짚어보는
증세별
경락 맛사지

170 성인 남자를 위한 맛사지

발기부전 170

비듬 · 대머리 171

전립선 질환 172

당뇨병 173

간질환 174

만성피로 175

동맥경화 176

고혈압 · 중풍(뇌졸중) 177

오십견 · 견통 178

염좌상 179

요통 180

치매와 예방법 181

심장질환 182

류마치스 관절염 184

정신질환 185

186 성인 여자를 위한 맛사지

갱년기 장애 186

빈혈 · 저혈압 187

안면신경마비 188

유방암 189

좌골신경통 190

자궁근종 191

냉증 · 산후풍 · 불임증 192

피부질환 193

입냄새 · 암냄새 194

생리통 195

변비 196

요실금 · 부기 197

198 수험생을 위한 맛사지

눈의 피로 198

두통 · 스트레스 199

어깨 결림 200

불면증 · 식곤증 201

비염 202

집중력 키우기 · 어지럼증 203

204 성장기 아이를 위한 맛사지

머리를 똑똑하게 하기 204

감기 예방 205

키를 크게 하기 · 천식 206

설사 207

열이 날 때 · 성격을 차분하게 하기 208

배가 아플 때 · 골격을 튼튼하게 209

편식 해소 210

시력 저하 · 다리를 길게 하기 211

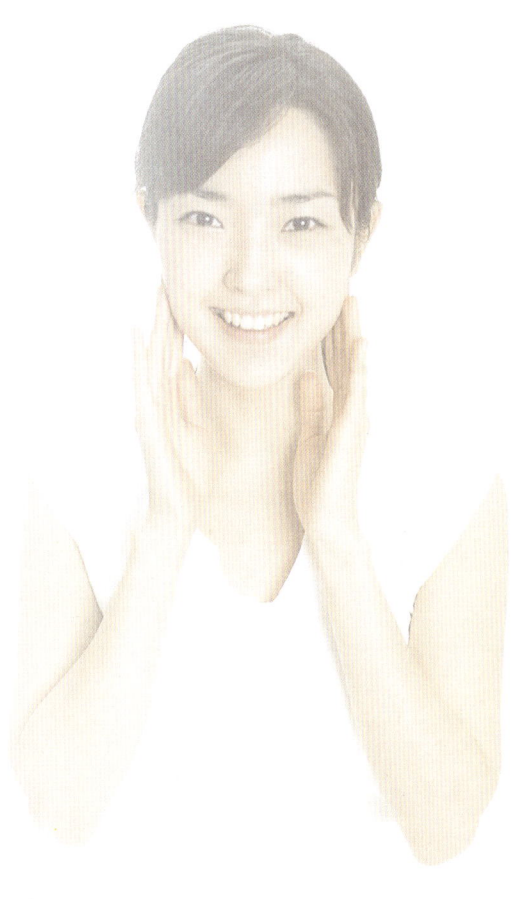

04

수술없이 예뻐지는
성형
경락 맛사지

214 예뻐지는 성형 맛사지

등 반사구 얼굴 성형 맛사지 **214**

광대뼈 줄이기 · 사각턱 줄이기 **216**

오똑한 코 만들기 · 처진 볼 올리기 **217**

주걱턱 해결하기 **218**

갸름한 얼굴 만들기 **219**

매끈한 이마 만들기 **220**

221 부위별 쎌프 성형 맛사지

얼굴 쎌프 맛사지 **221**

목 · 어깨 쎌프 맛사지 **223**

팔 · 가슴 쎌프 맛사지 **224**

복부 쎌프 맛사지 **225**

허리 · 엉덩이 쎌프 맛사지 **226**

다리 쎌프 맛사지 **227**

05

기의 흐름을 살려주는
생활법 &
식이요법

230 경락의 흐름을 좋게하는 스트레칭

● 뒤로 누운 자세에서 스트레칭 230

다리 들어 올리기 230

무릎 굽혔다 펴기 230

무릎 굽혀 돌리기 231

오금 & 허벅지 풀어주기 232

발바닥 주무르기 232

다리 전면경 & 허리 스트레칭 233

엉치 누르기 & 후면경 스트레칭 234

측양경 & 허리 늘리기 234

견갑골 스트레칭 235

● 바로 누운 자세에서 스트레칭 236

고관절 돌리기 236

한쪽발 어깨에 올려 스트레칭하기 236

허벅지 누르기 237

골반 스트레칭 237

다리 안쪽 스트레칭 238

팔뚝잡고 당기기 & 늑골 조정 하기 238

239 기의 흐름을 살리는 생활 양생법 &

식이요법

생활 양생법 239

식이요법 243

책속부록

실전편
질병별 쾌장경락

248 좌골신경통

251 척추측만증

252 경추디스크

254 류머티즘 관절염

256 고혈압

257 저혈압

258 뇌졸중

259 임파선 질환

260 파킨슨씨병

261 갑상선기능항진증

262 전립선 질환

264 복부비만

265 부인병

266 유방암

268 암·종양·결석

269 당뇨병

270 동맥경화

271 통풍

272 신부전

273 여성생식기 질환

274 면역계 질환(아토피 피부염 등)

275 심장 질환

276 삼차신경통

278 쾌장경락맛사지 궁금증 풀기

well being life

01

쉽게 배우는
경락 맛사지의 기초

최근 경락 맛사지가 유행처럼 번지고 있다. 하지만 '경락'의
개념을 제대로 알고 있는 사람은 거의 없을 뿐 아니라 경락을
'경혈'과 동일하게 생각하는 경우도 많다. 경락이란 기(氣)가
흐르는 일종의 통로로, 경락 맛사지는 경락 줄기를 직접
손으로 뚫어주는 새로운 개념의 맛사지라 할 수 있다.
인간의 모든 병은 경락이 막히면서 생기는 것으로,
막힌 경락을 뚫어주면 질병이 치유된다.

몸이 확 뚫리는 경락 맛사지

경락과 경락 맛사지 바로 알기

경락이란 기의 에너지가 흐르는 통로이다. 최근에는 감정과 의식이 흐르는 통로라고 정의하기도 하는데, 동양에서는 경락을 치료의 핵심으로 생각하고 있다. 즉, 모든 질병은 경락이 막힐 때 발생하고 경락을 뚫어주면 치유가 된다는 것이다. 경락을 뚫어주는 방법에는 침, 한약, 기공, 명상 등이 있지만 경락 줄기를 직접 손으로 뚫어주는 경락 맛사지가 가장 효과적이고 치료 효과도 빠르다. 12경락은 우리 몸의 큰 강물줄기라고 볼수 있으며 낙맥, 손맥 등의 형태로 인체의 전신에 분포되어 있다.

기를 뚫어주는 경락 맛사지

맛사지는 인류의 태동과 함께 발전되었다고 볼 수 있다. 몸의 어디가 아프면 저절로 손이 가게 되고 그곳을 만지고 문지를 때 뭉쳤던 근육이 풀리고 막혔던 경락이 뚫려 치료가 되는 것이다. 즉, 인간의 본능적인 치유 활동이라 할 수 있다.

몸에 질병이 생기는 이유 중 하나는 기의 흐름이 막혔기 때문으로, 그 소통을 원활하게 해주어야 건강해진다. 기의 소통을 원활하게 하는 방법 중 지압 요법이나 침 요법은 인체의 경혈을 대상으로 하기 때문에 효과는 뛰어나지만 경락 전체를 대상으로 하지 않기 때문에 완벽한 요법이라고 할 수 없다. 하지만 경락 맛사지는 인체 치유의 핵심인 심부까지 만질 수 있으며 전체 경락을 대상으로 한다는 점에서 거의 완벽한 경락 요법이라 할 수 있다.

경락 맛사지 활용법

경락은 경혈보다 경줄기가 중요하다. 예를 들면 하수도를 청소할 때 오물이 많이 쌓이는 곳만 청소해서는 안 되는 것과 마찬가지 이치다. 하수도관 전체를 깨끗이 청소했을 때 완벽한 청소를 했다고 볼 수 있는 것이다.

경락 맛사지는 경락 전체를 대상으로 한다. 경락의 줄기인 경줄기, 해당 경락이 흐르는 경근(근육), 해당 경락이 피부에 흐르는 경피(피부)가 맛사지 대상이다. 경줄기 속에 위치한 경혈은 경락 맛사지의 일부분으로 중점적으로 맛사지해야 할 대상이지만 굳이 많은 경혈을 외우거나 일일이 맛사지할 필요는 없다. 경락 맛사지를 하면 모든 경혈이 저절로 자극되고 뚫어지기 때문이다. 하지만 수천 년 동안 축적된 경험과 사례를 통해 특정한 부위의 경혈이 특정 질병의 치유와 연관된다는 사례가 있으므로 해당 경줄기 중 몇 개의 요혈을 익혀 맛사지할 때 중점적으로 해보자. 시간이 절약될 뿐 아니라 맛사지 효과도 높아진다.

맛사지의 효과를 높이는 부위

① **경피(피부)** 경피는 해당 경락이 피부에 미치는 범위로 경락 맛사지를 할 때 가장 많이 접하는 부분이다. 맛사지를 할 때는 해당 경피의 분포를 알고 경락이 흐르는 방향으로 맛사지하는 것이 중요하다. 경피 맛사지만 잘해도 경근, 경맥에 영향을 끼쳐 경락 맛사지의 효과를 얻을 수가 있다.

② **경근(근육)** 경근은 해당 경락이 근육에 미치는 범위를 말하는 것으로 골격을 지탱하는 역할을 한다. 경근에 기가 통하지 않으면 뼈가 틀어지게 되는데 경근은 손바닥으로 지긋이 누르거나 약기 등 도구를 이용해서 쉽게 풀어줄 수가 있다.

③ **경줄기** 경줄기는 경락이 흐르는 주요 통로로서 경근을 눌러보면 가로로 움푹 들어가는 줄기를 느낄 수가 있다. 경줄기는 인체의 깊숙한 곳에 위치해 엄지손가락 등을 이용해야 접근이 가능하다. 하지만 손이나 발은 쉽게 잡히므로 효과적으로 맛사지를 할 수 있다.

④ **경혈** 침구에서는 경혈이 핵심으로 매우 중요시되는데 경락 맛사지에서 경혈은 일부분에 지나지 않는다. 중요한 경혈 위치와 그 효과를 알면 맛사지 효과를 높일 수 있으며 침 효과까지도 얻을 수 있는 것이다.

경락 맛사지의 효과

● 병을 근본적으로 예방하고 미지의 병을 치유한다

일상생활에서 받는 각종 스트레스, 환경오염 물질, 병기(病氣), 탁기(濁氣) 등은 인체의 경락줄기 속에 쌓여 경락의 흐름을 막아 병이 생기게 한다. 경락줄기를 주기적으로 맛사지하면 경락 소통이 원활해져 병을 근본적으로 예방하고 앞으로 발생하게 될 미지의 병을 치유하는 효과가 있다.

● 심신을 이완시키고 심인성 병을 치유한다

현대의 병은 대부분 마음으로부터 발생하는 심인성 질환이다. 경락 맛사지는 피곤하고 지친 경락과 근육을 이완시켜 줌으로써 마음을 편안하게 하고 불안과 심리적 갈등을 해소하는 데 큰 역할을 한다. 육체와 마음은 불가분의 관계로 육체가 이완되면 마음도 이완되어 심인성 질환을 치유할 수 있다.

● 인체의 에너지장을 활성화시킨다

모든 물체는 자체의 에너지장을 갖고 있어 고유한 에너지장이 약화되면 질병이 발생하게 된다. 경락 맛사지는 경락을 소통시킴으로써 인체의 에너지장을 활성화시켜 정신과 육체를 총체적으로 치유하는 효과를 가져온다.

● 만성병, 성인병 등 각종 불치병을 다스린다

현대 의학으로 치유가 불가능한 암 등 각종 성인병을 경락 맛사지를 통해 치유한 사례는 많다. 경락 맛사지는 경락을 소통시킴으로써 인체의 자연 치유력을 극대화시킨다. 즉, 저항력의 원천인 T-임파구를 활성화시켜 스스로 치유하는 능력을 극대화시키는 효과가 있다.

● 통증을 다스린다

통증은 내면의 목소리다. '통즉불통(痛則不通) 불통즉통(不痛則通)'이라는 말은 '통하면 아프지 않고 통하지 않으면 아프다'는 뜻으로 진단의 핵심이다. 통증이 발생한 곳은 기가 통하지 않기 때문에 발생한 것이다. 경락 맛사지는 경락을 효과적으로 통하게 함으로써 통증을 제거하고 완화시키는 데 매우 효과적이다. 암 환자의 통증도 쉽게 완화시킬 수 있다.

● 스트레스와 만성피로를 떨쳐버린다

각종 스트레스와 만성피로에 시달리는 현대인에게 경락 맛사지는 스트레스와 피로를 풀 수 있는 가장 효과적인 방법이다. 스트레스와 만성피로는 질병의 초기 증세로 방치할 경우 각종 성인병으로 발전될 수 있다.

● 건강미인을 만든다

건강과 아름다움은 밀접한 관계가 있다. 얼굴의 변형은 얼굴의 반사구인 등과 복부의 이상으로 온다. 경락 맛사지는 얼굴의 변형을 막고 변형된 얼굴형을 바로잡는 데 가장 효과적인 방법이다. 특히 수술을 하지 않고도 얼굴형의 각종 문제점을 해소할 수 있다.

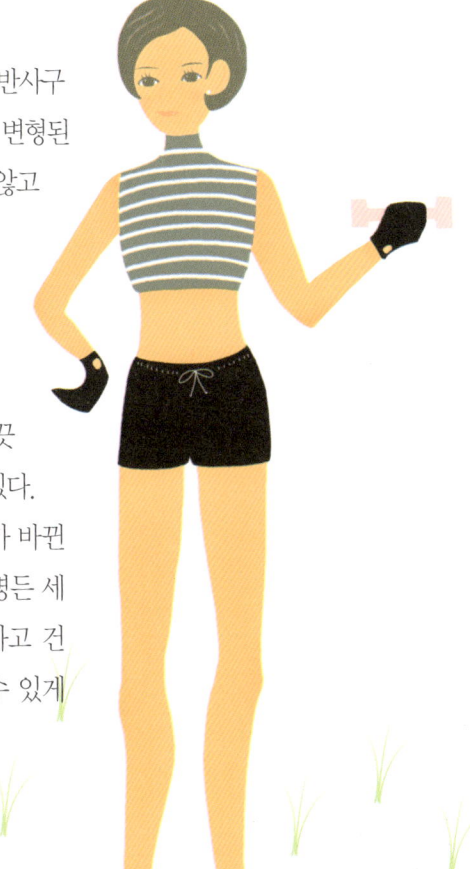

● 장수를 누리게 한다

건강하게 오래 사는 것은 누구나 바라는 소망이다. 경락 맛사지를 주기적으로 받으면 몸속의 독소나 노폐물이 쉽게 제거되고 깨끗한 혈액과 세포를 유지할 수 있게 되어 건강하게 장수를 누릴 수 있다.

인체의 피부는 28일, 근육은 3개월, 뼈는 200일 단위로 세포가 바뀐다. 경락이 막히면 세포 교대가 잘 이루어지지 않아 죽은 세포, 병든 세포가 몸속에 쌓이게 된다. 주기적인 경락 맛사지는 항상 깨끗하고 건강한 세포를 유지할 수 있게 해 젊음을 오래 유지하며 장수할 수 있게 한다.

우리 몸에 흐르는 12경락

경락을 잘 모르는 일반인들도 해당 경줄기의 위치와 흐르는 방향만 알면 쉽게 활용할 수 있다. 각 경락의 이름은 손(手)과 발(足)을 제일 먼저 붙이고 음과 양의 성질을 추가한 다음 관련 장부의 이름을 따서 부른다. 처음 들으면 이름만 외우기도 매우 어렵게 느껴질 수 있다. 이 어려운 이름을 누구나 구분하기 쉽게 만들어놓은 것이 바로 맨손 경락의 이름이다.

맨손 경락 명칭 이해

맨손 경락은 손발을 기본으로 해 전방, 후방, 측방의 세 방향과 음과 양을 구분한 다음 해당 관련 장부 이름을 덧붙이면 되므로 누구나 쉽게 익힐 수 있다. 손과 발의 음양을 구분하는 방법은 차렷자세를 했을 때 햇볕을 받는 면이 양이고 그늘진 부분이 음이다.

먼저, 손은 차렷자세를 취하고 엄지와 검지 사이로부터 위팔까지 세로로 2등분하면 음양으로 구분할 수 있다. 손바닥 쪽이 음이고 손등 쪽이 양이다. 이 음과 양을 다시 각각 세로로 3등분한다. 그러면 모두 6개의 면이 나오는데 6개의 면에 이름을 붙이면 맨손 경락이 된다. 손 등 쪽의 검지손가락 면은 전방이고 양이기 때문에 전양대장경, 엄지손가락 쪽은 전방이고 음이기 때문에 전음폐경, 팔 바깥쪽의 측면은 양이기 때문에 측양삼초경, 팔 안쪽 측면은 음이기 때문에 측음심경, 팔의 후방 양 쪽은 후양소장경, 음 쪽은 후음심경이 된다. 따라서 손에는 전양대장경, 전음폐경, 측양삼초경, 측음심포경, 후양소장경, 후음심경이 나온다. 이 이름도 어려우면 손의 전양경, 전음경, 측양경, 측음경, 후양경, 후음

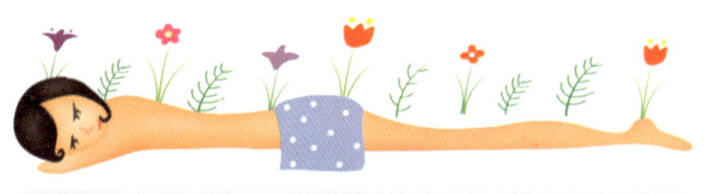

경으로 부르거나 대장경, 폐경, 삼초경, 심포경, 소장경, 심경 등으로 불러도 된다.

다리 쪽 경락도 마찬가지다. 다리를 정면에서 수직으로 2등분하여 음양으로 나눈 다음 다시 각각 3등분하면 6개의 면이 나오는데 여기에 맨손 경락의 이름을 붙이면 된다. 발의 전방 바깥쪽은 전양위경, 안쪽은 전음비경, 다리의 측면 바깥쪽은 측양담경, 안쪽은 측음간경, 다리의 후면 양 쪽은 후양방광경, 음 쪽은 후음신경이다.

처음에는 이렇게 구분하는 것도 어려울 수가 있을 것이다. 하지만 다음에서 소개되는 경락도를 보고 조금만 더 이해한다면 금방 친숙해지고 쉽게 활용할 수 있게 된다.

경락 상호간의 관계와 활용

손과 발이 각각 음양 관계에 있는 것을 부부 관계라고 하는데 폐와 대장, 삼초경과 심포경, 심경과 소장경, 다리는 비장과 위장, 담경과 간경, 신경과 방광경이 부부 관계이다.

형제 관계는 손과 다리의 같은 극을 말한다. 즉, 손의 양경과 다리의 양경, 손의 음경과 다리의 음경은 서로 통하며 형제 관계다.

예를 들면 손의 대장경과 다리의 위경은 같은 전양경으로 밀접한 관련이 있고 손의 측양경인 삼초경과 다리의 측양경인 담경도 마찬가지다. 경락 맛사지는 전신 경락을 대상으로 하므로 이와 같은 경락 상호간의 관계를 활용하면 특정 질병이 있는 경우 시간을 절약하고 보다 효과적으로 맛사지할 수 있게 된다.

다양하게 응용되는 경락

각 경락은 해당 관련 장부를 치유하는 데도 활용이 되지만 경락이 지나가는 부위의 질환을 치유하는 데도 적용된다. 예를 들면 대장경은 대장의 기능을 개선하는 데 필요하지만 대장 경락이 지나가는 손이나 팔의 질병, 목의 질병, 코나 입술 부위의 질환에도 활용된다. 또한 손에 있는 대장경의 합곡혈은 목 질환인 인후통에 특효혈이다. 이처럼 경락의 활용은 상호 유기체적인 입장에서 이해하고 활용해야 한다.

다음에 소개되는 각 경락도는 경락 맛사지에 활용되는 경피(피부)와 경근, 경줄기, 경혈을 각 경락별로 알기 쉽게 도식화했다. 해당 경피만 잘 알고 있다면 경근이나 경줄기는 쉽게 찾을 수 있다. 경혈은 요혈을 소개했으므로 그림에 소개된 정도의 경혈만 익혀도 충분할 것이다. 경락 맛사지의 기초 분야인 만큼 충분히 이해해야 할 것이다.

손에 흐르는 6개의 경락

| 3음경 |

① 전음폐경

　폐경은 어깨 위 폐의 상단부인 중부혈에서 시작해 엄지손가락으로 흐르는 경락이다. 폐경의 유주 시간(해당 경락이 활발하게 활동하는 시간)은 새벽 3~5시인 인시로 폐 기능이 좋지 않은 경우 이 시간에 일어나 맑은 기운과 함께 운동을 하면 좋아진다. 부부 경락은 대장이고 형제 경락은 다리의 전음인 비장이다. 폐 경락은 기백을 간직하고 자신감을 간직하고 있다.

　엄지손가락을 보면 폐 경락 상태를 대략 판단할 수가 있는데 엄지손가락이 약한 사람은 폐 기능이 약하다고 할 수 있다. 이런 사람들은 기백과 자신감을 길러야 한다.

　폐경의 색상은 옅은 미색이며 상징적인 동물은 소로, 저축, 충실, 성실, 부를 의미한다. 폐는 기를 받아들여 오장에 고루 분배하는 역할을 하는 기관이다. 경맥에 이상이 있을 경우에는 폐가 팽만되어 숨이 끊어질 것 같고 기침이 나며 쇄골상와 가운데가 아프다. 또한 시력 장애가 생기고 오한, 감기, 목이 뻣뻣해지는 증상, 만성피로, 천식 등이 발생한다.

　폐의 기능이 약해지면 입술이 마르고 얼굴이 달아오르며 가슴이 답답해진다. 또한 팔과 손목이 저리며, 손과 발바닥이 뜨거워지고 피부에 윤기가 없어진다. 기가 왕성한 실증일 경우에는 어깨와 잔등이 아프며 땀이 많아지거나 소변 횟수가 늘어난다. 반대로 기가 부족한 허증일 때는 어깨와 잔등이 아프고 추워하며 호흡 곤란, 오줌 색의 변화 등이 나타난다.

유주방향
면탄혈
중부
폐경피
폐경근
폐경줄기
척택
폐병혈
공최
애정혈
태연
유주방향

● 유주방향 : 경락이 흐르는 방향. 이하 같은 의미로 통일

② 측음심포경

심포는 심장을 싸고 있는 겉 부분으로 심장벽에 분포된 관상동맥과 심장에 분포된 신경을 말한다. 관상동맥은 심장벽 자체를 순환하면서 심장에 영양과 산소를 공급하는 혈관으로 관상동맥이 경련을 일으키거나 혈전으로 막히면 혈액의 흐름이 방해를 받아 협심증, 심근경색 등이 발생된다.

심포경은 유두 옆의 천지혈부터 팔 안쪽의 중앙을 지나 가운뎃손가락으로 연결된 경락이다. 심포경의 유주 시간은 19~21시인 술시이며 부부 경락은 삼초경, 형제 경락은 다리의 측음경인 간경락이다. 심포경은 보라색을 가지고 있으며 상징적인 동물은 천진성, 순진무구, 지성 등을 상징하는 뱀이다.

손의 반사요법에 의하면 중지의 끝 부분은 머리에 해당하며 중지를 자극하면 머리 질환 등이 예방되고 머리가 맑아진다. 예로부터 '마음을 잘 쓰라'는 말에 '심보'를 잘 쓰라고 했는데 심보는 마음을 의미하기도 한다. 심포경은 흉부, 혀, 심장과 정신 계통 질환과 밀접한 관련이 있으며 심포경의 내관혈은 모든 마음과 관련한 질병 치료의 주치혈이다.

심포경에 이상이 생기면 눈이 충혈되기 쉽고, 목이 마르며, 명치가 아프고, 가슴이 답답한 증세와 팔과 팔꿈치, 손바닥의 새끼손가락 쪽까지 냉하며 쓰린 증세가 온다. 때로는 손바닥에 열이 있고 아프다. 이런 증세를 가진 사람은 대개 항상 상기된 얼굴을 하고 있으며 옆머리부터 목, 손목, 배, 발 등의 맥이 매우 빠르다. 또한 목소리는 밝은 편인데 일부의 발음이 분명치 않다. 그리고 성격은 남에게 지려고 하지 않고 감정을 억제하지 못하며 동정심이 많다.

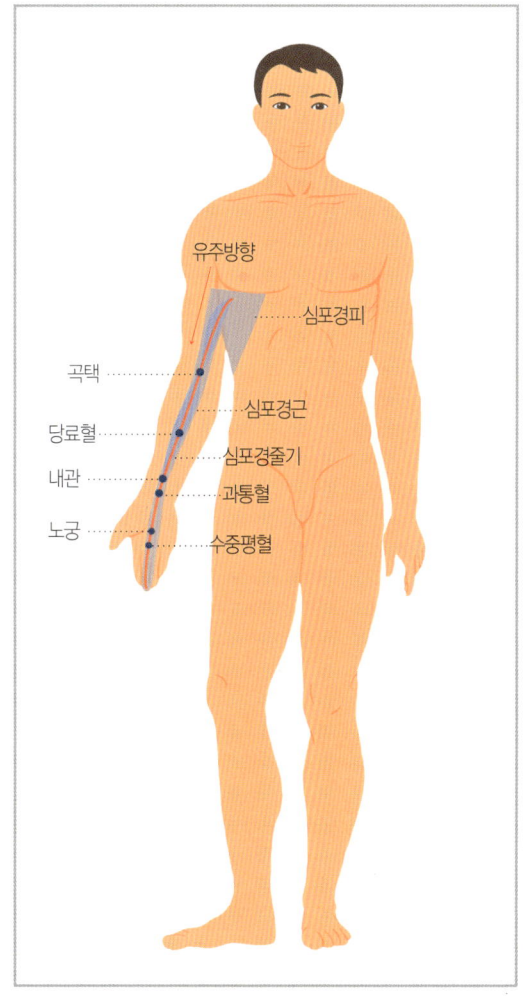

③ 후음심경

심장은 오장육부의 제왕이다. 최근에는 각종 스트레스 증가로 심인성 질병이 많이 발생하는데 심인성 질병은 대부분 심장과 관련이 있다. 심경은 맑은 피를 체내에 순환시켜 물질대사에 관여하고 뇌의 기능을 조절하는 심신안정 기능을 한다.

심경은 앞가슴 끝의 극천혈에서 시작해 팔꿈치의 소해혈, 손목의 신문혈을 거쳐 새끼손가락으로 이어지는 경락이다. 심경의 유주 시간은 11~13시이며 부부 경락은 소장이고 발의 후음인 신경과는 형제 사이이다. 심경의 색상은 빨간색이며 상징적인 동물은 말로, 사랑, 예술 감각 등을 나타낸다.

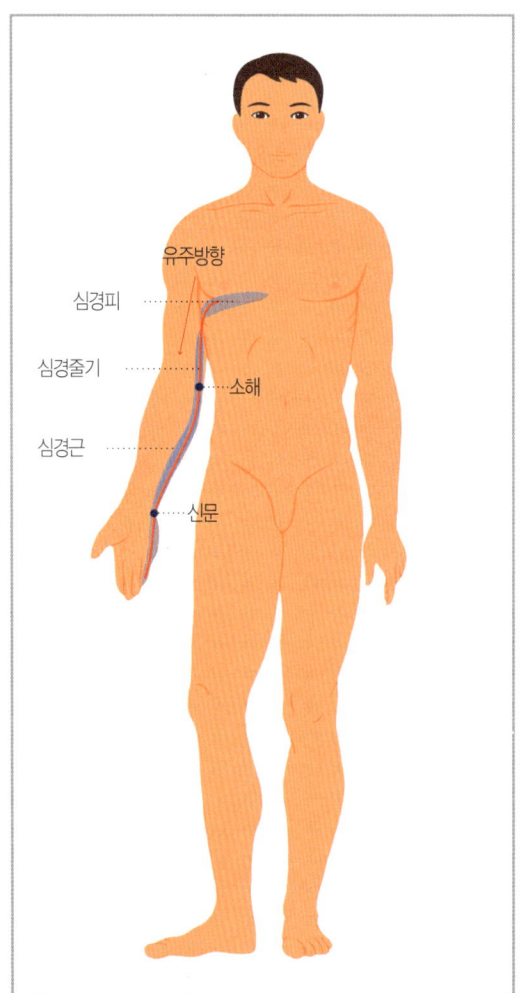

새끼손가락이 발달된 사람은 끼가 있는 사람으로 예술 분야에서 두각을 나타내는 경우가 많다. 예술은 정열과 혼이 필요하다. 사랑 에너지는 불타는 정열을 의미하는데 너무 과도하면 경솔하기 쉽고 자기 도취에 빠지기 쉬운 약점도 있다.

반면에 사랑 에너지가 부족하면 성격이 소심하고 자기 희생을 모르는 이기주의에 빠질 우려가 있다. 중단전인 가슴 중앙의 전중혈을 눌렀을 때 심한 통증을 느끼는 사람들은 사랑 에너지를 키울 필요가 있다.

또한 마음 수련을 통해 봉사 정신을 기르면 심장 차크라인 중단전 에너지가 개발되어 가슴 통증을 해소할 수 있다.

심경은 흉부, 혀, 가슴 질환, 정신병 질환을 주로 다스린다. 심장이 부조화를 이루면 순환계 질환이 발생하며 가슴 부위가 답답하거나 통증이 생길 수 있고 손발이 너무 차거나 뜨거워지는 현상이 발생한다.

심장의 불균형은 정신적, 정서적인 혼란을 가져와서 불안감, 불면증, 신경쇠약, 흥분, 분노 등을 일으킨다. 비정상적으로 땀을 많이 흘리는 경우도 있다.

| 3양경 |

① 전양대장경

대장경은 검지의 상양혈에서 시작하여 팔의 전양으로 흘러 목을 지나 반대쪽 코 옆의 영향혈에서 끝난다. 대장경은 폐의 기능을 도와주면서 우리 몸에 생성된 유독 가스와 불순물들을 배설하는 기능을 한다. 유주 시간은 아침 5~7시로 아침에 일어나 대변을 보는 것은 대장경락이 활성화되었기 때문이다. 아침에 화장실에 가지 못하는 사람은 대장경에 이상이 있다는 증조다. 대변을 비우지 못하면 아침 식사 생각이 없을 뿐 아니라 대장의 노폐물로 각 장기가 손상을 입게 된다.

대장경의 부부 경락은 폐경이고 형제 경락은 다리의 전양인 위경이다. 상징적 동물은 토끼이며 색상은 백색으로 차고 건조한 가을의 기운이 흐른다. 질투심과 시기심의 상징이며 상대적 빈곤감이 작동된다.

대장 에너지가 부족하면 비만과 중풍이 발생한다. 둘째손가락 안쪽이 저리면 중풍의 전조로 뚱뚱한 사람들에게 자주 오는 질병이다.

대장경은 머리, 눈, 귀, 코, 입, 인후 관련 질병을 치료한다. 경맥에 이상이 생기면 소화기 계통의 질병, 비뇨생식기 질병, 이비인후과 질병 등이 생긴다. 또한 찬물을 끼얹는 것 같은 추위를 타거나 정신병이 발생할 수도 있다. 대장은 소화된 모든 찌꺼기를 몸 밖으로 내보내는 역할을 하게 되는데 이런 역할을 제대로 수행하지 못하면 변비가 생기고 눈의 흰자위가 노랗게 되며 이가 아프고 코가 막히게 된다. 입 안이 마르며, 목이 잘 붓고, 어깨에 통증이 오며, 가슴이 답답한 증세 등이 온다.

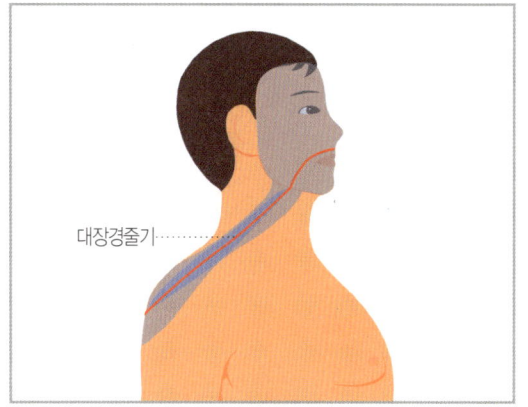

대장경줄기

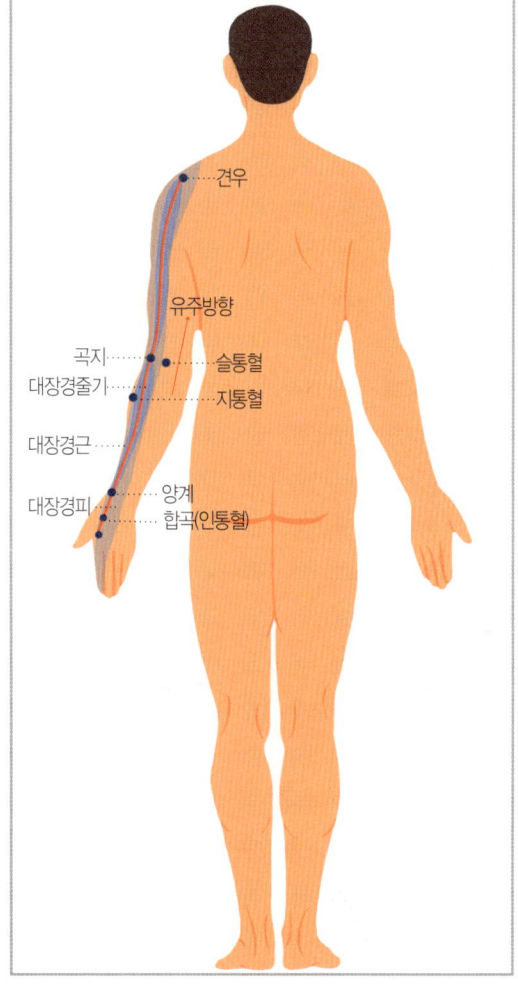

견우

유주방향

곡지
대장경줄기
슬통혈
지통혈

대장경근

양계
대장경피
합곡(인통혈)

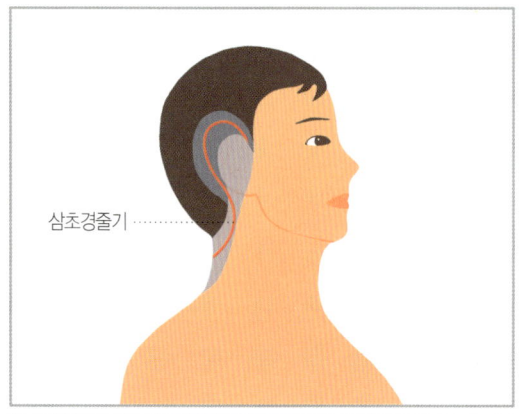

삼초경줄기

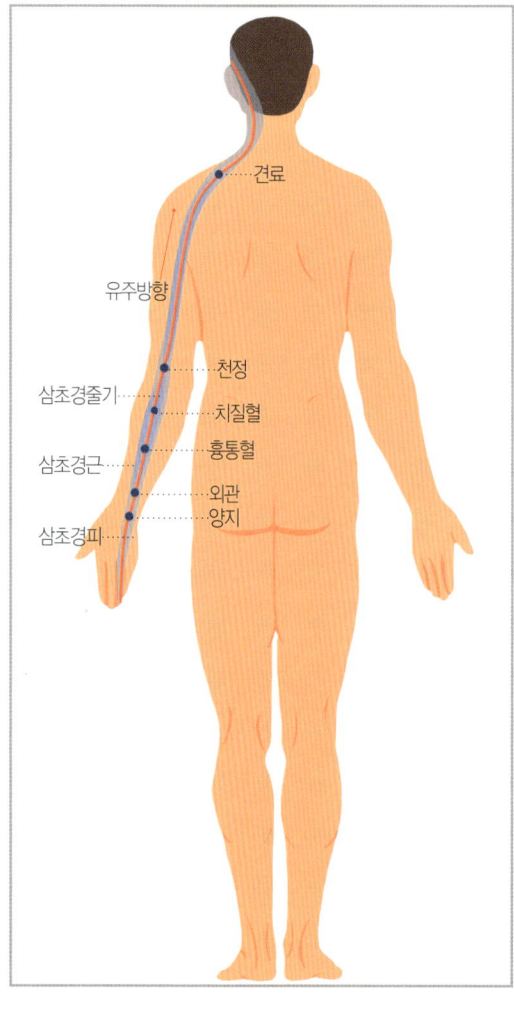

견료

유주방향

삼초경줄기
천정
치질혈
삼초경근
흉통혈
외관
삼초경피
양지

② 측양삼초경

동양의학에서 말하는 '삼초'란 후천의 원기가 들어가는 곳이다. 즉 인간이 태어날 때 하늘의 대기, 땅의 지기(곡물 따위)를 몸에 받아들여 이것을 호흡하고 소화해 오장육부에 순환시키는 것을 도와주는 3개의 열원이라는 의미다. 그러나 삼초라는 것은, 이름은 있지만 형태는 없는 것으로 독립된 기관을 일컫는 것은 아니다. 이를 구분해 보면 목 아래부터 명치 밑까지를 '상초'라고 하고, 명치 밑에서 배꼽까지를 '중초'라고 하며, 배꼽 밑에서 아래 동체까지를 '하초'라고 해 이를 통틀어 삼초라고 한다. 이 삼초에는 각기 다른 의무가 있다.

상초는 호흡 순환계, 중초는 소화기와 호흡기, 하초 부분에서는 생식 및 배설 기능을 관장하고 있다. 따라서 삼초 기능은 내장 전체의 보호 기능과 정신 심리적인 기능을 조절한다.

삼초경은 무명지의 손톱 밑에 있는 관충혈에서 시작돼 팔의 측양경을 따라 어깨, 목을 지나 귀를 돌아 눈썹 끝의 사죽공혈에서 끝난다. 유주 시간은 21~23시인 해시다. 삼초의 부부 경락은 심포경이고 형제 경락은 다리의 양경인 담경이다. 건강을 지키고 싶다면 삼초 에너지가 흐르고 있는 해시에는 절대 무리를 해서는 안 된다. 옛 선인들은 반드시 이 시간에 취침해 낮동안 소실된 원기를 회복했다. 삼초경의 상징적 동물은 원숭이며, 색은 짙은 분홍색으로 감성 리듬과 사랑 에너지를 나타낸다.

삼초경은 눈썹, 귀, 눈, 인후를 주로 치유한다. 삼초경에 이상이 있으면 인후종통, 눈 충혈, 이농, 어깨 결림 등이 발생하고 장부에 이상이 있을 경우는 복부 팽창, 피부병, 빈뇨, 소변불통 등이 발생한다.

③ 후양소장경

소장경은 새끼손가락에서 시작해 팔의 후양경을 따라 어깨의 견갑골 위를 지나 광대뼈의 권료와 귀밑의 청궁에서 끝나는 혈이다. 소장경은 소화 흡수된 영양분을 맑은 피로 전환시켜 조혈 기능을 돕고 심신을 안정시키는 보조 기능을 한다. 소장의 부부 경락은 심경이고 형제 경락은 발의 후양경인 방광경이다. 유주 시간은 13~15시인 미시다. 상징적인 동물은 개이며 색상은 밝은 자주색으로서 죽은 것은 회생시키는 의미를 가지고 있다.

소장경락은 피를 주관하는 경락으로 결의나 결단 등을 의미하며 그래서 혈서를 쓸 때도 통상 새끼손가락을 사용한다. 교통사고로 피를 흘릴 때 새끼손가락을 눌러주면 지혈 효과가 있는데 그 이유는 새끼손가락이 피를 주관하고 있기 때문이다.

소장경의 치유 범위는 머리, 눈, 귀, 인후와 정신병 등이다. 소장경에 이상이 오면 눈의 흰자위가 노랗게 되고 귀가 잘 안 들리며 얼굴이 붓는다. 또한 목구멍이 아프며 아래턱 부위가 붓고 목이 잘 돌아가지 않으며 어깨가 빠지는 것처럼 아프고 허리도 심하게 아프다.

아무리 먹어도 살이 찌지 않는 것은 소장의 영양흡수 작용이 떨어지기 때문이다. 소장은 감정에 민감하다. 마음이 급하거나 초조하거나 신경질적인 사람이 살이 찌지 않는 이유는 감정이 소장에 영향을 미쳐 소장 기능이 떨어졌기 때문이다. 이런 경우 마음을 편안하게 하면서 서두르지 않고 느긋하며 여유 있는 생활 태도를 갖는 것이 중요하다. 소장경과 관련된 병에는 손목, 팔꿈치, 견갑골, 귀의 질환, 눈이 쓰리거나 충혈되는 증상 등이 나타난다.

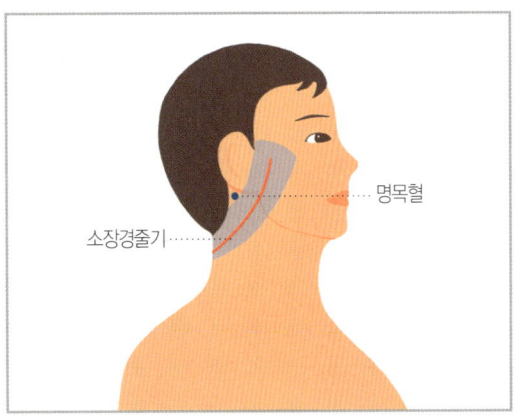

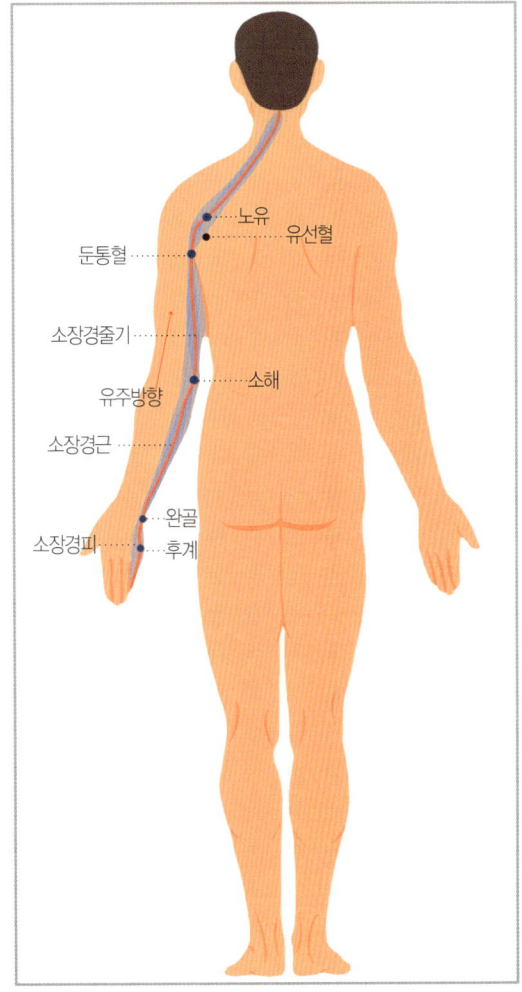

발에 흐르는 6개의 경락

| 3음경 |

① 후음신경

신장은 발바닥의 용천혈에서 출발해 발의 후음을 지나 가슴까지 연결된 경락으로 수분을 처리하고 호르몬을 생성하는 기능을 한다. 신장의 유주 시간은 17~19시인 유시이다. 유시는 일반적인 직장의 퇴근시간으로 이 시간에도 퇴근하지 않고 일을 하는 사람들은 신장이 상하게 마련이다. 신장의 부부 경락은 방광경이며 형제 경락은 발의 후음인 심경이다. 상징적인 동물은 쥐이며 색깔은 자주색으로 다산, 저축, 근면의 특성이 있다.

신은 오장의 하나지만 동양의학에서 말하는 신은 현대의학에서 말하는 부신까지를 가리키고 있다. 이곳은 인간이 부모에게서 이어받아 천성적으로 갖게 되는 생명력이 깃드는 곳으로, 이른바 선천지기(先天之氣)가 있는 곳이다. 또한 생명의 원천이며 성 에너지와 밀접한 관련을 갖는다. 우주의 기를 끌어들이는 힘은 신장으로부터 나온다. 하지만 환경오염으로 폐의 기능이 손상되면서 신장의 기능이 떨어지고 각종 인스턴트 식품과 지방질의 과다 섭취로 대장에 독소가 많이 쌓이면서 신장 기능을 떨어뜨려 최근에 신부전증 환자가 급격히 늘어나는 추세이다.

경락에 이상이 생기면 신장의 기능이 약해지면서 허리를 못 쓰고 얼굴빛이 어두워지며 윤기가 없어진다. 입 안이 마르고 배는 고픈데도 입맛이 없으며 몸이 허약해지고 설사를 자주 하게 된다. 또한 신장 기능이 저하되면 만성 신부전증, 비뇨기와 생식기 질환, 요통, 기억력 감

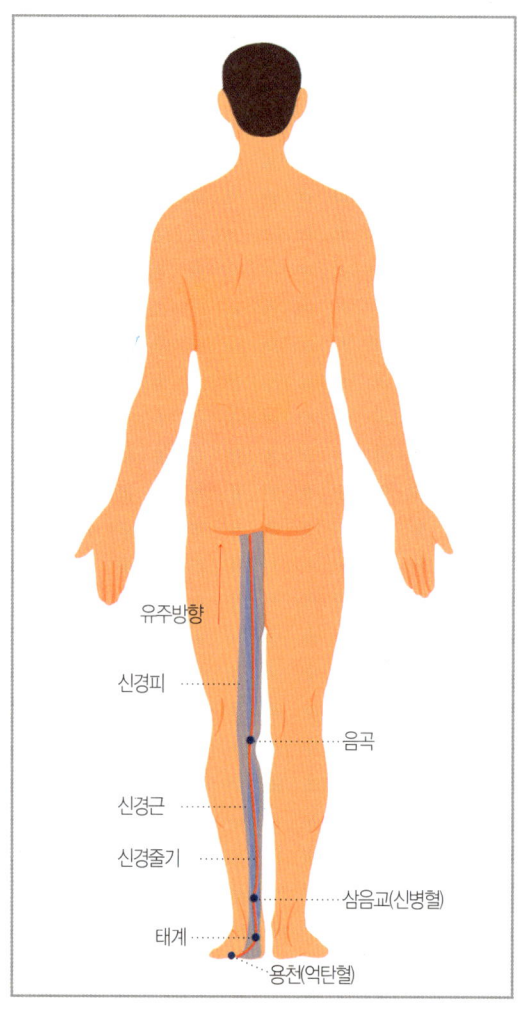

유주방향
신경피
음곡
신경근
신경줄기
삼음교(신병혈)
태계
용천(억탄혈)

퇴, 현기증, 청각장애, 이명 현상, 머리카락이 가늘어지거나 빠지는 증세가 나타난다. 또한 무서움증과 정신불안이 생기고 가슴이 후들거리며 명치끝이 아프고 황달증이 발생한다.

② 측음간경

간경은 엄지발가락 위의 털이 난 부위부터 시작해 다리의 음경 가운데를 지나 간으로 이어지는 경락이다. 유주 시간은 새벽 1~3시로 축시다. 간의 부부 경락은 담경이고 형제 경락은 팔의 측음인 심포경락이다. 간의 상징적인 동물은 돼지이며 색상은 파란색으로 자신감과 권력 의지를 의미한다. 또한 흔히 통이 크고 대범한 인물을 간이 크다고 한다.

간은 혼이 거주하는 곳이다. 과거에는 물에 빠져 기절하면 혼을 불러 간에다 집어넣어 주는 의식도 있었다. 술에 취하면 정신이 혼미해지고 돼지처럼 되는 이유는 간이 취했기 때문으로 수련하는 사람들은 혼이 탁해진다는 이유로 술을 입에 대지 않았다.

간경의 주치 범위는 허리와 복부, 생식기 · 비뇨기 계통, 인후, 정신 질환 등이다. 간은 독소와 지방을 분해해 주는 기능이 크다.

간의 기능이 떨어지면 쉽게 비만이 되며 혈액이 맑지 못해 혈액과 관련된 각종 질환이 발생하게 된다. 간경이 약해지면 얼굴이 지저분하게 보이고 목이 타며 가슴이 답답해지면서 구역질이나 설사를 자주 하게 된다. 때로는 오한이 있으며 여성의 경우 허리가 아프고 밤이 되면 소변이 잘 나오지 않는다. 또한 서혜부 혈에서 음부에 걸쳐 아픈 증상이 오며 하복부에 긴장감이 생긴다. 특히 간경은 남녀의 성기를 돌고 있는 만큼 성기의 이상 증세가 두드러진다.

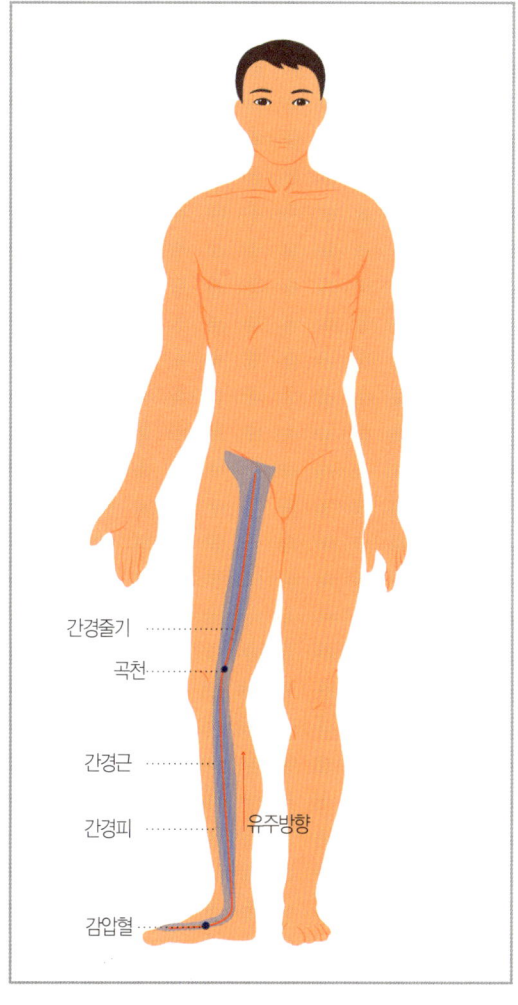

간경줄기
곡천
간경근
간경피　　　유주방향
감압혈

③ 전음비경

비경은 엄지발가락 바깥쪽에서 시작해 다리의 전음을 따라 비장을 지나 유방 아래까지 연결된 경락이다. 한의학에서 말하는 비경은 췌장과 비장을 합한 것이다. 비경은 소화분비액 조절과 당분 분해를 도우며 흡수된 당분을 조절하고 글리코겐 저장 및 포도당 공급 기능을 한다.

비경의 부부 경락은 위경이고 형제 경락은 손의 전음인 폐경이다. 유주 시간은 오전 9시~11시까지로 사시에 해당한다. 상징적인 동물은 양이며 색상은 황색으로 사색, 비굴, 겸손의 특성이 있다. 비경은 복부, 위, 장과 비뇨 및 생식기 방면의 질환을 치료한다. 비장은 혈액을 생산하고 저장하는 역할을 하고 췌장은 인슐린을 생산해 혈액의 응고를 방지하는 기능을 한다. 췌장이 기능을 상실하면 무서운 당뇨병을 일으키게 된다.

비경에 이상이 생기면 소화기 계통의 질병과 수분대사 장애, 비뇨생식기 질환, 신경병, 근육 질병 등이 발생한다. 이러한 비장 활동이 약화되면 혀가 굳어지고 위 언저리가 묵직해지며 통증을 느끼게 된다.

또한 속이 메스껍고 트림이 자주 나며 소화가 잘 되지 않고 설사나 변비가 생기며 무릎이 뻣뻣해지고 냉해진다. 여성인 경우에는 생리에 이상이 생기고 불면증이 오며 흔히 현대의학에서 말하는 당뇨병의 증상이 일어난다.

비장기능이 약해져서 발생하는 질병에는 식욕부진, 소화불량, 피로, 근육 무력증, 팔다리가 무거운 증상, 설사, 복부팽만감 등이 있다. 또한 타박상, 출혈, 정맥류 등도 비장의 기능이 약해서 발생된다.

비경피
비경근
비경줄기
유주방향
혈해(과민혈)
음릉천
삼음교
태백

| 3양경 |

① 후양방광경

방광경은 양 눈썹 안쪽의 정명혈부터 시작해 머리를 지나 등, 허리, 엉덩이, 대퇴부, 종아리, 새끼발가락까지 이어지는 경락으로 신체 뒷면의 대부분이라고 해도 과언이 아니다. 오장육부의 자율신경을 조절하며 뇌 중추 및 뇌하수체와 상호 연계해 생식 기능을 유지하는 역할을 한다. 방광경의 유주 시간은 15~17시의 신시다. 부부 경락은 신경이며 형제 경락은 손의 후양인 소장경이다. 방광경의 상징적인 동물은 용이며 색깔은 검은색으로 공포, 긴장, 경계의 특성을 가지고 있다.

방광경에 이상이 있을 경우 나타나는 증세는 아주 많다. 머리, 즉 뇌수와도 깊은 관계가 있고 자율신경, 생식 기능과도 관계가 깊다. 특히 척추의 양쪽에 자리잡고 있는 유혈들은 오장육부에 해당되는 장기의 이상을 가장 빨리 전달하는 체표 반사혈로서 매우 중요한 유혈들이 방광경으로 이어져 있으며 그 증세도 다양하다.

방광경에 이상이 생기면 우선 머리가 아프다. 예를 들면 눈이 피로해지고 머리가 아프며 무겁다. 또한 코피가 나거나 코가 막히고 근육이나 관절의 통증, 뒷머리로부터 어깨, 허리, 엉덩이, 무릎의 뒤쪽, 종아리의 통증, 복사뼈 밖의 뒤쪽부터 새끼발가락의 통증 등을 느끼게 된다. 특히 대퇴관절을 굽히지 못하며 장딴지가 찢어지는 것같이 아프다.

등과 허리, 엉덩이의 통증은 중년 이후에 많이 나타나는 병으로 모두 이 경락에 이상이 생기기 때문이다. 특히 등, 허리, 둔부의 통증은 중년기, 즉 갱년기가 되면 차

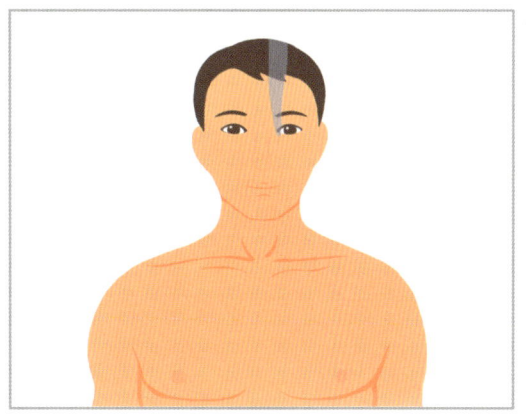

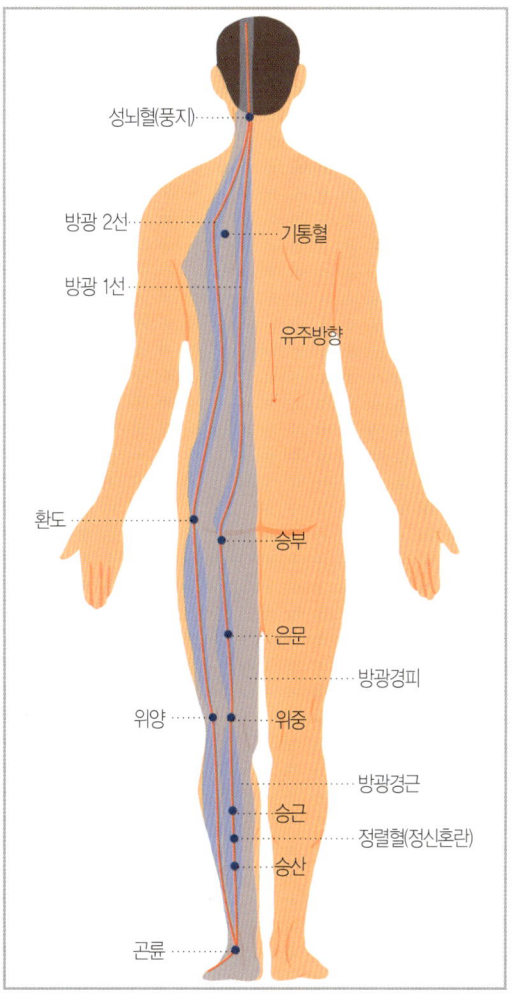

츰 심해진다. 뼈가 노후해서 굳어지고 신경을 압박하기 때문에 목, 등, 어깨, 팔, 다리가 아프고, 심할 경우에는 마비증까지 올 수 있다. 앞에서 말한 것처럼 방광경에는 오장육부의 유혈들이 줄지어 늘어서 있기 때문에 호흡순환, 비뇨 배설 등의 많은 질병과 관계가 깊다. 한편 생식기 장애 또는 갱년기 장애 등도 이 방광경을 잘 다스려야 한다.

② 전양위경

위경은 눈 밑의 승읍혈에서 얼굴을 지나 유방 중앙으로 내려와 다리의 전양을 지나 둘째발가락까지 연결된 긴 경락이다. 유주 시간은 아침 7~9시 진시다. 아침에 식사를

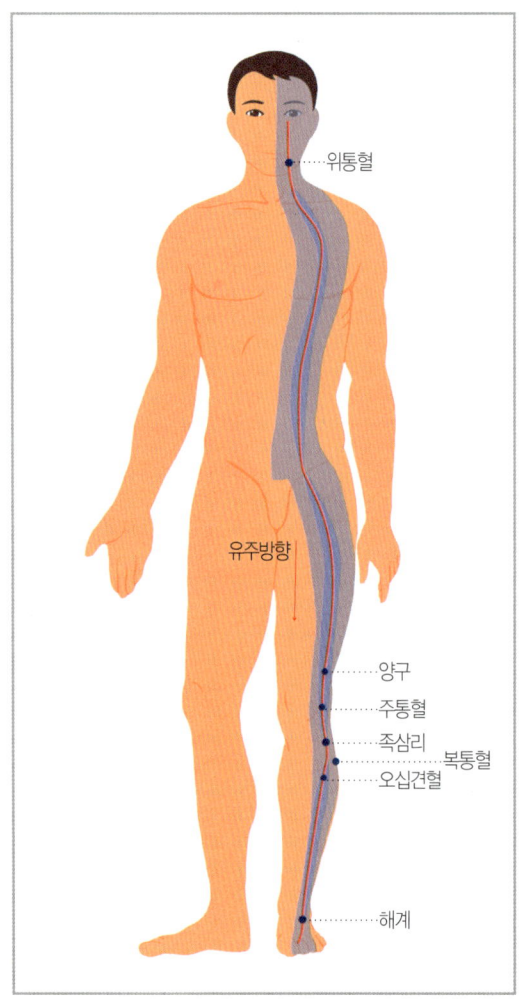

많이 해도 소화가 금방 되는 이유는 위경이 활성화되었기 때문이다. 아침 식사를 거르는 사람들은 위경에 문제가 있기 때문으로 옛 선인들의 '아침에는 반드시 식사를 거르지 말라'는 충고를 되새겨봐야 한다. 살을 빼기 위해 아침식사를 거르는 경우에는 오히려 소화기능이 떨어지고 신진대사가 저하돼 살 빼는 데 도움이 되지 않는다는 것을 염두에 둘 필요가 있다. 상징적인 동물은 닭이며 색은 짙은 미색으로 정성과 모성을 의미한다. 위경을 만져 통증이 있다면 위의 기능뿐만 아니라 정성과 모성이 부족하다는 것을 말해주는 것이다.

위경의 치유 범위는 얼굴, 코, 치아, 인후, 위장병 등이다. 위경의 흐름에 이상이 생기게 되면 신체의 부조가 생겨 두통이 먼저 올 수 있다. 특히 전두부로부터 후두부에 걸친 통증이 있고 코가 막히거나 코피가 난다. 입가장자리가 갈라지면서 목젖이 붓고 목이 아프며 배가 뿌듯하고 나른한 증상이 나타난다. 또한 얼굴색이 황색으로 변한다. 그리고 이런 증상이 올 때 명치끝과 배꼽 사이를 눌러 보면 불쾌한 통증이 있을 것이다. 이러한 통증이 있을 때는 위에 이상이 있다고 보면 된다.

③ 측양담경

담경은 눈초리의 동자료라는 혈로부터 시작해 얼굴의 측면부를 휘어감아 목 뒤의 풍지, 완골(完骨)과 어깨 정상의 견정을 지나 고관절의 환도혈, 무릎 밑의 양능천과 발의 구허혈을 지나 넷째발가락에서 끝난다.

담경의 유주 시간은 7~9시 진시이며 부부 경락은 간경이고 형제 경락은 손의 측양경인 삼초경이다. 상징적인 동물은 호랑이며 색은 짙은 보라색으로 모험 정신과 용맹성의 특성이 있다. 담경의 주치 범위는 눈썹, 코, 목 부위, 인후, 가슴통, 열성 질환 등이다. 주요 기능은 단백질이나 지방질의 분해와 장에서의 흡수를 돕는 기능을 한다. 간의 기능이 떨어지면 담의 기능도 떨어져 지방분해 능력이 상실되어 비만이 되는 경우가 많다.

담경에 이상이 생기면 눈의 흰자위가 황색에 가깝게 보이며 기력이 없어지고 특히 환절기에 노곤해져서 움직이기가 싫어진다. 음식물은 기름에 튀긴 것을 좋아하게 된다.

경락에 문제가 있을 경우에는 입이 쓰고 가슴과 옆구리가 아파서 몸을 돌리지 못하고 심하면 얼굴에 기미가 끼고 피부에 윤기가 없어지며 발 바깥쪽에 열이 난다.

또한 목을 옆으로 돌리면 옆머리 부분부터 목의 뿌리까지 아프다. 그리고 겨드랑이 아래의 옆구리가 아프고 무릎과 하고의 바깥쪽이 아프게 되는 등 다양한 증상이 생긴다.

담에 이상이 있는 경우에는 머리, 턱, 눈외자, 쇄골상와가 아프다. 겨드랑이와 목의 임파절이 붓고 땀이 나며 몹시 떨리면서 가슴, 옆구리, 대퇴관절, 무릎, 복사뼈 뼈마디가 아프며 넷째손가락이 마비되어 움직이지 못하게 된다.

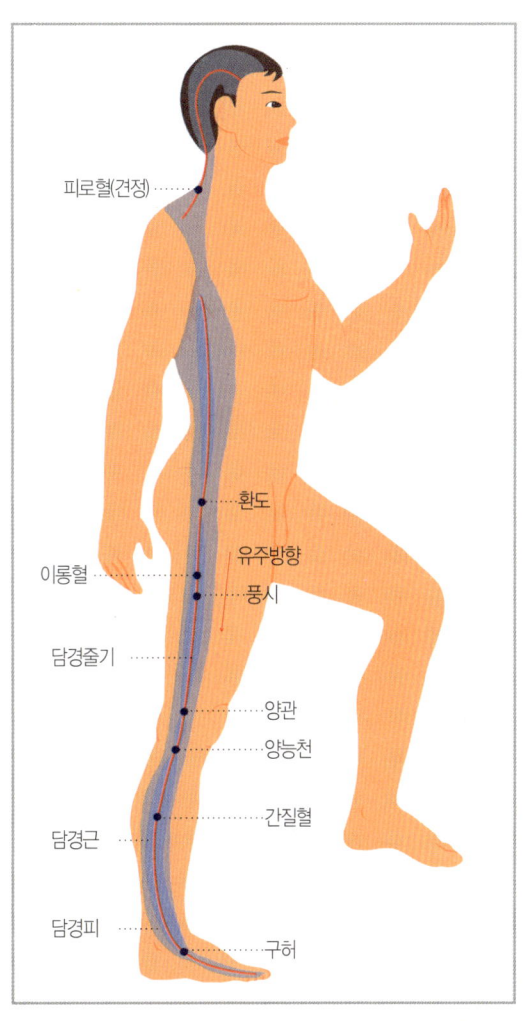

피로혈(견정)

환도
유주방향
풍시

이롱혈

담경줄기

양관
양능천

간질혈

담경근

담경피

구허

몸의 중앙에 흐르는 2개의 경락

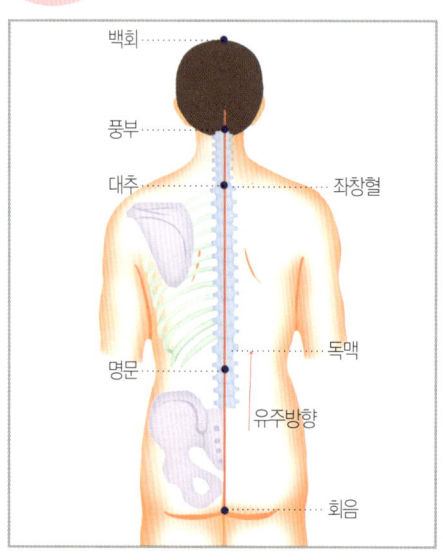

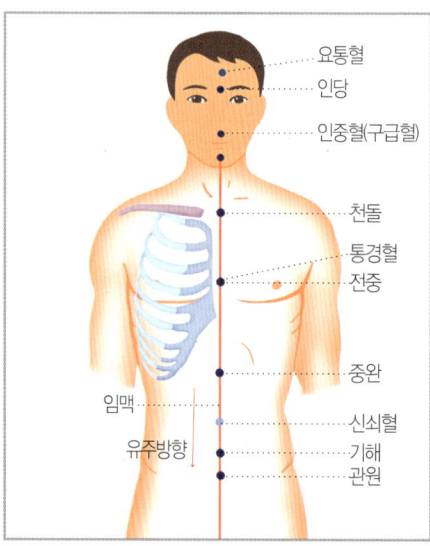

● 독맥

독(督)은 총괄, 통솔한다는 뜻이다. 독맥은 등의 한가운데를 순행하면서 여러 차례 수족삼양경 및 양유맥과 만나 인체의 양경을 다스리므로 '양맥지해(陽脈之海)' 라고 한다.

독맥에 이상이 생기면 가장 양성이 강하고 중추성 질환이나 병증이 깊은 것, 그리고 전신증상이 강한 것이 나타난다.

병증은 실(實)하면 척추가 뻣뻣하여 뒤로 젖혀지고, 허(虛)하면 머리가 무겁다. 척추감각 이상, 후궁반장이 생기며 아랫배와 명치 부분이 치밀어 오르는 것 같은 아픔, 변비, 치질, 소갈 등의 증상이 나타난다.

독맥은 위로는 뇌와 연결되며 척추 내에서는 신(腎)에 속하므로 뇌 및 척수, 신장과의 관계가 밀접하다.

● 임맥

임(任)은 감당, 접수한다는 뜻이다. 임맥은 인체 앞면의 한가운데를 돌면서 여러 차례 수족삼음경과 음유맥과 만나 인체의 음경을 책임지므로 '음맥지해(陰脈之海)' 라고 한다.

임은 또 '임(妊)' 과 뜻이 통하며 경맥이 포중(胞中)에서 시작하였으므로 여자의 임신과 관계된다. 따라서 임을 포태(胞胎)라고 한다.

임맥에 이상이 생기면 대하, 소복부 종양, 월경불순, 유산, 불임 등은 비뇨·생식기에 적신호가 온다. 또한 소화·호흡 방면에도 증후가 나타나며 아랫배에 덩어리 같은 것이 느껴지면서 아프고 명치 부위도 아프다. 성기통증, 이슬, 성기 종양, 아랫배 팽만, 유산, 불임증, 심한 허리의 냉감 등도 나타날 수 있다.

맛사지를 위한 워밍업

약손 만들기

약손을 만들어야 하는 이유

경락 맛사지를 효과적으로 하려면 손을 약손으로 만들어야 한다. 약손이란 사랑의 정신과 기가 나오는 손을 말한다. 경락 맛사지는 인체의 생명 에너지를 대상으로 하기 때문에 맛사지를 하는 사람의 건강이 좋지 않아 손에서 차가운 느낌이나 불쾌한 느낌이 든다면 경락 맛사지의 효과가 감소된다. 하지만 약손을 만들면 인체의 에너지장 상태를 쉽게 판단할 수 있을 뿐만 아니라 자신의 건강 상태도 현격히 좋아지는 것을 느낄 수 있다.

약손 만들기의 실전

① 양 손바닥을 마주 붙이고 조금 뜨거워질 때까지 잘 비빈다

② 양 손바닥을 3cm쯤 떼고 손가락의 힘을 뺀다

③ 눈으로 이 양손을 주시한다

이것만으로 양 손바닥에 무언가 독특한 느낌을 얻을 수 있다면 대성공이다. 독특한 느낌이란 찌릿하면서 정전기에 감전된 것 같은 기분이나 자석에서 나오는 자력선 같은 감각, 손바닥에서 열이 나오고 있는 듯한 감이다. 만약 전혀 느끼지 못하는 사람이라면 다시 한 번 손을 강하게 마찰하거나 박수를 여러 번 친 다음 다시 시도해본다.

④ 호흡을 하면서 손의 개폐동작을 반복한다

양손을 마주한 상태에서 손바닥을 약간씩 벌렸다 닫았다 하는 동작을 여러 번 반복한다. 손에서 나오는 느낌을 잃지 않도록 집중한다. 호흡을 들이마실 때는 손을 벌리고 호흡을 내쉴 때는 손을 붙인다. 손에서 나오는 느낌에 따라 자신의 능력 범위에서 팔을 점차 더 벌려 나간다. 눈을 감고 호흡과 손의 중앙에 의식을 집중하고 손의 개폐동작을 자

연스럽게 5~10분 정도 계속하다 보면 자신도 모르게 초월의식 상태(명상 상태)에 들어가게 된다. 또한 손에서 나오는 강한 자력같은 에너지를 느낄 수 있다.

⑤ 치유기를 만든다

다음은 양 손바닥 사이에 파란 공이 있다고 생각한다. 파란 공이 '커졌다 작아졌다' 한다고 생각하며 손의 개폐동작을 반복한다. 여러 번 반복하면 명상상태에 들어가는데 커다랗게 된 파란 공을 자신의 아랫배 단전에 넣는다고 생각한다. 양손을 단전에 겹치고 파란 공을 단전에 자리잡도록 한다. 이 파란 공은 자신의 건강을 지켜주고 맛사지로 치료할 때 강력한 치유력을 발휘한다. 맛사지할 때 하단전의 파란 공을 생각하면서 파란색 기가 손으로 나온다고 여기며 환부를 만져주면 치유 효과가 현저히 높아진다.

⑥ 식물을 대상으로 기감 키우기를 연습한다

모든 만물은 고유의 기를 뿜어내며 심지어 무생물에서도 기가 나오고 있다. 위의 ④번 사항까지 되었다면 식물을 대상으로 기감을 느끼고 식물로부터 기를 채집할 수도 있다. 집 안의 꽃이나 주변의 소나무 등을 대상으로 연습하는 것이 좋다. 연습할 때는 식물이나 나무로부터 30cm정도 거리를 둔 후 손바닥을 대고 밀었다 당겼다를 반복해본다. 그러면 식물마다 지닌 독특한 기운을 느낄 수가 있게 된다.

⑦ 사람을 대상으로 연습해 본다

사람은 생체에너지장으로 둘러싸여 있는데 이 생체에너지장을 '오라' 라고 한다. 오라는 내부오라와 외부오라가 있다. 내부오라는 피부에서 30cm정도로 둘러 싸여 있고 외부오라는 1m정도 떨어져 있다. 물론 사람에 따라 에너지장이 약한 사람은 미약하게 느껴지고 에너지장도 매우 작다. 멀리서부터 손바닥으로 감지하면서 다가서면 외부오라 내부오라를 느낌으로 모두 찾을 수 있다.

⑧ 환부를 발견해 본다

일반적으로 인체의 심장은 따뜻한 느낌, 신장은 차가운 느낌, 기타 부위는 차지도 덥지도 않은 느낌이 들어야 한다. 이러한 느낌 외에 다른 느낌이 있다면, 병기라고 보면 된다. 인체를 수직으로 5등분하여 머리에서부터 발끝까지 한 개면씩 손바닥으로 천천히 이동해가면서 병적인 기운을 찾는다. 여러 번 연습과 훈련을 한다면 두 달이 안되어서 손이 민감해지며 고급 약손으로 변모될 수가 있다.

경락 맛사지의 다양한 수법

경락 맛사지는 경락인 경줄기, 경근, 경피, 근막, 관절, 에너지, 장기 등 인체의 전반적인 조직을 대상으로 하는 종합 맛사지라고 할 수 있다. 따라서 각 대상과 조직마다 맛사지 수법이 다소 차이가 있으므로 이를 이해하고 활용해야 효과를 높일 수 있다.

》 경줄기 맛사지

경줄기 속에는 생명 에너지인 기의 에너지와 액체 에너지인 산알이 존재한다고 한다. 경줄기 맛사지는 막힌 경락을 직접 뚫어주어 생명 에너지와 산알액을 이동시켜주는 데 가장 효과적인 맛사지법이다. 또한 경줄기 맛사지는 인체의 깊숙한 곳에 위치한 동맥이나 신경에도 자극을 주므로 치유에 뛰어난 효과가 있다.

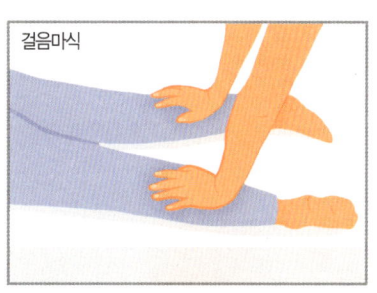

걸음마식

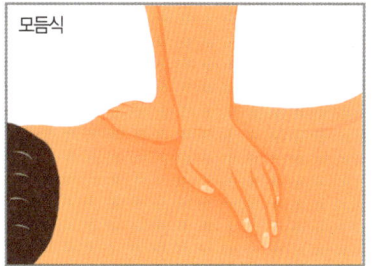

모듬식

① 손바닥 짚어주기(걸음마식과 모듬식)

손바닥 짚어주기는 시술자의 몸무게를 이용해 걸어가면서 경줄기에 압력을 주는 방식으로 다리 등에 주로 사용된다. 모듬식 짚어주기는 등을 맛사지할 때 사용된다.

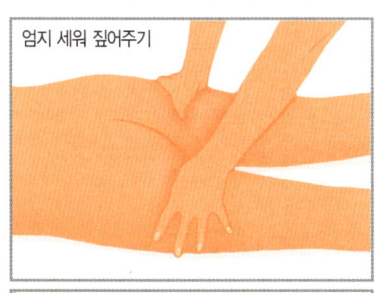

엄지 세워 짚어주기

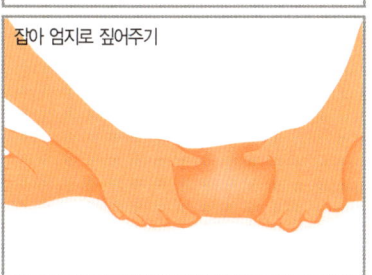

잡아 엄지로 짚어주기

② 엄지 세워 짚어주기

경줄기를 뚫어주는 데 가장 강력한 방법이다. 엄지에 몸무게를 실어 경줄기를 깊어주는데 걸음마식으로 이동하면서 막힌 경줄기를 뚫어준다.

③ 잡아 엄지로 짚어주기

네 손가락으로 경근을 잡고 엄지로 경줄기를 짚어서 풀어주는 방법이다. 이 수법은 팔이나 다리의 경줄기를 손으로 뚫어주는 핵심수법이다. 경줄기를 뚫어줄 때는 경줄기를 촘촘히 이동함으로써 경줄기의 피로 물질이나 병기를 직접 이동시킬 수 있어 강력한 치료 효과를 나타내게 된다.

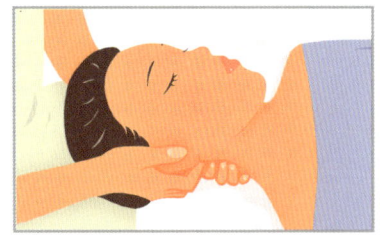

》 경근 맛사지

① 주물러주기

엄지와 나머지 손가락을 이용하는 방법으로 목, 어깨, 복부를 풀어줄 때 주로 쓰인다. 근육의 피로를 풀어주는 데 효과적이다.

② 깊게 쓸어밀기

● **손으로 쓸어주기** 엄지손가락을 경락 줄기에 밀착하여 근육 속에 있는 응어리나 경결을 쓸어주면서 풀어준다. 피부가 약한 부분은 손가락을 압착시켜 가볍게 쓸어준다.

● **약기로 쓸어주기** 약기를 10~15°로 세워 척추뼈나 발 근육 속을 쓸면서 풀어준다.

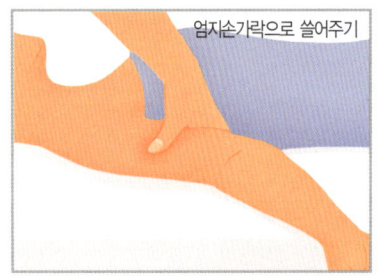
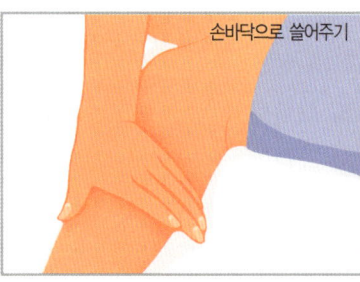
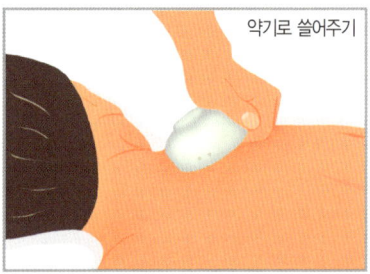

엄지손가락으로 쓸어주기 · 손바닥으로 쓸어주기 · 약기로 쓸어주기

③ 풀어주기

근육 속에 뭉쳐 있는 군살을 엄지손가락으로 지그시 누른 상태에서 엄지로 기를 발사하면서 녹이듯이 풀어주는 방법으로 결절, 종양 등을 풀어줄 때 효과적이다.

④ 밀어올리기

엉덩이 살이나 등 살을 위로 올릴 때 사용하며 약기나 손바닥으로 강하게 밀어올린다.

⑤ 긁어주기

인대나 심하게 뭉친 경결을 풀어줄 때 사용하는 방법으로 발가락 뒷면이나 손가락을 맛사지할 때 사용한다.

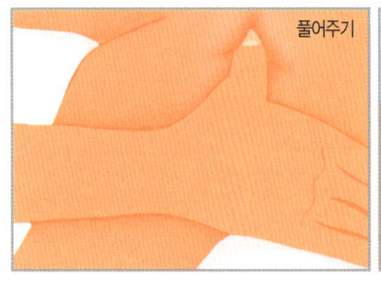
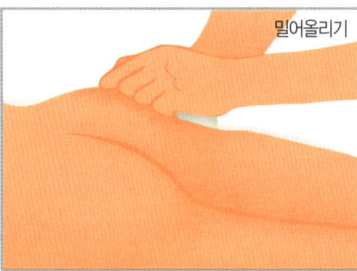
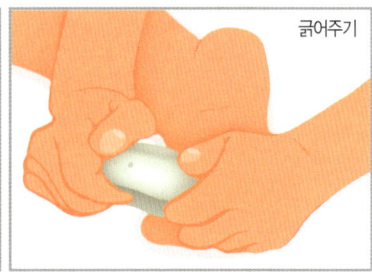

풀어주기 · 밀어올리기 · 긁어주기

》경피(피부) 맛사지

피부는 신진대사를 통해 30일 주기로 세포를 교체한다. 피부의 문제는 피부에 흐르는 경혈이 막혀 피부 호흡을 막아 세포의 신진대사와 재생이 잘 안되기 때문에 발생된다. 따라서 피부 경락의 흐름을 원활하게 하고 죽은 각질층을 제거하여 피부의 순환 과정을 돕는 맛사지가 필요하다.

① 손 얹기

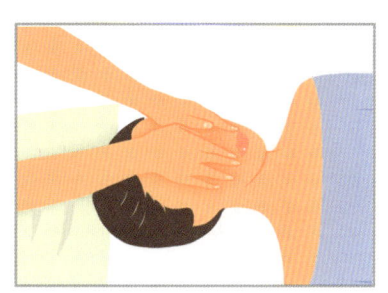

손 얹기는 손바닥으로 환부나 피부 위를 덮어주고 감싸주고 잡아주는 가장 기본적인 수법이다. 효과로는 이완과 기 치유가 있는데 손을 환부나 피부에 얹어 놓고 있기만 해도 피부와 근육은 이완되고 경결이 풀린다. 약손 요법에서는 얼굴과 복부 등에 주로 사용되고 특정한 환부에 사용되며 다른 수법을 사용하기 앞서 폭넓게 사용된다. 특히 상처나 화상 부위에 손 얹기는 신기할 정도로 효과적이다.

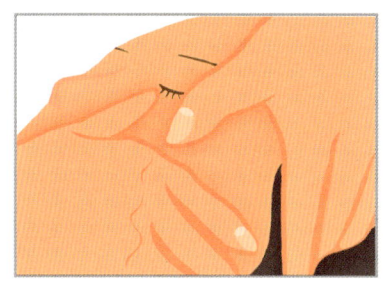

② 쓸어주기

쓸어주기는 표면 쓸어주기와 심부 쓸어주기가 있다. 표면 쓸어주기는 주로 림프 순환을 촉진시키기 위해 림프 방향으로 가볍게 쓸어주는 데 사용되며 심부 쓸어주기는 피부의 기저층까지 자극을 주어 피부의 신진대사를 촉진시키기 위해 다소 압력을 주면서 쓸어주는 방법으로 얼굴의 모양을 잡을 때 주로 사용된다.

③ 문지르기

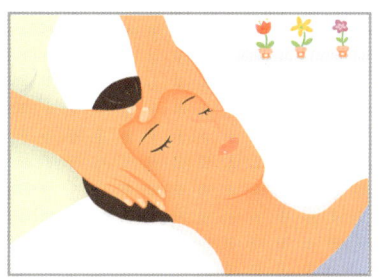

문지르기 수법은 피부와의 강한 마찰로 열을 발생시켜 피부의 반흔, 유착, 경직 등을 해소하기 위해 사용되며 얼굴의 경줄기를 풀어줄 때나 발이나 손바닥을 각권으로 문지르면서 풀어주는 데 사용된다.

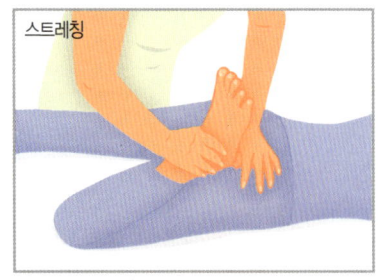

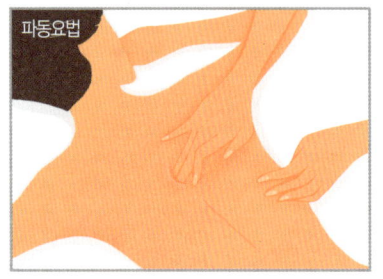

》 관절 맛사지

관절 맛사지는 골격의 인대를 늘려주고 관절의 가동범위를 넓혀주며 교정을 통해 경락의 흐름을 원활하게 하기 위해 실시한다. 뼈에 에너지를 공급하기 위해서는 관절 맛사지가 필수적이다.

관절을 효과적으로 풀어주기 위한 수법으로는 관절을 늘려 펴는 수법, 관절을 돌려주는 수법, 관절을 흔들어주는 수법, 관절을 비틀어주는 수법 등 주로 관절을 움직여주는 수법이 사용된다. 또한 갈비뼈나 척추뼈 사이의 관절을 풀어주기 위해서는 파동요법이 효과적이다.

파동요법은 손가락이나 손바닥으로 진동을 주면서 한 방향으로 밀어주는 수법으로 고정 관절을 이완시키고 에너지를 공급하는 데 매우 효과적이다. 또한 뼈를 재생시키고 체형을 바로잡는 데도 효과적이다.

관절을 움직여주는 수법은 일종의 스트레칭이다. 경근을 이완시켜주고 관절 마디를 풀어줌으로써 기혈 소통을 원활하게 하는 수법으로 마무리 동작에서 사용된다. 또한 틀어진 관절을 바로잡아 주고 교정하는 데도 폭넓게 사용된다. 움직여주기는 단순히 관절만 움직여주는 것이 아니라 한 손은 움직여주면서 다른 손으로 경근을 풀어줄 때도 사용된다. 운동이 부족한 사람들에게는 운동 효과를 높일 수 있는 방법이라고 할 수 있다. 움직여주기만 잘해도 시원하고 스트레스가 일시에 풀리는 것을 느낄 수 있다.

》 근막 맛사지

근막에 이상이 있을 경우 근육이 수축되고 체형이 변하게 된다. 근막 맛사지는 피부, 근육뿐만 아니라 근육을 싸고 있는 근막을 맛사지 대상으로 한다. 즉, 근막을 바로잡아 근육을 원래의 제자리로 이동시켜 주는 맛사지라고 할 수 있다. 따라서 일반적인 맛사지보다 깊은 맛사지가 필요한데 근막을 이동시켜 주는 맛사지를 해야 한다. 근막 맛사지는 근육을 이동시키는 효과가 있어 성형 경락 맛사지에 효과적으로 사용할 수 있다.

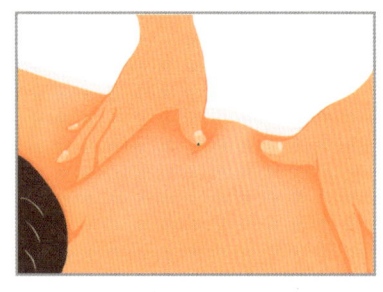

① 양 엄지 근막풀기

양 엄지를 적당한 간격을 두고 마주보게 한 다음 근육 깊숙이 밀어주면서 근막을 풀어주는 방법. 전신의 근육을 대상으로 맛사지할 수 있는 수법이다. 스트레스로 뭉친 근육을 쉽게 풀어주며 엉킨 결절 부분을 쉽게 이완시켜주고 풀어줄 수 있다.

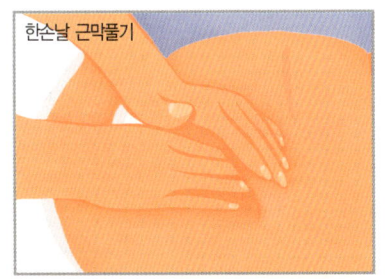
한손날 근막풀기

② 한손날 근막풀기

왼 손바닥은 물막이처럼 근육을 고정하고 엄지손가락의 바닥은 수도를 이용해 45° 각도로 근육 속을 밀어주면서 근육을 풀어주는 방법이다. 등의 근막을 풀어줄 때 매우 효과적인 수법으로 넓은 면적을 손쉽게 풀어주는 효과가 있다.

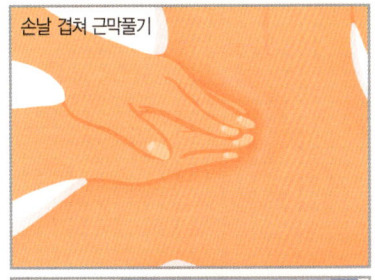
손날 겹쳐 근막풀기

③ 손날 겹쳐 근막풀기

양손의 수도를 이용하는 방법으로 한 손 위에 다른 손을 겹쳐 밀어주면서 근막을 풀어주는 수법이다. 견갑골 등 근육이 많은 곳에 사용한다. 양손을 겹치기 때문에 파워가 있어 근육이 많이 있거나 딱딱한 근육이 있는 곳에 효과적이다.

기본 수법이 어느 정도 숙달되면 시계 반대 방향으로 원을 그리면서 밀어주면 보다 효과적으로 근막이 풀어진다.

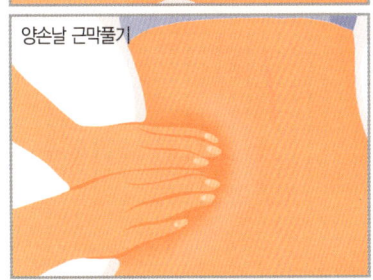
양손날 근막풀기

④ 양손날 근막풀기

양수 근막풀기 기법은 양 손바닥을 겹치는 것이 아니라 양 손바닥을 나란히 하여 앞으로 밀면서 근막을 풀어주는 기법이다. 광배근이나 옆구리 근막을 풀어줄 때와 허리 등 면적이 넓은 부분을 동시에 풀어주는 데 효과적.

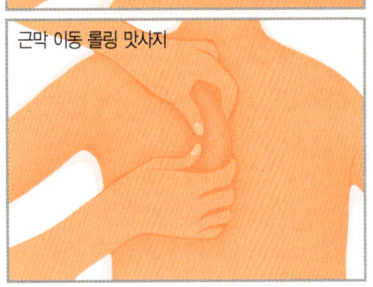
근막 이동 롤링 맛사지

⑤ 근막 이동 롤링 맛사지

근막 이동 롤링 맛사지는 엄지와 검지를 이용하여 근육을 꼬집으면서 밀어주어 근막을 이동시켜주는 맛사지 수법이다.

근막 이동 롤링 맛사지는 근육을 이동시켜주는 효과가 있으며 성형 경락 맛사지의 핵심 수법이라고 할 수 있다.

이 수법은 엉덩이, 팔 등 전신을 대상으로 사용할 수 있으며 계속 반복적으로 롤링하면서 밀가루 반죽하듯이 맛사지한다. 처음에는 피부가 빨개지면서 피부에 열이 발생하는 경우가 있지만 꾸준히 관리하면 놀라운 효과를 볼 수 있다.

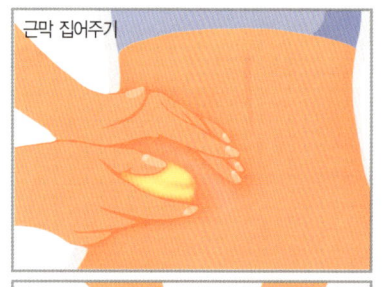
근막 집어주기

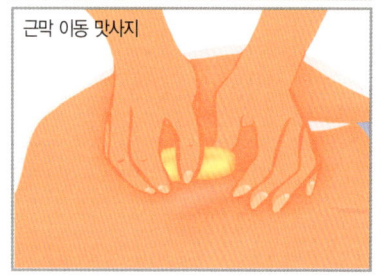
근막 이동 맛사지

⑥ 맛사지볼을 이용한 맛사지

시중에 나와 있는 맛사지볼에는 철재와 플라스틱의 두 가지 종류가 있는데 휴대가 쉽고 효과가 뛰어나 성형 경락 맛사지나 일반적인 경락 맛사지에도 활용하면 매우 효과적이다.

● <u>근막 집어주기</u>　맛사지볼을 이용해 근육을 집어 근막을 풀어주는 맛사지 법이다. 처음에는 맛사지볼 후면의 밋밋한 부분으로 45°각도를 유지하면서 한 손은 근육 깊숙이 밀어주고 다른 한 손으로 근육이 밀리지 않도록 잡아주면서 맛사지한다. 가장 기본적이면서도 많이 활용하는 방법이다. 많이 뭉치고 민감성이 없는 근육은 맛사지볼 전면의 뾰쪽한 부분으로 집어주면서 맛사지한다.

● <u>근막 이동 맛사지</u>　근막을 이동시켜주는 맛사지는 양손이나 한 손으로 맛사지볼의 전면이나 후면으로 근육을 집어주면서 앞으로 밀어주는 맛사지 방법이다. 지속적으로 반복해 근막이 이동되도록 하는 것이 핵심. 근육의 긴장으로 근육이 손상되었거나 불균형적인 상태를 원상 복구시켜주는 데 효과가 있다. 또한 세포에 활력을 줌으로써 신진대사 기능을 회복시켜 근육과 피부가 탄력 있고 유연성 있게 변한다.

》 에너지 맛사지

① 병기와 독소뽑기

종양, 통증 등 국부적인 질환이 있는 경우 손가락으로 병기를 뽑는 방법이다. 손가락의 의념으로 기가 나온다고 생각해 기의 기둥을 세운 다음 환부에 기 기둥을 넣어 병기와 사기를 움켜잡고 뽑는다. 그렇게 뽑은 기를 의념으로 땅속 깊이 집어넣는다고 생각하면서 병기가 없어질 때까지 뽑아주는 방법이다. 의념이 약하면 병기가 대지에 흩어질 수가 있으므로 강한 의념을 가지고 병기와 독소를 뽑아야한다.

② 쓸어주기 수법

쓸어주기 수법은 한 손바닥이나 양 손바닥으로 피부나 인체의 에너지장을 쓸어주는 수법이다. 배가 아플 때도 손바닥으로 '나아라'는 의념과 함께 천천히 쓸어주면 신기하게 낫게 된다. 쓸어주기 수법은 국부 쓸어주기, 전신 쓸어주기가 있는데 전신 쓸어주기 수법은 맛사지 전과 맛사지 후에 해야 더 효과적이다.

경락 맛사지에 필요한 도구

경락 맛사지에 적당한 환경

경락 맛사지를 받는 곳은 자동차 소리 등 각종 소음이 들리지 않는 조용한 곳이 좋다. 맛사지실의 분위기는 조용한 명상실 분위기를 연출하는데 누구라도 들어오면 편안하고 잠에 푹 빠질 것 같은 분위기면 된다.

맛사지를 하는 사람과 받는 사람

경락 맛사지를 하는 사람은 매일매일 수련을 통해 몸과 마음을 항상 깨끗이 해야 한다. 맛사지하는 사람의 감정과 에너지가 받는 사람에게 그대로 전달되기 때문이다. 경락 맛사지를 받고도 몸이 찌뿌둥하고 개운하지 않는 느낌이 든다면 맛사지 자체가 문제가 아니라 경락 맛사지사에게 문제가 있을 수 있다. 맛사지를 하는 사람의 손에서 나쁜 기운이나 냉기가 나온다면 좋은 관리사라고 할 수 없다. 경락 맛사지를 받는 사람들의 자세도 매우 중요하다. 맛사지를 받을 때 가장 중요한 것은 심신의 이완이다. 심신이 이완되지 않으며 경락 맛사지의 효과가 현격히 감소된다. 또한 믿음과 확신이 중요하며 맛사지를 받는 동안에는 관리사의 손길에 집중하고 깊은 명상으로 빠져야 한다.

맛사지 효과 높이는 보조 도구

경락 맛사지는 손으로 하는 것이 가장 효과적이고 기본적이다. 손을 능가하는 도구는 아직까지 없지만 손을 기본으로 하고 보조 도구를 활용한다면 효과를 높일 수 있다.

① **수정** 수정의 강력한 파장은 환부의 병기나 탁기, 사기를 제거하는 데 매우 효과적이다.

② **약기** 약기는 세라믹 등을 이용해 그릇이나 접시 모양으로 만들어 맛사지 시 보조 도구로 사용하는데 일종의 괄사요법을 말한다.

③ **오일** 오일은 경락 맛사지에 필수적이다. 인체와 마찰을 최소화할 수 있을 뿐만 아니라 오일 그 자체가 가지고 있는 치유 효과도 뛰어나다.

④ **자석** 인체에 자석을 붙이면 기혈 순환이 촉진된다. 따라서 오래 전부터 자석 반지, 자석 목걸이, 자석 치료기 등 다양한 형태로 자석을 치유에 활용해 오고 있다.

⑤ **섹션기** 부항요법의 도구로 인체내의 어혈을 효과적으로 빼는 데 사용된다.

well being life

02

머리부터 발끝까지

부위별 경락 맛사지

머리부터 발끝까지, 전신을 맛사지할 때는 일반적으로
몸의 뒤편부터 시작한다. 등부터 시작해 몸의 뒤쪽이 끝나면
앞쪽을 맛사지하는데 부위마다 맛사지를 하는 방법과 방향이
각각 다르다. 특히 복부의 장기 부위는 정신을 집중해서
부드럽게 맛사지해야 한다. 다음에 소개되는 순서대로 하나씩
꼼꼼하게 익히다보면 어느새 몸의 모든 부위를
자유자재로 맛사지할 수 있게 될 것이다.

등 경락 맛사지

등 경락 맛사지를 하기 전 우선 등의 구조를 살펴보자. 등 한가운데는 척추가 있고 척추 중앙에는 독맥이 흐르고 독맥의 양쪽에는 두 줄로 방광경줄기가 흐르고 있다. 방광경줄기는 인체 오장육부의 유혈이 분포된 곳으로 이곳이 막히게 되면 오장육부의 기능에 이상이 오게 된다. 게다가 척추가 휘어지면서 얼굴에 변형도 올 수 있다. 막힌 부분을 뚫으려면 독맥과 방광경줄기를 풀어주고 견갑골 사이와 어깨 부위를 집중적으로 맛사지한다.

등 경락 맛사지의 기본

등은 우리 몸에서 양(陽)에 해당되는 부분이다. 등에 이상이 오면 반드시 음(陰)에 해당되는 인체의 앞면과 오장육부에 이상이 생기는데, 등의 문제는 대부분 몸의 기둥인 척추의 이상으로 발생된다.

척추는 근육들 간의 장력 부족과 나쁜 자세 등으로 골반이 틀어진 경우 휘게 된다. 게다가 우리 몸은 구조상 직립 보행으로 상체를 견뎌야 하므로 필연적으로 척추 질환이 생기게 되어 있다. 따라서 위에서 누르는 압력으로 척추가 좁아지게 되고 근육의 장력이 떨어지면 척추가 비틀어져 척추 주변을 흐르는 중추신경이 압박을 받아 각종 디스크가 발생되는 것이다.

등을 맛사지할 때는 방향이 중요하다. 예를 들어 척추와 장골 사이가 좁아지는 것을 막으려면 장골능은 밑으로 내리고 흉추는 위로 밀어주는 맛사지를 해야 한다.

등에서 발생되는 문제는 척추, 갈비뼈, 견갑골의 이상 등을 들 수가 있다. 척추를 붙잡고 있는 인대의 이상은 척추 주변에 있는 기립근과 같은 근육이 굳어져 발생된다. 또한 갈비뼈 사이가 굳게 되면 천식 등의 호흡기 곤란을 일으킬 수 있는데, 천식을 앓고 있는 사람들을 보면 등뼈 쪽의 갈비뼈가 굳어져 발생되는 경우가 많다.

경락 맛사지는 꾸준히 하는 것이 중요

간혹 흉추가 솟아 있는 경우가 있다. 이는 척추뼈 사이가 스트레스로 굳어지고 오그라졌기 때문. 척추뼈 전체의 길이가 줄어들게 되므로 갈 곳이 없게 된 척추뼈 마디마디가 위로 솟아버리게 된 것이다.

이런 경우는 갈비뼈와 척추뼈 사이사이를 맛사지로 잘 풀어주면 된다. 특히 뼈의 변형을 바로잡으려면 주변의 인대와 근육을 잘 풀어주고 뼈와 뼈 사이의 골막을 잘 풀어주어야 한다. 골막을 풀어주면 뼈 속에 기가 들어가게 되고 뼈세포가 재생되어 뼈의 변형을 바로잡을 수 있다. 하지만 뼈세포가 재생되려면 시간이 오래 걸리므로 끈기를 가지고 맛사지해야 확실한 효과를 볼 수 있다.

등은 경락 맛사지의 기본이 되는 부위

경추와 흉추 사이의 대추혈은 6개의 양경락이 교차되는 지점으로 이곳에 문제가 발생하면 목, 어깨, 머리와 복부에도 문제가 발생된다. 따라서 맛사지로 충분히 풀어주어야 한다. 또한 경추 1번 자리와 두개골의 아문혈의 사이가 붙어 있어야 뇌 척수액이 뇌 속으로 잘 전달되는데 견갑골 윗부분에 있는 근육이 굳어지면 사이가 벌어지기 때문에 이 부분 역시 맛사지를 잘 해주어야 한다.

견갑골 중앙의 천종혈을 눌렀을 때 통증이 느껴지면 병기가 깊숙이 있다는 신호로 견갑골 중앙과 각 주변의 뼈와 인대가 이어진 곳을 충분히 맛사지하면 통증이 없어진다.

등은 전체적으로 뒤로 젖혀져야 바른 체형이 된다. 등이 굽어져 가슴 앞쪽으로 오그라들면 반사구인 광대뼈도 동시에 튀어나오게 된다.

등은 전신의 건강과 바른 체형, 조화 있는 얼굴형을 만드는 데 매우 중요한 부위로 등 관리는 경락 맛사지의 기본이라 할 수 있다.

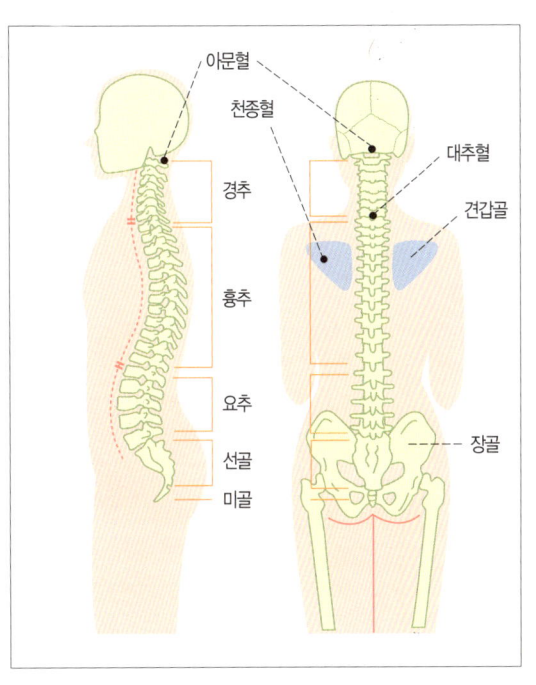

1식　준비 맛사지

등 흔들기

효과 | 시술자가 맛사지를 하기 전에 피술자의 몸에 진동과 파동을 주면서 흔들면 피술자의 몸에 힘이 빠지고 긴장이 해소되면서 전체적으로 몸이 이완된다.

》 양손으로 등을 짚고 살랑살랑 흔들어 긴장을 이완시킨다. 피술자가 몸에 힘을 빼지 않으면 자연스럽게 흔들리지 않으므로 힘을 빼도록 말한 후 여러 번 흔들어 준다.

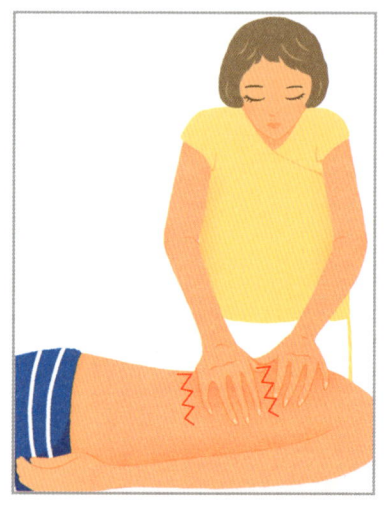

전신에 오일 바르기

효과 | 등과 팔 전체에 오일이 잘 스며들게 하고 등과 팔의 경락 흐름을 좋게 한다. 또한 몸을 편안하게 이완시켜 준다.

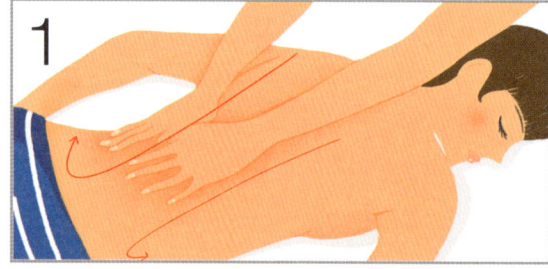

오일을 등에 적당히 뿌린 다음 양손바닥으로 어깨부터 엉덩이까지 밀어준다.

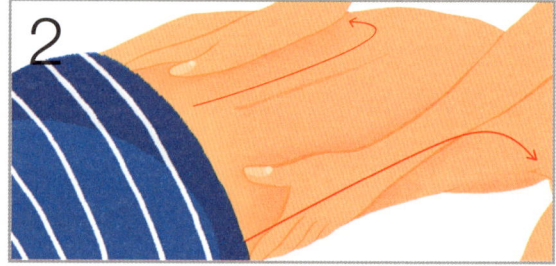

올라올 때는 옆구리 쪽으로 당기면서 양쪽 견갑골 상단까지 맛사지 하며 올라온다.

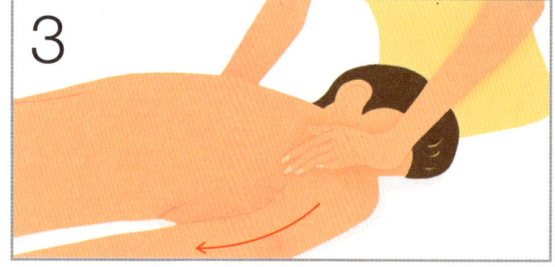

그런 다음 양팔로 미끄러지듯이 몸을 쓸어 내린다.

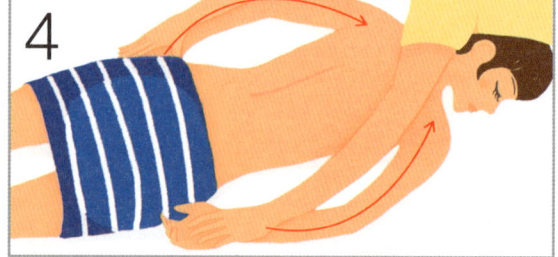

다시 팔을 감싸안으면서 쓸어올린다. 3회 반복한다.

● 맛사지를 하는 사람은 시술자, 맛사지를 받는 사람은 피술자, 이하 시술자와 피술자로 통일

등 전체 이완시키기

효과 | 견갑골과 척추의 협착을 막고 기혈의 소통을 원활하게 해 경직된 근육을 풀어준다.

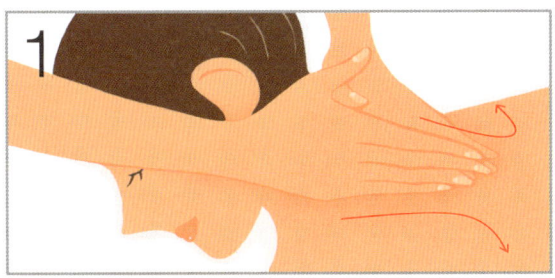

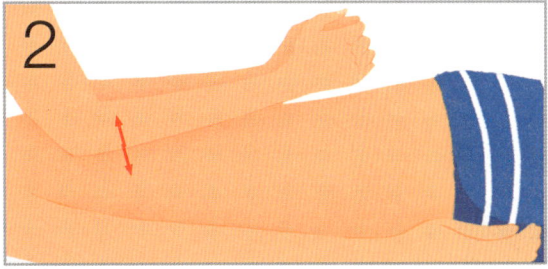

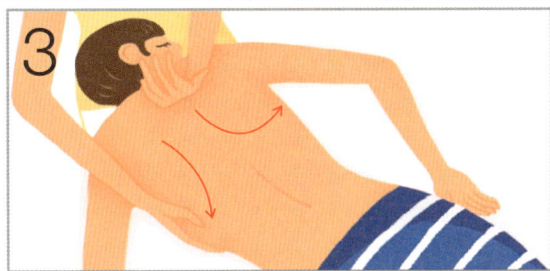

① 피술자의 목 뒤에서 양손을 합장한다.

② 팔을 등 밑으로 밀면서 양손을 등에 모은다. 그런 다음 견갑골 (43p 그림 참조) 사이를 팔로 벌리면서 견갑골과 척추가 이완되도록 벌렸다, 닫았다를 반복한다.

③ 양팔을 교대로 한쪽 팔씩 위에서 아래로 밀면서 등 상단부를 풀어준다.

2식 대추혈 맛사지

효과 | 대추혈은 6개의 양경락이 모이는 곳으로 이곳이 막히면 팔, 목, 머리, 얼굴에 에너지 공급이 차단되어 질병이 생기고 복부가 굳게 된다.

| 대추혈을 잘 맛사지해주면 목 질환, 얼굴 마비, 두통 등 머리와 관련된 질병이 없어지고 고혈압과 중풍을 예방할 수 있으며 감기도 예방된다.

| 어깨와 목의 뻐근한 증세를 해소시키고 복부에도 영향을 미쳐 복부를 편안하게 해준다.

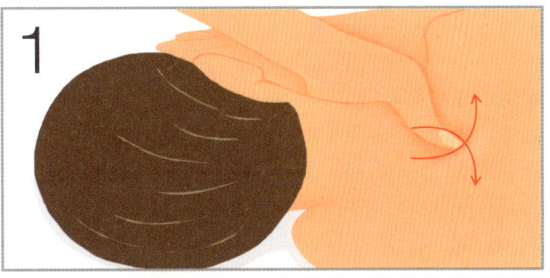

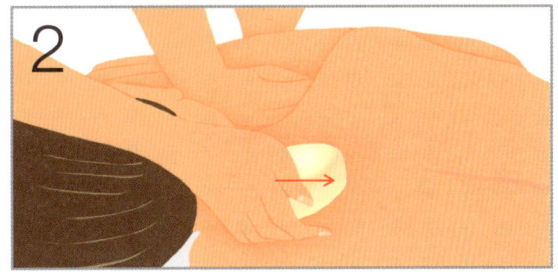

① 시술자는 엄지손가락으로 등을 훑어주면서 대추혈(43p 그림 참조)과 목의 경계선인 7, 8번 경추신경(43p 그림 참조)을 충분히 풀어준다.

② 약기로 목의 경계선부터 밑으로 훑어내리면 잘 풀린다.

3식　척추뼈·갈비뼈 사이 이완하기

효과 | 척추뼈와 갈비뼈 사이의 협착이 해소되어 척추를 타고 전신에 퍼져 있는 신경의 흐름이 원활해진다.
　　　| 또한 굳어 있는 갈비뼈가 이완되어 갈비뼈 모양이 살아나게 되며 척추를 교정하는 효과가 있다.

수근으로 풀어주기

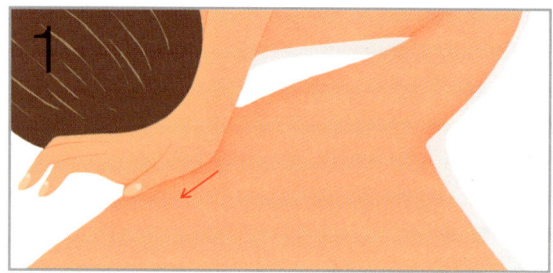

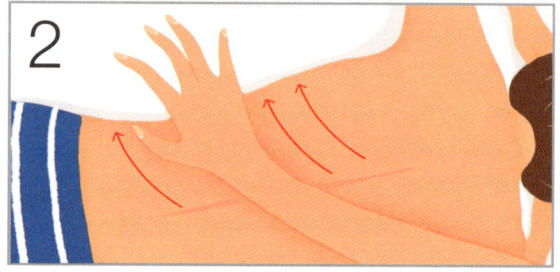

수근을 척추뼈 모서리에 댄 다음 바깥 방향으로 파동을 주고
밀면서 척추뼈와 갈비뼈 사이의 협착을 이완시킨다.

척추뼈나 갈비뼈 사이를 느끼면서 허리까지 내려가는데, 진동과
파동을 주면서 풀어준다.

손끝으로 풀어주기

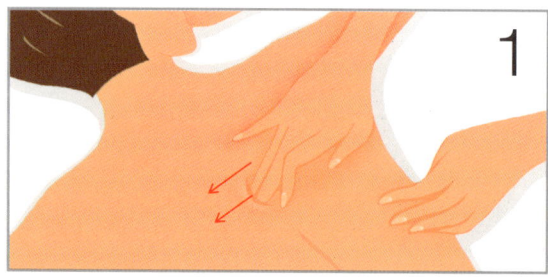

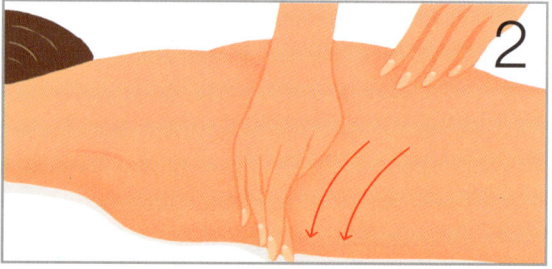

견갑골 끝에서부터 바깥 방향으로 밀면서 맛사지하는데 흉추 사이
는 손가락으로 파준다.

갈비뼈는 손바닥을 교대로 허리까지 밀면서 풀어준다.

4식 견갑골 맛사지

효과 | 견갑골 사이가 아프거나 굳어 있다면 전신의 기혈 소통 상태가 좋지 않다는 것을 말해준다. 이곳이 풀리면 전신의 기혈 소통이 원활해져 만성질환과 오십견이 해소되고 심장과 폐의 기능도 좋아진다.

| 견갑골 중앙의 천종혈이 풀리면 유선 분비가 촉진돼 급성 유선염, 유선증성 산후 모유결핍, 유방암, 흉부조직 손상, 늑간신경통, 신경성 피부염 등이 예방되고 치유되는 효과가 있다.

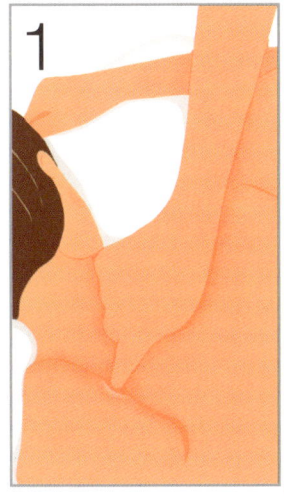

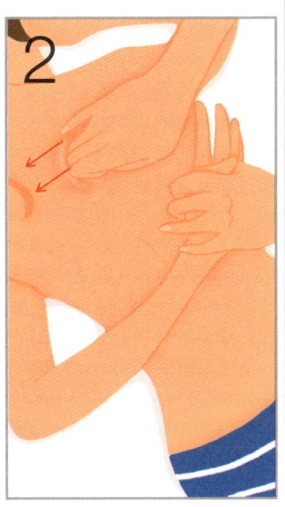

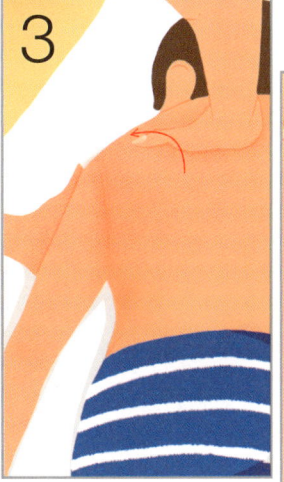

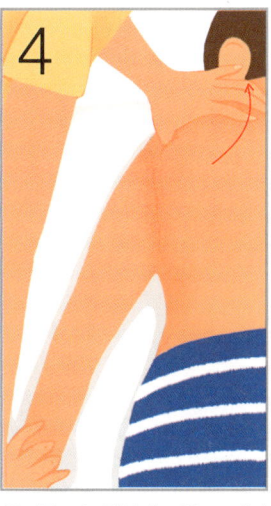

피술자의 손을 뒤로 젖힌 후 척추뼈 모서리에서 머리 쪽 사선 방향으로 맛사지를 하는데 손끝으로 진동을 주면서 풀어준다.

근육이 심각하게 굳은 경우에는 손끝이 아니라 주먹이나 검지 주먹으로 왔다갔다 하면서 풀어준다.

어깨를 내린 다음 손바닥을 이용해 어깨마루 쪽으로 밀면서 쓸어준다.

엄지를 겨드랑이에 끼우고 나머지 손가락을 이용해 원을 그리면서 견갑골 상단을 풀어준 다음 견갑골 중앙의 천종혈을 자극하여 풀어준다.

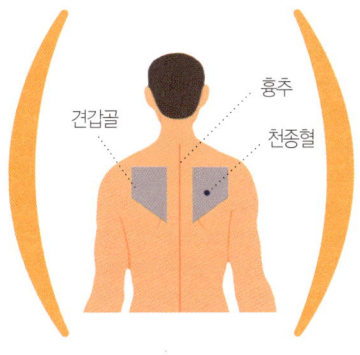

견갑골   흉추   천종혈

5식 | 척추뼈 맛사지

효과 | 척추의 마디마디를 풀어주어 신경 흐름을 원활하게 하고 척추에 흐르는 독맥경을 활성화시켜 만성적인 질환을 없애준다. 특히 척추를 교정해주고 척추의 반사구인 코와 관련된 문제를 해결해주는 효과가 있다.

| 척추뼈는 척추 양쪽의 근육 상태가 균형을 이루어야 하는데 한쪽의 근육이 굳게 되면 굳은 쪽으로 척추뼈가 휘게 된다. 따라서 휜 쪽의 근육을 풀어주고 반대쪽의 근육은 이완되어 있으므로 두드려 근육을 수축시켜주면 저절로 척추뼈가 돌아오게 된다.

| 척추뼈가 심하게 틀어진 경우는 척추 주변의 방광경 1선과 2선을 충분히 풀어준 다음 도른 교정법으로 교정하면 된다. 도른 교정법은 53페이지에서 설명한다.

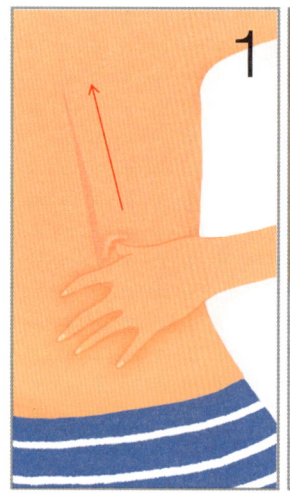 1
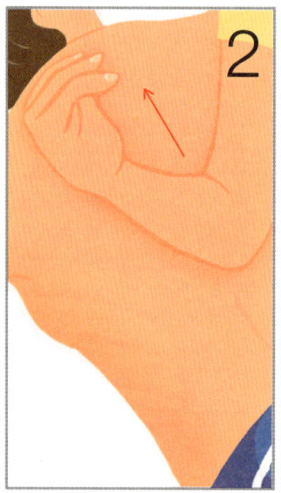 2
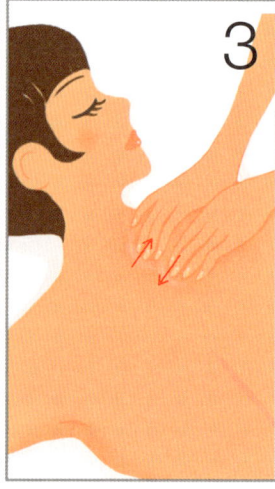 3
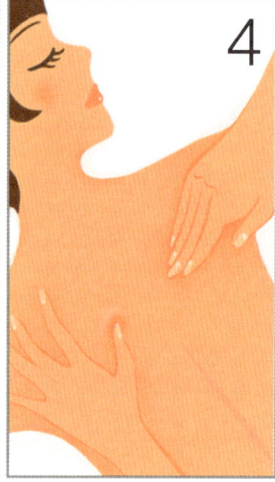 4

엄지손가락 끝에 힘을 주고 척추뼈 양끝을 느끼며 허리 끝에서 대추혈까지 목 방향으로 밀면서 풀어준다.

근육이 많이 굳어 있는 경우에는 팔꿈치를 이용해서 위쪽 방향으로 흔들면서 풀어준다.

손날이나 양쪽 주먹, 엄지손가락으로 척추 사이를 지그재그로 어긋나게 누르면서 모두 풀어준다.

척추가 휘어진 곳이 있으면 교정한다. 가볍게 휜 곳은 휜 쪽의 척추인대와 근육을 충분히 풀어주고 휜 곳의 반대쪽을 가볍게 손끝으로 두드린다.

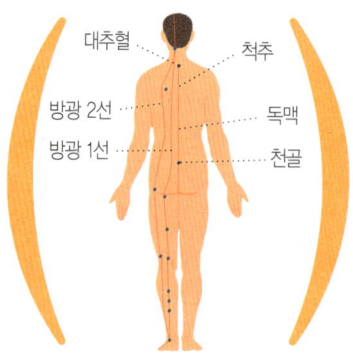

대추혈 ···· 척추
방광 2선 ···· 독맥
방광 1선 ···· 천골

6식 　 승모근 맛사지

효과 | 어깨, 팔, 목의 각종 질환을 없애주며 스트레스를
해소시켜주는 효과가 있다. 또한 처진 등을 바로
잡아 체형을 관리해준다.

① 승모근은 목과 등 어깨에 걸쳐 있는 근육으로 각종 스트레스에
민감하게 반응해 쉽게 굳는다. 승모근이 굳으면 어깨가 앞으로 처
지는 현상이 발생하므로 목덜미 부분을 중점적으로 풀어준다.
② 어깨로 중심을 잡고 어느 한쪽으로 치우치지 않게 양손을 이용
하여 승모근을 주무르듯이 뒤로 당기면서 풀어준다. 어깨선 중간까
지만 맛사지한다.

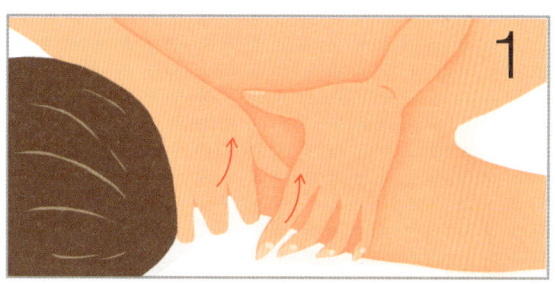

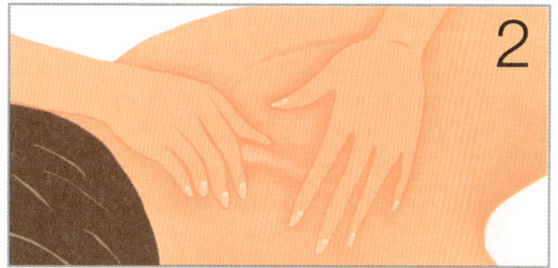

7식 　 독맥 맛사지

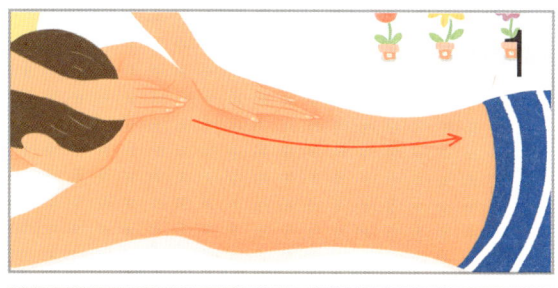

효과 | 독맥과 척수액의 흐름을 원활하게 하여 뇌를 편안
하고 부드럽게 한다.

》 손바닥으로 목에서부터 천골까지 교대로 여러 번 쓸어준다. 반
대쪽에서도 같은 방법으로 척추 중앙에 흐르는 독맥을 따라 맛사
지한다.

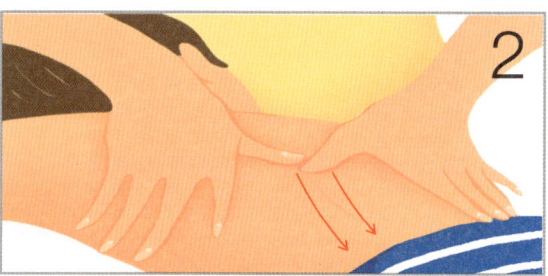

엄지손가락으로 목에서부터 허리까지 척추골을 따라 풀어준다.

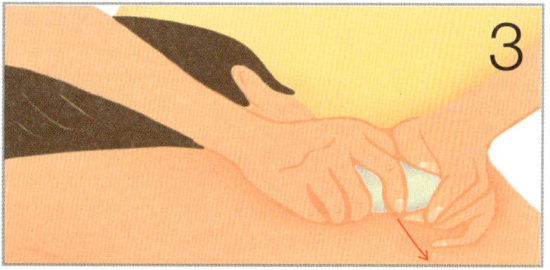

약기로 척추 가운데를 밑으로 훑으면서 붉은 선이 생기도록 풀어준다.

8식 방광경 맛사지

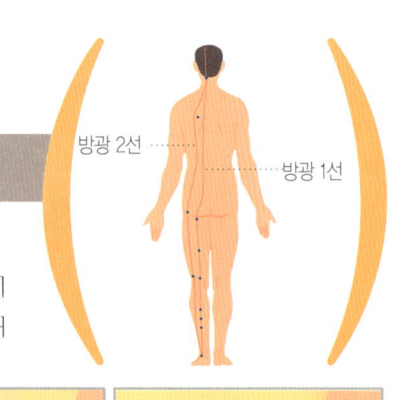

방광 2선
방광 1선

효과 | 방광경을 맛사지하면 장부로 흐르는 유혈이 모두 뚫려 장부의 기능이 회복된다. 또한 처진 근육을 위로 올려주어 등의 반사구인 얼굴의 광대뼈와 처진 볼이 위로 올라가는 효과가 있다.

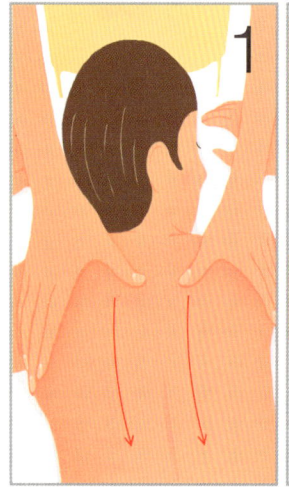

손바닥으로 어깨에서 허리 쪽으로 방광경줄기 1선과 2선을 차례로 깊게 쓸어주면서 맛사지한다.

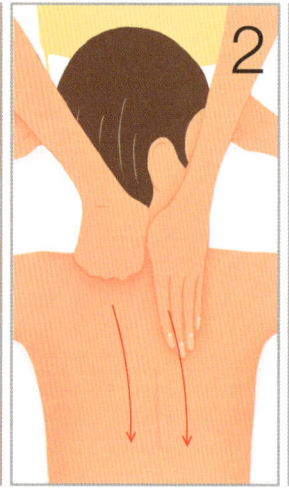

한쪽은 주먹으로 한쪽은 손바닥 앞날을 이용해 방광경 2개 경줄기를 동시에 쓸어 내린다.

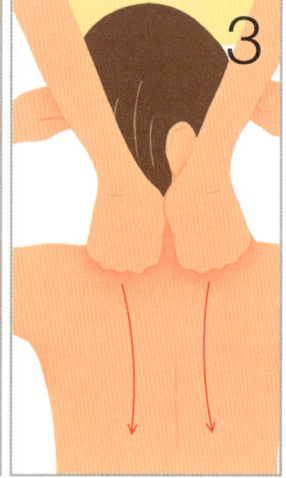

양쪽 주먹 각권을 이용해 밑으로 밀면서 풀어준다.

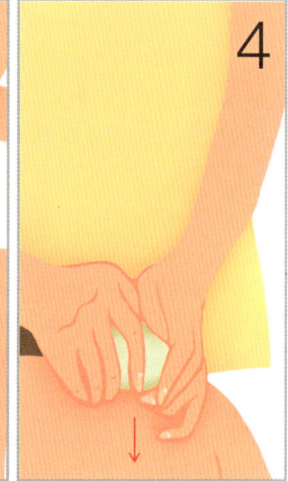

약기를 이용해 밑으로 훑어주면서 방광경줄기를 쓸어내린다.

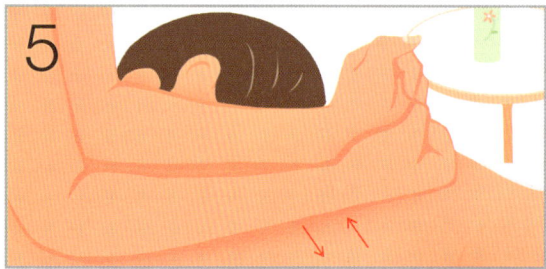

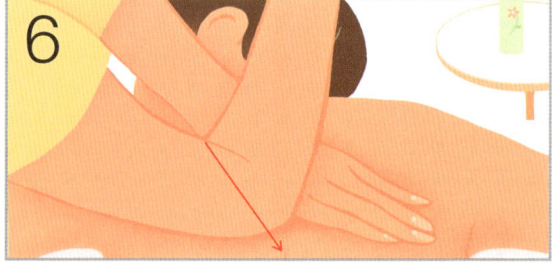

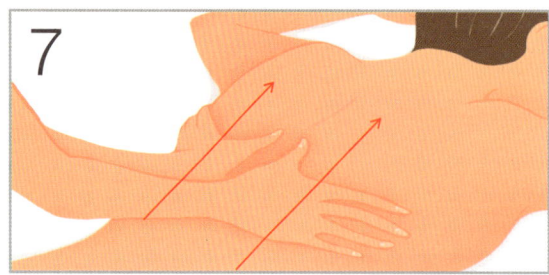

⑤ 양팔을 이용해 위아래로 이동하면서 뭉친 근육을 풀어준다.
⑥ 심하게 굳은 경우 팔꿈치로 밀면서 풀어준다.
⑦ 양 손바닥을 삼각형으로 만들어 허리 근육을 비껴 잡은 다음 체중을 실어 위쪽인 견갑골 쪽으로 밀면서 풀어준다. 허리 근육은 복부 쪽으로 돌아가야 보기가 좋으므로 허리 부위 근육을 위로 밀지 않도록 해야 한다.

9식 담경 맛사지

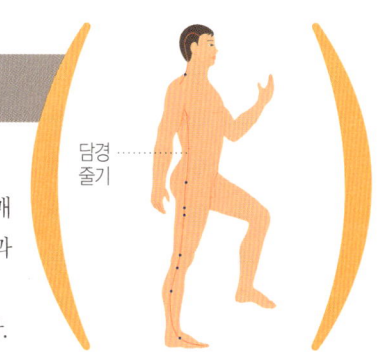

담경
줄기

효과 | 담경을 맛사지하면 헛배가 꺼지고 배와 옆구리 군살이 없어지면서 몸매
가 예뻐진다. 또한 맛사지하는 쪽의 반대편 골반통을 해소하는 데도 효과
가 크다.
| 좌골신경통, 요추간판돌출, 급성 허리외상, 비부연조직 손상에 효과가 있다.

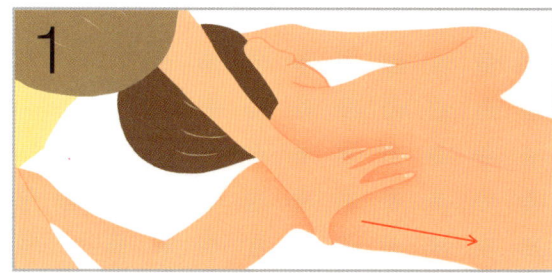

네 손가락을 겨드랑이에서 옆구리까지 등 쪽으로 놓고 엄지로 누르면서 담경을 풀어준다. 특히 겨드랑이 바로 밑 부분은 경결이 없어질 때까지 풀어준다.

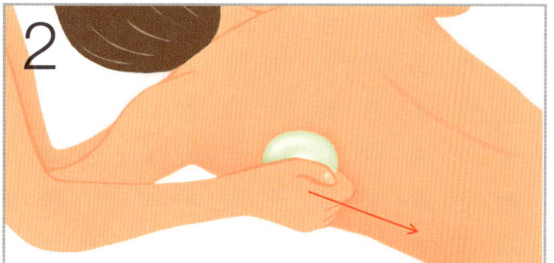

어깨의 상완골과 견갑골이 만나는 모서리를 지그시 누르면서 겨드랑이 신경을 자극한다. 약기를 이용해 겨드랑이부터 둔부까지 밑으로 훑어내리면서 경결을 풀어준다.

10식 허리 맛사지

효과 | 허리 디스크를 해소시켜주고 골반통증과 변형을 막아주며 허리를 날씬하게 해준다. 또한 비뇨기 계통, 생식기
계통의 각종 문제점을 해소시켜준다.

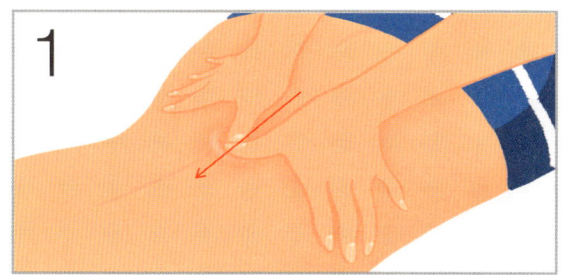

골반뼈 바로 위에서 척추뼈 모서리를 긴 상태로 약간 흔들면서 양 엄지를 이용해 위로 파동을 주면서 풀어준다.

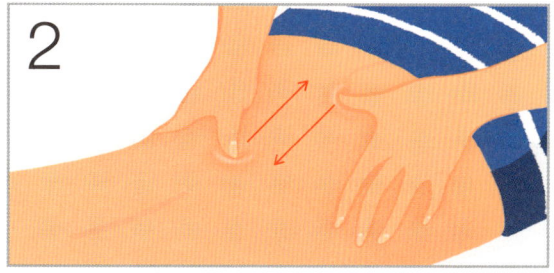

골반뼈와 요추 사이에 체중을 실어 눌러준 다음 파동을 위쪽으로 주면서 흔들어 풀어준다.

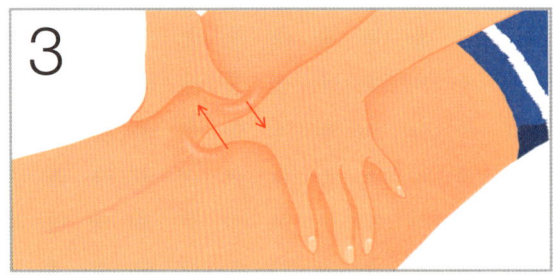

양쪽 엄지로 독맥을 지그재그하면서 풀어준다.

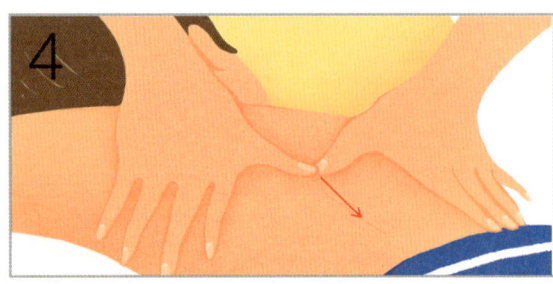

허리뼈 가장자리를 양쪽 엄지로 힘 있게 눌러주면서 밑으로 쓸어내린다.

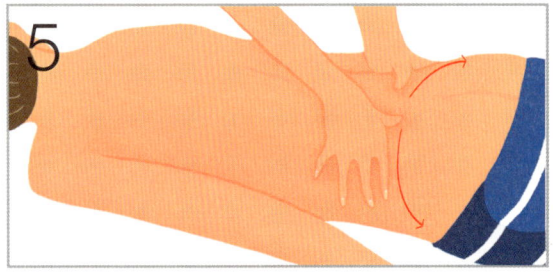

허리에 움푹하게 들어간 곳인 자라눈을 누르고 장골능선을 따라서 서혜부까지 연결시켜 풀어준다.

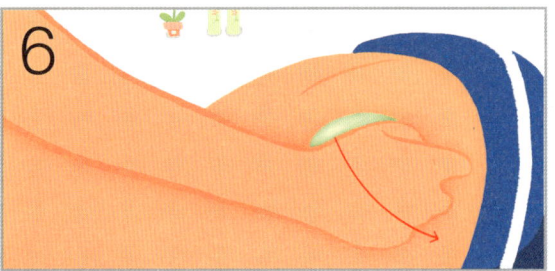

약기를 이용해서 허리에서 엉덩이 서혜부 쪽으로 쓸어준다.

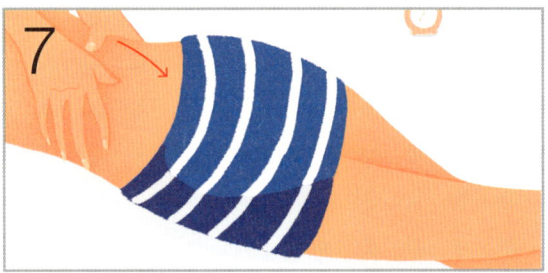

피술자의 다리를 서로 교차시킨 후 양쪽 엄지를 이용해 요근을 몸으로 누르면서 풀어준다.

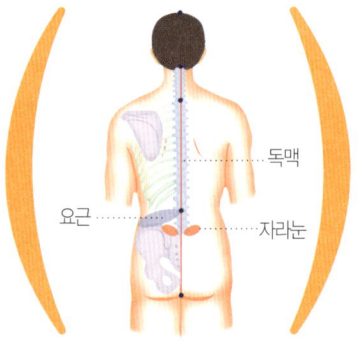

독맥
요근
자라눈

도른 척추 교정법

도른 척추 교정법은 독일의 목수인 도른이 개발한 척추 교정법으로 중노동을 하는 목수들에게 흔히 발생하는 척추 질환을 현장에서 바로 교정해 많은 사람들의 고통을 해결해주었던 기법이다. 현재 독일에서는 신개념 교정법으로 유행하고 있다.

도른 척추 교정법은 인체의 반동을 이용해 골반, 요추, 흉추, 경추를 힘들이지 않고 교정할 수 있을 뿐 아니라 누구나 쉽게 할 수 있다. 일반인도 쉽게 배워 활용할 수 있으며 특별한 장비나 도구 없이도 효과적으로 교정할 수 있는 것이 특징이다. 단, 사전에 주변의 근육을 맛사지해 충분히 이완시킨 후에 교정하는 것이 원칙이다.

도른 교정법의 핵심은 피술자의 팔이나 손, 목의 반동을 이용하는 데 있다. 척추의 중앙까지는 발의 반동을 이용하고 척추 중앙부터 대추혈까지는 팔의 반동, 목은 목을 좌우로 흔드는 반동을 이용하여 교정한다.

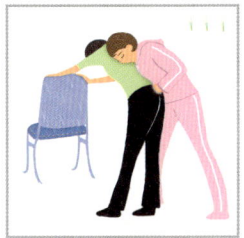

● 골반 교정법

〉〉 골반 교정법　피술자를 벽이나 의자 등에 기대게 한 후 위로 올라왔거나 뒤로 튀어나온 골반을 시술자의 주먹이나 손바닥으로 고정한 다음 피술자로 하여금 반대쪽 발을 앞뒤로 흔들게 하면서 교정한다. 문제가 있는 골반 부위를 움직이지 않게 고정하는 것이 중요하다.

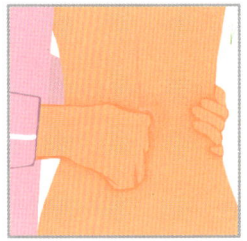

● 요추 교정법

〉〉 요추 교정법　요추 교정도 골반 교정과 마찬가지로 틀어진 요추를 시술자의 엄지로 누르면서 요추 중심 쪽으로 밀고 피술자로 하여금 반대쪽 발을 앞뒤로 계속 흔들게 한다. 요추를 누르지 않는 팔로 허리를 감싸 안아 허리를 고정하는 것이 중요하다.

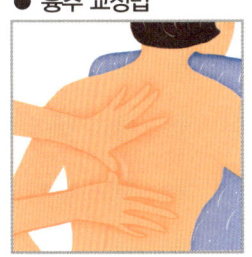

● 흉추 교정법

〉〉 흉추 교정법　척추 중앙부터는 피술자 팔의 반동을 이용하여 교정한다. 피술자를 의자에 앉게 한 다음 틀어진 흉추를 양 엄지로 누르면서 고정시키고 피술자로 하여금 팔을 앞뒤로 흔들게 하여 교정한다.

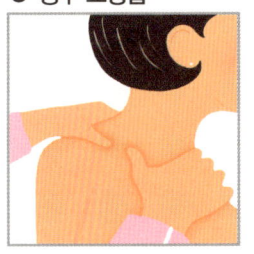

● 경추 교정법

〉〉 경추 교정법　경추 교정법은 목의 반동을 이용하는 방법으로 틀어진 경추 마디를 엄지손가락으로 교정한 다음 피술자로 하여금 목을 좌우로 흔들도록 하여 교정되도록 한다.

목 경락 맛사지

목은 몸통과 머리를 연결하는 다리 역할을 하는 부분으로 많은 일을 하기 때문에 구조적으로 취약하다. 그래서 두통의 원인을 보면 에너지가 목에서 정체돼 발생되는 경우가 대부분이다. 또한 목 줄기에서 나온 대부분의 신경은 얼굴로 향하게 돼 있어 이 부분에 문제가 생기면 얼굴에 변형이 나타나기도 한다.

경추의 이상 증세

경추 디스크는 건강상, 미용상 치명적인 영향을 끼칠 수 있다. 경추 디스크의 원인을 살펴보면 칼슘 부족이 80%, 약물 중독과 신체 피로가 10%, 나머지 10%는 운동 중에 다치는 경우이다.

경추에 이상이 오면 목과 어깨에 통증이 생기고 심해지면 팔과 손가락이 저려오며, 오래 방치할 경우 합병증까지 오게 되는데 심장과 소장, 폐장과 대장, 심포까지 이상을 초래하게 된다. 또한 3차 합병증으로는 불면증, 신경쇠약 등의 노이로제가 발생하기도 한다.

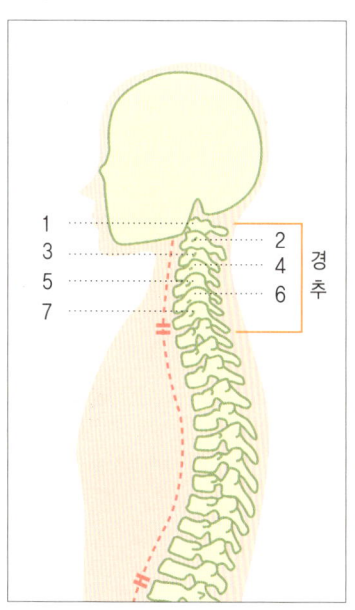

● **경추 1번 이상 시** : 머리에 바람이 든 것 같은 느낌이 온다.

● **경추 2번 이상 시** : 남성의 경우 조루증이 발생하고 여성의 경우는 냉대하증이 심해진다.

● **경추 3~4번 이상 시** : 넷째손가락과 새끼손가락에 저리는 듯한 미세한 파장과 통증이 오며 왼손에 이상이 있을 경우 심장박동도 빨라진다. 게다가 언어표현에도 이상이 오게 되며 아문혈에 이상이 있을 경우에는 사소한 일에도 신경질이 나게 된다.

● **경추 4~5번 이상 시** : 둘째손가락과 엄지손가락에 말로 표현하기 어려

울 정도의 통증이 오며, 견갑골 절반과 수맥에 오는 통증으로 잠을 자지 못할 정도가 된다. 이럴 경우는 탈출한 요추 연골이나 경추 연골을 자기 자리로 돌려주어야 하므로 연골 탈출에 의해 압박받는 기도와 신경선을 정상적으로 흐르게 풀어주어야 한다.

1식　뒷목 풀어주기

효과 | 뒷목이 풀리면 머리와 팔에 관련된 질환 등 여러 가지 문제가 동시에 해결된다. 얼굴과 팔에 흐르는 신경이 뚫리면 얼굴이 맑아지면서 각종 팔 통증도 없어지므로 스트레스를 해소하기 위해 뒷목을 풀어주는 것도 큰 도움이 된다.

| 머리가 항상 묵직하고 맑지 않았다면 뒷목을 따라서 흐르는 뇌로 산소와 에너지를 공급해주는 기혈 순환 통로가 막혔기 때문이다. 하지만 맛사지를 충분히 하면 좋아질 수 있다.

| 풍지혈은 내장 기능을 조절하고 인슐린 분비를 촉진시킨다. 또한 갱년기 종합증, 고혈압, 저혈압, 만성 신장염에도 효과가 크다.

| 귀밑의 예풍혈은 눈을 맑게 해주고 눈의 각종 질환 치료에 효과적이다.

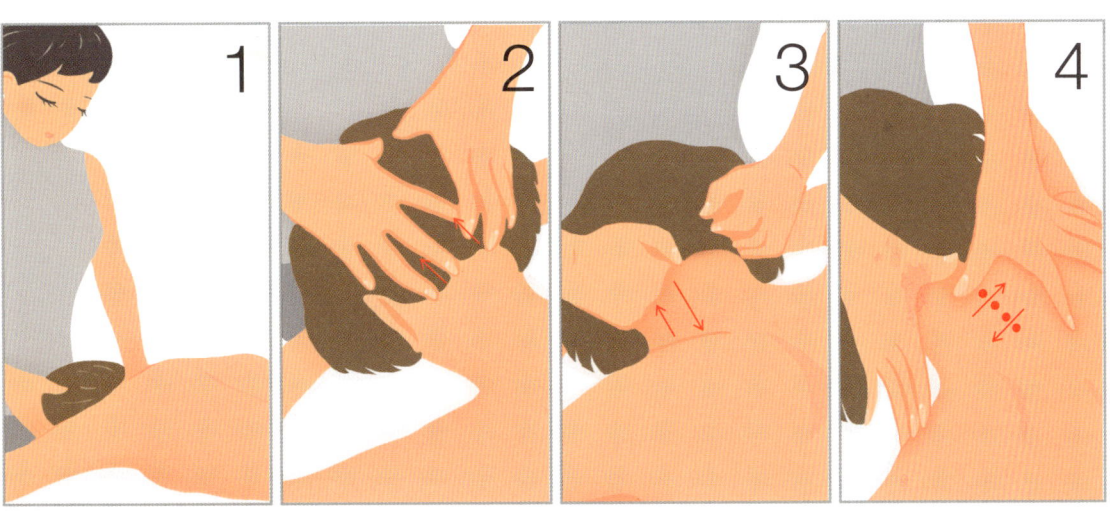

① 피술자는 엎드려 팔을 겹치고 이마를 댄다.

② 목과 두개골의 아문혈, 천주혈 사이를 피술자의 머리 위에서 손끝을 꺾어 잡고 파동을 주면서 맛사지한다. 완골, 풍지, 예풍혈을 집중적으로 자극을 주면서 풀어준다. 이곳은 뇌를 보호하는 두경막이 있는 곳으로 이곳이 막히게 되면 뇌질환이 생길 수 있다.

③ 주먹을 쥐고 위로 압을 주면서 풀어준다.

④ 양 엄지로 경추를 따라 지그재그로 풀어주어 경추뼈 마디마디를 이완시켜준다.

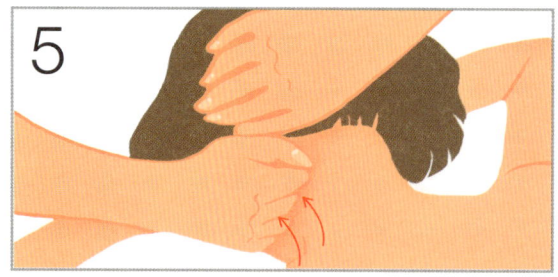

주먹을 쥐고 여러 번 위로 당기고 풀어주면서 옆목을 맛사지한다.

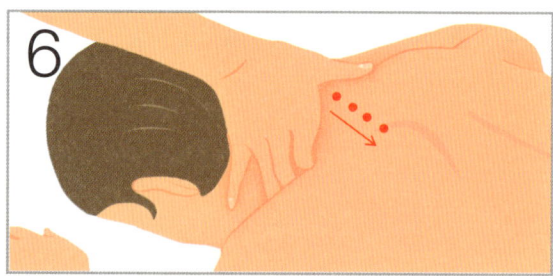

엄지로 경추를 따라 풀어준다.

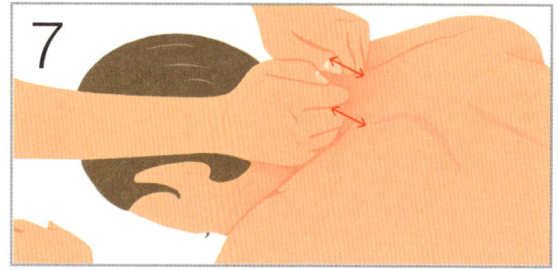

어깨 쪽의 목 양옆을 양 주먹 각권을 이용해 풀어준다.

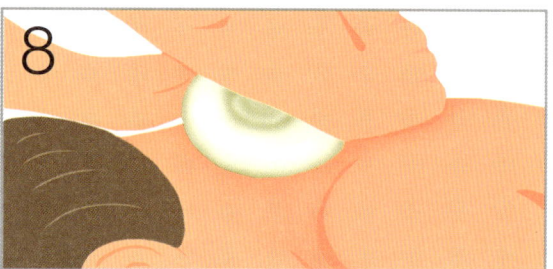

약기로 대추혈을 위로 밀면서 풀어준다. 대추골은 경추 7번과 8번 신경이 지나가는 곳으로 이곳이 굳어 있으면 만병의 원인이 된다.

증세가 좋아지면서 나타나는 명현 현상

경락 맛사지를 받으면 증세가 어느 순간 더 악화되는 것처럼 보일 때가 있다. 이런 경우 대부분 처음에는 당황하게 되지만 이러한 현상은 증세가 점점 좋아지고 있다는 일종의 호전 반응으로 명현 현상이라고 한다.

인체는 수많은 질병을 안고 살아가며 이러한 질병은 만성화되어 경락 속에 잠재되어 있다. 뇌는 이러한 질병을 치유할 수 있는 능력을 가지고 있지만 병이 만성화 돼버리면 정상적인 현상으로 인식하는 경향이 있다. 그러므로 평상시에는 만성병을 가지고도 불편함을 잘 모르고 살아가게 된다.

하지만 경락 맛사지를 받으면 경락의 흐름이 원활해져 인체의 강력한 자연 치유력을 회복하게 된다. 그래서 몸속의 병기와 싸우게 되는데 이때 상태가 더 악화된 것처럼 보인다. 어떤 질병이든지 치유되기 위해서는 만성이 급성으로 변하게 되는 과정이 필요하다. 종기가 치유되기 위해서는 더욱 곪아야 하는 것과 같은 이치다.

질병의 뿌리를 뽑기 위해서는 명현 현상이 일어날 때부터가 중요하다. 명현 현상이 일어났을 때 그만 두지 말고 강도를 조금 약하게 하고 기간을 늘리면서 계속 경락 맛사지를 받으면 명현 현상은 사라지고 만성병은 반드시 좋아진다. 하지만 상태가 좋아졌다고 하여 경락 맛사지를 갑자기 중단하면 병기의 뿌리가 다시 자리를 잡게 되므로 꾸준히 치료해야 한다.

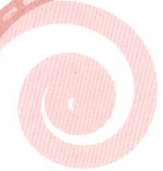

각 국의 다양한 맛사지 이야기

맛사지는 인류의 시작과 함께 발전되었다고 볼 수 있다. 예를 들면 몸의 어디가 아프면 저절로 손이 가게 되고, 그 곳을 만지고 문지를 때 뭉쳤던 근육이 풀리고 막혔던 경락이 뚫려 치료가 되는 것이다. 즉, 인간의 본능적인 치유 활동이라 할 수 있다. 본격적인 맛사지는 인간이 도구를 사용하게 되면서부터 발전하기 시작했는데, 처음에는 돌 등을 이용해 인체를 찌르거나 자극하여 치료하는 침술이 발달되게 되었다., 이와 같은 본능적인 접촉 치료인 맛사지는 동서양을 막론하고 수천 년의 역사를 가지고 있으며 나름대로 형식화되어 발전되어 오고있다.

● 서양의 대표적인 맛사지

대표적인 서양의 맛사지로는 스웨덴식 맛사지와 림프 맛사지를 들 수 있다. 서양에서는 주로 오일을 이용하는 맛사지 기술이 발전되어 왔으며 스포츠 도중 발생한 환자들을 응급 처치하기 위한 스포츠 맛사지와 미용과 건강을 위한 림프 맛사지로 구분된다. 국내에도 스포츠 맛사지를 피로를 풀어주는 또 다른 방법으로 많이 활용하고 있는데, 주로 근육을 풀어주는 방식으로 실시된다.

● 중국의 추나 요법과 발 맛사지

중국에서는 추나 요법과 발 맛사지가 발달되어 왔다. 추나 요법은 신체의 각 관절이나 근육을 밀고 당겨 혈액 순환을 원활하게 해주는 방법이다. 주로 병을 치료하기 위해 병원에서 많이 활용하고 있다.

발 맛사지는 말 그대로 발을 맛사지하는 방법이다. 발에는 모세혈관이 가장 많이 분포되어 있을 뿐 아니라 전신의 반사 구역이 위치하고 있어 피로 회복 등에 큰 도움이 된다. 발을 만져주고 맛사지해주면 누구나 기분이 좋아지고 피로가 회복돼 최근에 우리나라에서도 큰 인기를 끌고 있다.

● 일본의 지압 요법

일본에는 신츄 맛사지로라고 불리는 지압 요법이 대표적이다. 지압 맛사지는 인체의 경혈을 대상으로 하며 주로 손가락으로 눌러서 막힌 경혈을 뚫어주는 맛사지로 질병 치유에 매우 큰 효과가 있으며 해외 관광 상품으로도 인기가 있다.

● 태국의 불교식 맛사지

태국에는 수 천년의 역사를 자랑하는 전통 불교식 맛사지가 있다. 이 맛사지는 전통 불교식 맛사지로 스님이 사찰에서 지도하고 있다. 주로 각 관절을 이완시키고 풀어주는 요가식 맛사지 기법으로, 건강을 회복하는 데 탁월한 효과가 있어 관광 상품으로도 인기를 끌고 있다.

팔 경락 맛사지

팔은 우리 몸에서 가장 많이 사용하는 부위 중 하나지만 또한 특별하게 관리해주지 않는 부위이기도 하다. 게다가 최근에는 컴퓨터 작업 등 팔을 이용한 직업이 증가하면서 예전에는 오십견이라 불리던 증상이 사십견, 삼십견 등으로 점차 연령층이 내려가고 있다.

건강하고 아름다운 팔을 가지려면 팔에 흐르는 경락을 원활하게 해야 하는데 경락이 막히면 팔뚝과 손목이 굵어져 미용에도 좋지 않은 영향을 끼치게 된다.

팔은 바로 누운 자세에서 더 효과적으로 풀어줄 수가 있다. 뒤로 누운 자세에서는 삼초경과 소장경을 집중적으로 맛사지하는데, 특히 팔뚝과 견갑골 사이를 잘 풀어주면 팔뚝 비만이 해소되고 삼초경이 발달되어 전체적으로 균형 있는 몸매를 유지할 수 있다.

1식 삼초경 풀어주기

효과 | 삼초경을 잘 풀어주면 삼초 기능이 회복되어 체력이 증강된다.

| 곡지혈 주변을 풀어주면 혈관이 확장되고, 체질 면역기능이 강화될 뿐 아니라 슬관절 연조직 손상, 골다공증, 풍습성 관절염, 신경성 피부염, 급성 담마진, 소 버짐, 비장기 경련 등에도 매우 효과적이다.

| 대추혈과 같이 풀어주면 피부병을 예방하고 치료하는 효과가 있다.

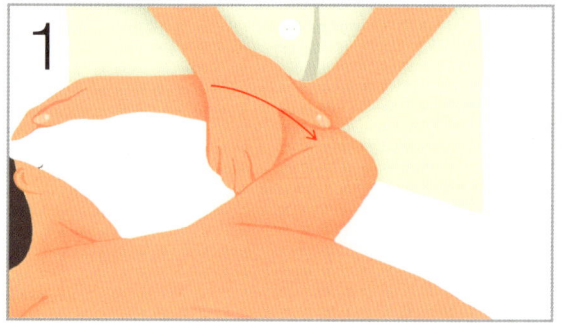

》 엄지손가락으로 손목부터 겨드랑이 쪽으로 훑어주면서 풀어 올라간다. 특히 팔꿈치 곡지혈 주변의 움푹 파인 곳을 지그시 누르면서 풀어준다.

2식   소장경 풀어주기

효과 | 겨드랑이의 림프 정체를 해소시키고 소화 흡수 기능을 증진시킨다.

》 팔꿈치부터 겨드랑이 사이의 경근을 손 호구(손을 동그랗게 만들었을 대 엄지와 검지의 안쪽 측면)로 훑어주면서 집중적으로 풀어준다.

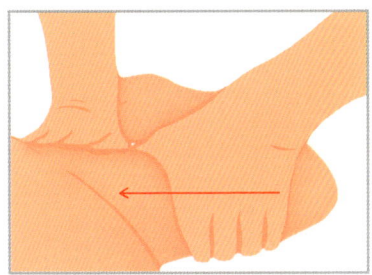

3식   어깨근육 가로로 풀어주기

효과 | 팔뚝 비만이 해소되고 견갑골이 자극되어 각종 어깨 통증 해소에 효과적이다. 어깨선도 부드러워지면서 선이 살아난다.

》 피술자의 팔 위쪽을 겨드랑이에 붙이게 한 후 어깨근육부터 견갑골 쪽으로 약기를 이용해 풀어준다.

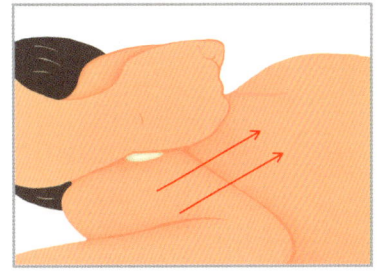

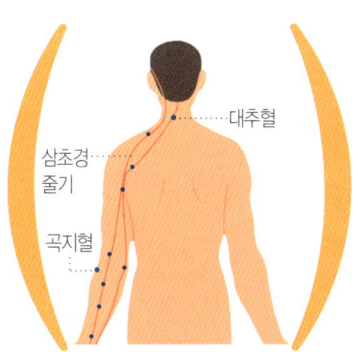

대추혈

삼초경
줄기

곡지혈

엉덩이 경락 맛사지

엉덩이는 골반뼈로 구성되어 있는데, 골반뼈는 인체의 기둥인 척추를 받치고 있는 뼈의 초석이라 할 수 있다. 골반뼈의 구조를 살펴보면 엉덩이에 해당하는 좌우측 장골뼈를 중심으로 가운데는 좌우 각각 4개의 구멍이 있는 하트 모양의 천골이 있다.

밑으로는 다리의 대퇴부와 연결되는 구멍이 있고 항문 부위에는 치골과 치골결합부가 있다. 중앙의 천골은 좌우측 장골과 천장 관절로 연결되어 있으며 척추의 제 5요추와 요선 관절로 연결되어 있다. 그리고 천골의 구멍 사이로 신경 다발이 다리까지 연결된다.

● 골반뼈의 구조

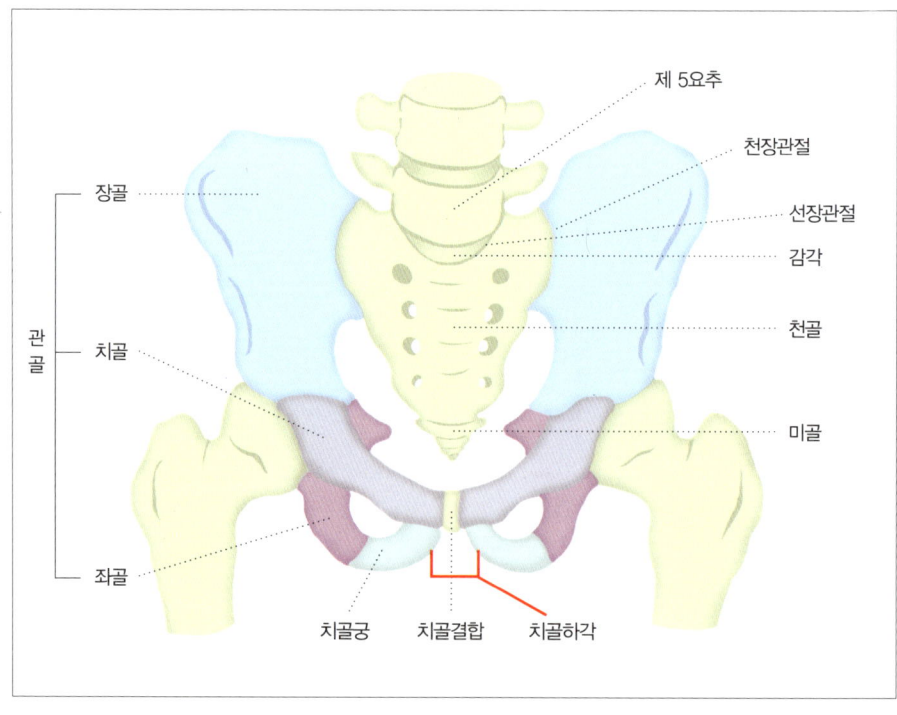

부실한 골반으로 인한 질병

골반은 생명을 자라게 하고 생식 활동을 위한 터의 역할을 하는 곳으로 골반이 바르지 못하면 건강한 아이를 낳을 수가 없다. 골반은 생명 활동의 원천인 동시에 인체의 구조를 결정하는 주춧돌이다. 골반이 비틀어지면 척추가 휘게 되고 다리의 길이가 달라지게 되면서 많은 질병이 발생하기도 한다.

특히 여성의 경우 대부분의 질병은 골반으로부터 출발한다. 냉대하증, 월경불순, 불감증, 허벅지와 엉덩이 비만, 복부 비만, 하체 비만, 무릎 관절통, 척추 디스크, 목 디스크, 얼굴의 비대칭 등 부실한 골반은 여러 가지 질병을 발생시킨다.

골반뼈를 잡아주는 엉덩이 맛사지

엉덩이 맛사지는 골반뼈를 바로잡는 맛사지라고 할 수 있다. 골반에 문제가 생기는 원인을 살펴보면 대부분 천골뼈가 너무 뒤로 튀어나왔기 때문으로 이렇게 되면 천장 관절과 요선 관절이 이탈하게 된다.

그 다음으로 고관절과 치골 부위의 이상인데, 고관절 부근에 이상이 오면 다리 길이가 달라지게 되고 각종 다리 통증을 일으키게 된다. 치골 부위의 문제는 자연분만을 어렵게 하고 특히 치골이 너무 벌어져 있으면 비만의 근본적인 원인이 된다.

출산 후 관리를 잘못하면 벌어졌던 치골이 그대로 굳게 되어 출산 후 급격히 살이 찌고 질이 넓어져 성생활에 장애를 가져올 수도 있다. 현재 비만인 사람이라도 출산 후부터 경락 맛사지를 받는다면 원하는 만큼 체중을 줄일 수 있다. 출산 후에는 장골 뿐만 아니라 모든 뼈 관절이 이완되어 있으므로 쉽게 교정할 수 있다.

아름다운 엉덩이를 만드는 법

아름다운 엉덩이는 적당한 살과 함께 엉덩이가 둥글게 중앙으로 모아져야 한다. 천골 관절과 요선 관절 사이, 장골능 사이의 골막에 자극을 주어 잘 풀어주고 근육을 위로 모아주는 맛사지를 하면 골반이 교정되면서 아름다운 엉덩이를 가질 수가 있다. 엉덩이가 살아나면 다리 모양이 예뻐지고 가슴뼈가 둥글게 모아지는 효과도 동시에 찾을 수 있다. 또한 골반은 정신적인 영향에 민감한 곳으로 스트레스를 해소하는 운동과 명상법을 동시에 수련하면 큰 도움이 될 것이다.

1식 천골 주변 풀어주기

효과 | 천골 관절과 선장 관절이 교정되고 이완되면서 허리에서 다리로 이어지는 좌골신경이 부드러워져 각종 통증이 제거된다.

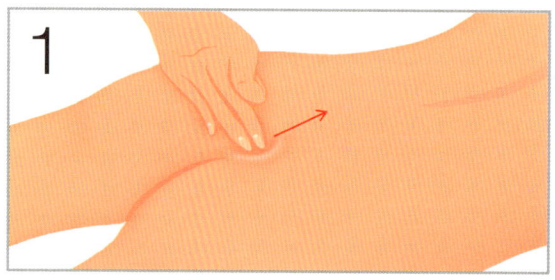

미골부터 허리까지 주먹을 살짝 쥐고 손가락 마디를 이용하여 압력을 가하면서 풀어준다.

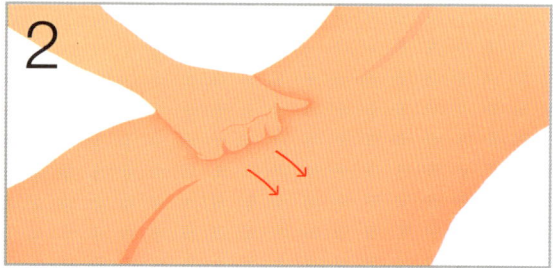

꼬리뼈부터 뼈를 느끼면서 누른 상태에서 바깥 부분으로 흔들어주면서 풀어준다.

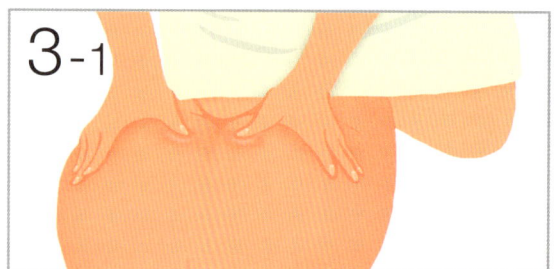

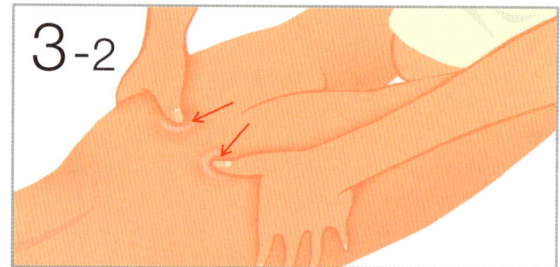

천골 양끝에서 양쪽 엄지를 대고 천골과 장골 사이를 느끼면서 파동을 위로 주면서 위로 올라간다.

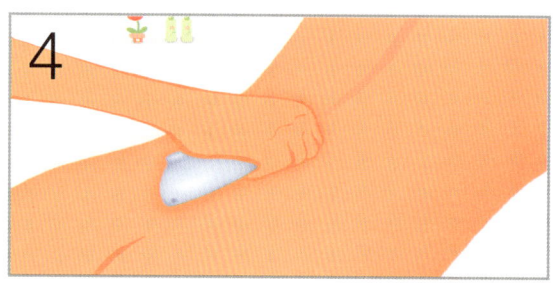

천골 전체를 약기를 이용해서 풀어준다.

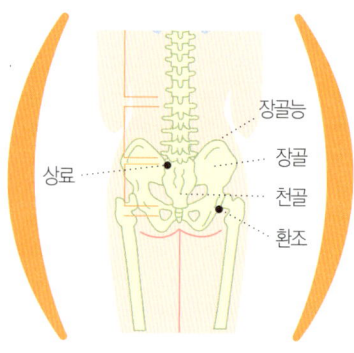

2식 · 장골능 풀어주기

효과 | 장골능을 풀어주면 골반이 교정되어 요통, 생리불순, 하반신 냉증과 부종, 몸의 불균형이 해소된다. 허리 곡선도 살아나 하반신 비만이 개선된다.

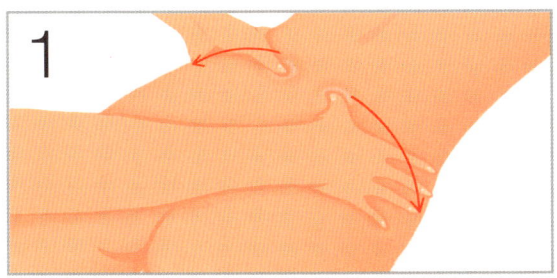

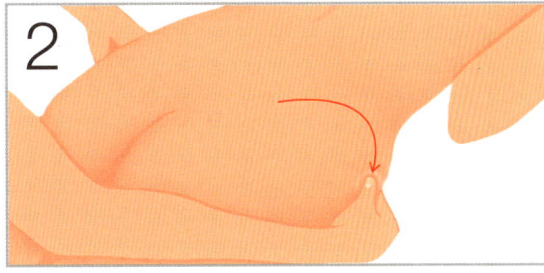

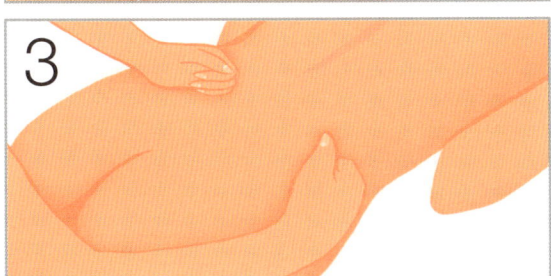

① 골반의 장골 부분과 연결된 상료 부근을 누른다.
② 그 상태에서 중앙에서 옆면으로 장골능 위 뼈를 느끼면서 밑으로 원을 그리면서 풀어준다.
③ 허리와 장골능의 경계 부위를 풀면서 환조와 고관절 부위를 주먹을 쥐고 흔들면서 풀어준다.

3식 · 각권으로 둔부 쓸어내리기

효과 | 담경 기능이 회복되고 좌골신경통과 하반신 마비, 옆구리와 관련된 문제, 귀 질환 등에 효과가 있다.

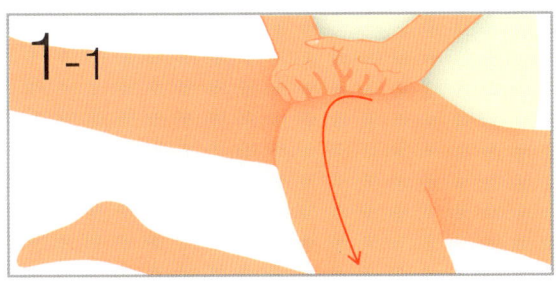

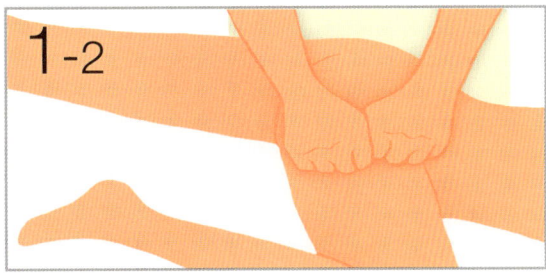

양손의 각권을 이용해 꼬리뼈에서 측양경 쪽으로 쓸어내린다.

4식 항문 주변 약기로 풀어주기

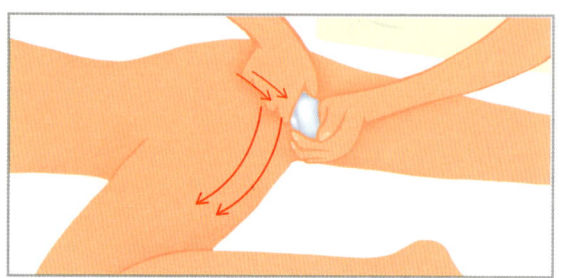

효과 | 생식 기능이 좋아지고 치질과 전립선 질환 등에 효과가 있다.

》 엉덩이 위에서 항문을 거쳐 항문 사이 방향으로 약기를 이용해 촘촘히 훑어주면서 풀어준 다음 엉덩이 구석부터 무릎 방향으로 파내듯이 훑어준다.

5식 장골능 약기로 풀어주기

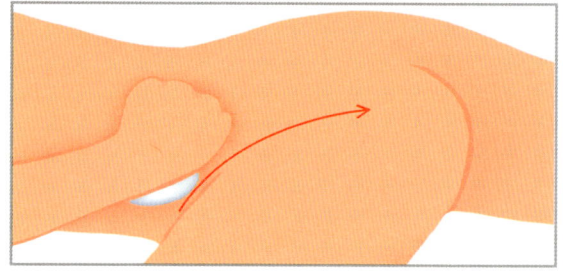

효과 | 좌골신경통과 각종 요통이 해결되고 골반이 교정된다. 또한 허리와 엉덩이 사이에 축적된 노폐물이 배출돼 하반신 비만에 도움이 된다.

》 서혜부에서 골반능선을 따라가며 약기로 풀어준다.

6식　힙업하기 연속동작

효과 | 처진 엉덩이가 올라가면서 엉덩이의 곡선이 살아나게 된다.

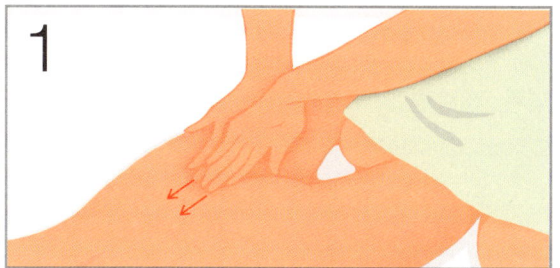

손등을 마주보게 한 후 천골의 중앙에 대고 허리 쪽으로 민다.

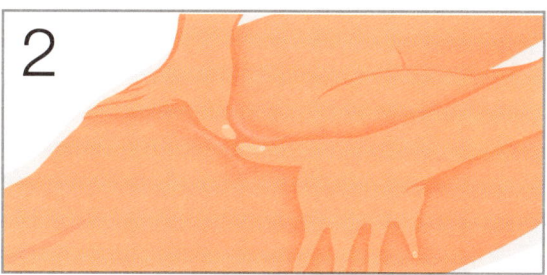

허리까지 밀어서 허리에서 양 엄지가 마주보게 한다.

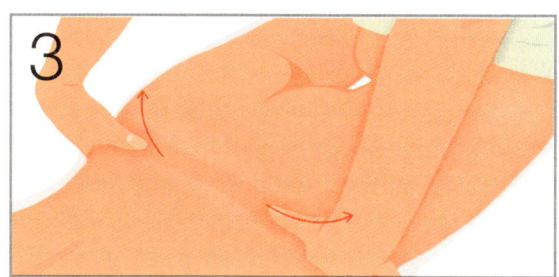

허리 경계선에 양엄지를 마주 대고 장골능을 따라 뒤로 내려가다
가 손을 주먹으로 바꿔 고관절을 자극한다.

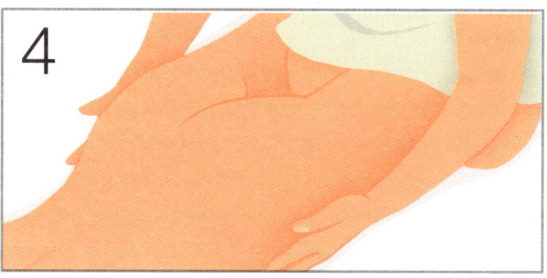

그런 다음 손바닥으로 모양을 바꾼다.

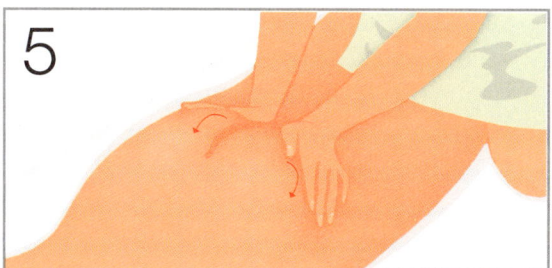

양손을 손바닥 모양으로 바꾼 후 엉덩이 밑에서 손바닥을 모은다.
그런 다음 양 손바닥으로 엉덩이 근육을 잡고 파동을 주면서 위로
밀어올린다.

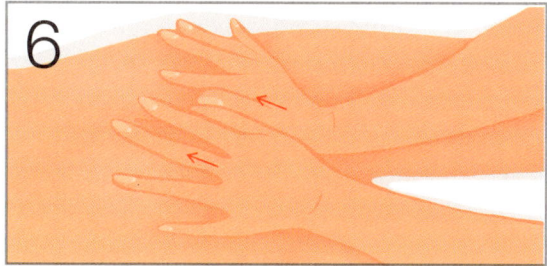

여러 번 엉덩이를 밀어올린다. 엉덩이 근육을 올릴 때 엉덩이를 밀
고, 내리고, 모으고, 위로 받친 후 사선으로 힘 있게 밀어준다.

다리 뒤쪽 경락 맛사지

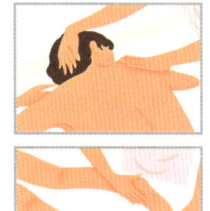

다리 뒤쪽을 맛사지하면 정맥, 임파, 기 순환에 도움이 된다. 비만, 부종에도 효과가 있으며 날씬한 다리를 유지하는 데 특히 효과적이다. 이상적인 다리 뒤쪽의 모양은 발 뒤꿈치가 계란형이고 아킬레스근은 노폐물이 없어야 한다. 허벅지는 탄력이 있으며 납 작해야 한다. 무릎 위는 임파가 정체되지 않는 것이 좋다. 다리에는 임파와 정맥 순환계 가 있기 때문에 맛사지를 할 때는 위쪽으로 해야 한다. 특히 가자미근은 경골과 비골에 뭉쳐 있는 근육으로 분리해서 이완시켜주는 맛사지를 하는 것이 중요하다.

다리 뒤쪽을 맛사지할 때 피술자는 어떤 근육도 움직이지 않는 자세를 취해야 하므로 팔을 앞으로 모으고 머리는 좌우로 돌린다. 발은 약간 벌려 엄지발가락이 서로 마주보 게 한다.

1식   치골 좁히기

효과 | 치골이 좁아지면 하반신 비만을 해결하는 데 도움이 되고 엉덩이가 모아져 뒷모습이 살아난다. 또한 고관절이 이완되고 다리가 교정되는 효과가 있다.

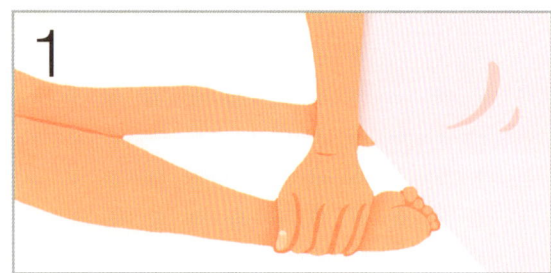

양손으로 발뒤꿈치를 잡고 바깥 방향으로 지그재그식으로 눌러주 면 치골이 좁아진다.

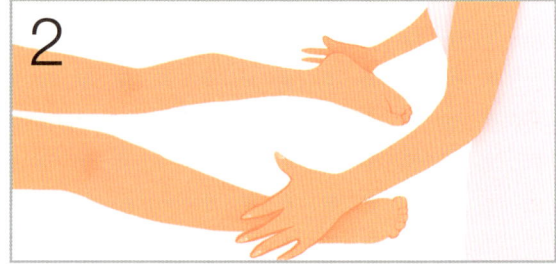

발뒤꿈치를 손바닥으로 잡고 가볍게 바깥 방향으로 흔들어준다. 그러 면 발뒤꿈치가 계란형으로 되고 치골이 좁아져 엉덩이가 예뻐진다.

2식　양쪽 발 오일 바르기

효과 | 양쪽 다리의 긴장이 해소되면서 다리 맛사지하기가 쉬워진다.

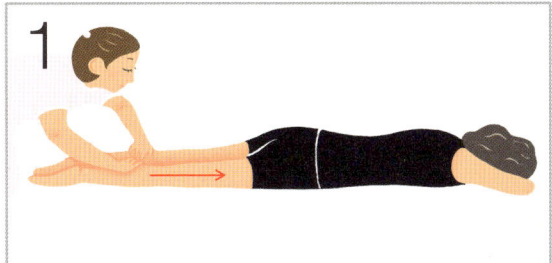

양 손바닥에 오일을 적당히 바르고 양손으로 둔부까지 쓸어올린다.

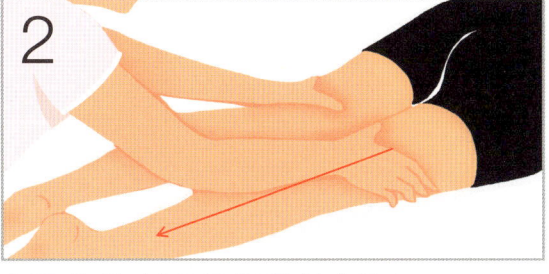

내려올 때는 발 아래 양경을 쓸어주면서 내려온다.

3식　한쪽 발 오일 바르기

효과 | 다리의 긴장을 해소하고 경락의 흐름을 원활하게 한다.

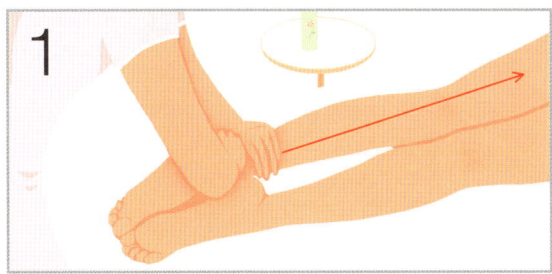

양 손바닥으로 발뒤꿈치부터 대퇴부까지 쓸어올린다.

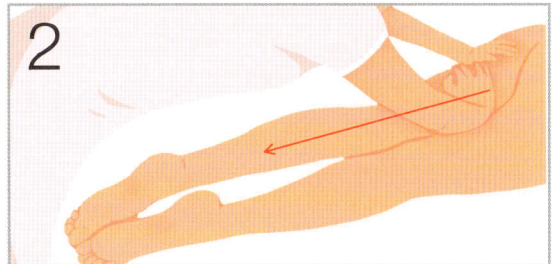

내려올 때는 전면경을 훑어주면서 쓸어내린다.

4식　발목 풀어주기

효과 | 발목을 잘 풀어주면 아킬레스근이 이완되어 정신적 피로가 해소되고 장골능 사이의 천추가 교정된다.

| 두통, 좌골신경통, 정신병, 각종 손목 질환에 효과가 있다. 또한 틀어진 발목이 교정되어 오자형 다리, 발이 붓는 증세, 발을 자주 삐는 증세, 발이 나른하고 쉽게 피곤해지는 증세가 해소된다.

| 미용적으로는 발목이 가늘어지고 발뒤꿈치가 살아나면서 맵시 있는 다리가 된다.

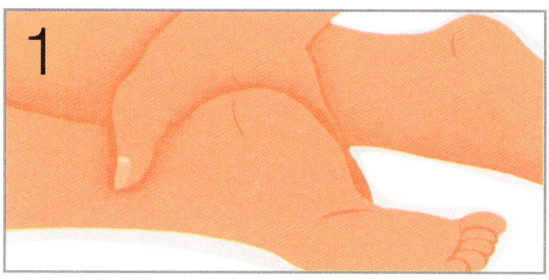

엄지손가락으로 발목을 훑어올리면서 풀어준다.

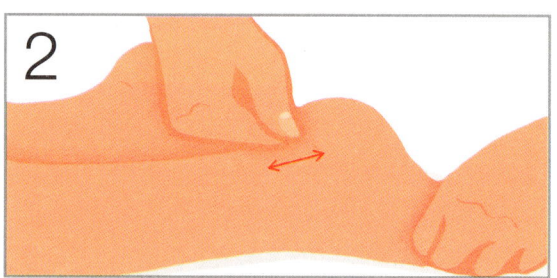

주먹으로 발뒤꿈치를 후벼파면서 풀어준다.

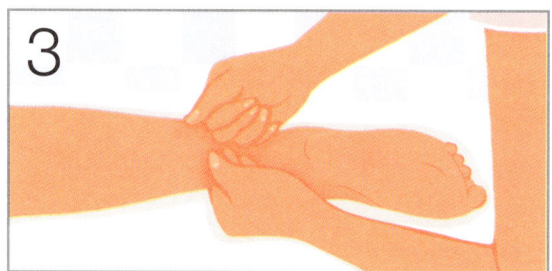

주먹을 쥐고 양손의 각권으로 발꿈치 측면을 풀어준다.

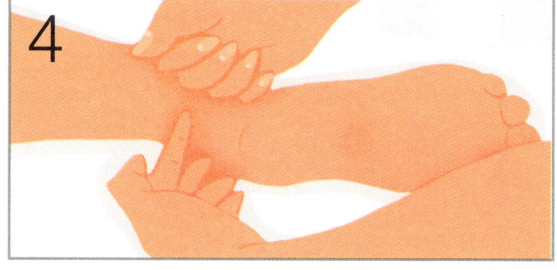

주먹을 쥐고 한 손의 각권으로 양쪽 복숭아뼈 주변을 풀어준다. 특히 바깥쪽 복숭아뼈 아래의 신맥혈과 안쪽의 조해혈을 잘 풀어준다.

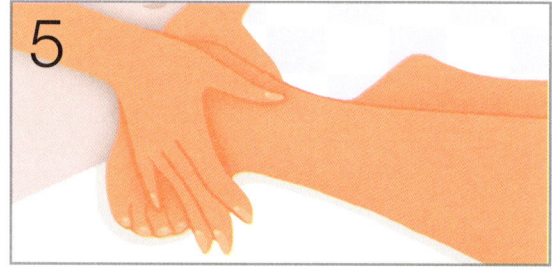

엄지손가락으로 안쪽의 태계혈과 바깥쪽의 곤륜혈 문지르면서 풀어준다.

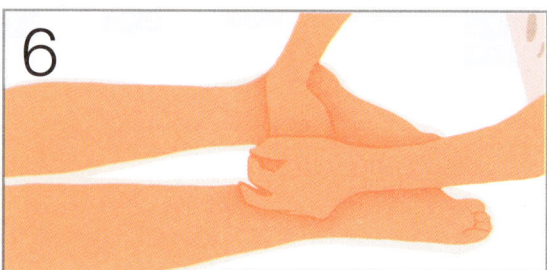

약기를 이용해 발목과 아킬레스근을 충분히 풀어준다.

5식　아랫다리 맛사지

효과 | 방광과 신장 기능이 좋아지고 하지마비, 전신의 근육질환, 정신질환, 탈항, 요통, 월경 과다 등이 개선된다.

　　| 뼈의 밀도를 증가시키고 종아리의 군살, 발목의 피로, 골절, 정맥류 등을 해소시킨다.

　　| 발목이 가늘어지고 종아리의 알통이 없어지면서 종아리의 모양이 예뻐진다.

종아리 이완 맛사지

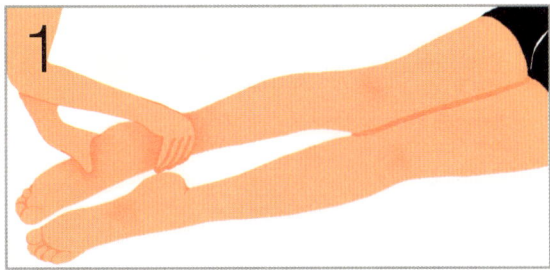

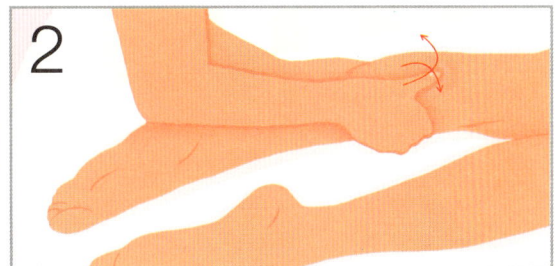

호구를 만들어 종아리 근육을 잡고 위로 들면서 풀어준다.

양 엄지를 교대로 마찰하면서 종아리 근육을 풀어준다.

방광경줄기와 신경줄기 맛사지

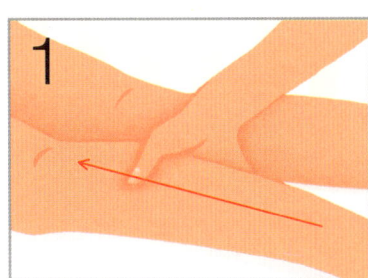

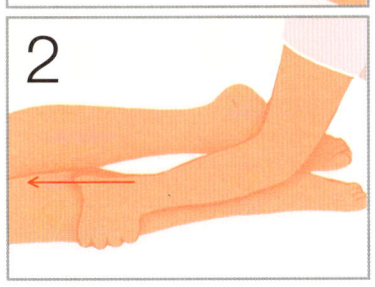

≫ 방광경줄기　엄지손가락으로 훑어올리면서 발목부터 위중혈 까지 풀어준다. 아킬레스근과 승산, 승근, 함양혈을 집중적으로 풀어준다.

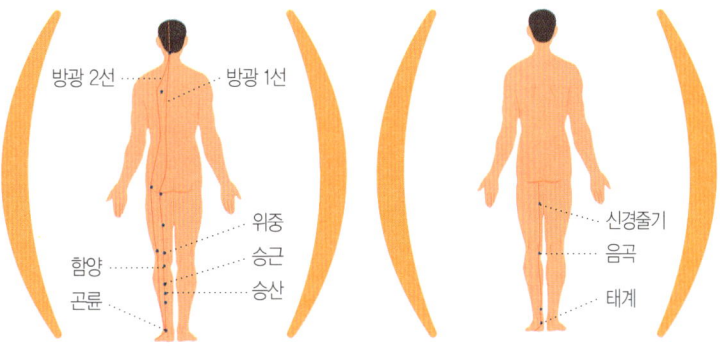

방광 2선 .... 방광 1선

위중
함양　　　　　승근
곤륜　　　　　승산

신경줄기
음곡
태계

≫ 신경줄기　엄지손가락으로 훑어올리면서 태계혈부터 음곡혈까지 풀어준다.

경골과 비골뼈 맛사지

>> 양쪽 복사뼈 위에서 주먹으로 파동을 주면서 위로 밀어준다. 경골 쪽은 힘을 빼고 비골 쪽에만 힘을 주면서 밀어주는 것이 요령이다. 경골과 비골만 누르면서 맛사지하는데 뼛속까지 누르지 말고 뼈만 느끼면서 밀어준다.

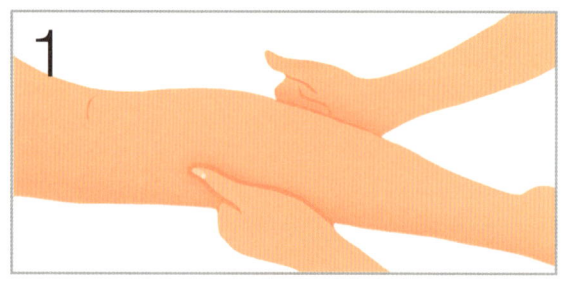

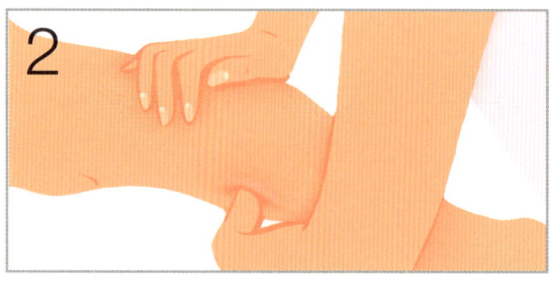

양쪽의 경골과 비골 사이를 분리시키면서 맛사지한다. 뼈와 근육이 만나는 뿌리가 풀려야 근육이 이완되고 알 밴 곳이 풀린다.

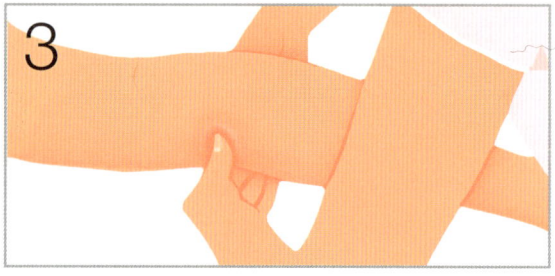

양손 엄지를 이용해 비골과 경골 근처의 양릉천과 음릉천에서 복사뼈가 있는 아킬레스근까지 지압을 하면서 내려간다.

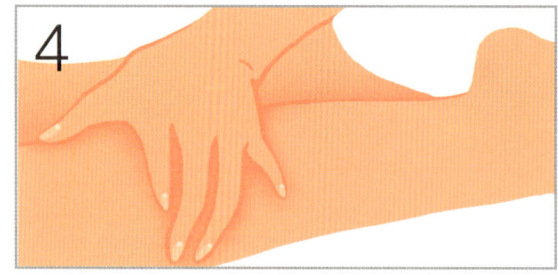

손바닥으로 틀을 만들어 종아리를 밀었다 당겼다를 반복하면서 종아리 모양을 만들어 준다. 이때 종아리를 약간 위로 들면서 맛사지해야 종아리가 솟아오르면서 모양이 아름다워진다.

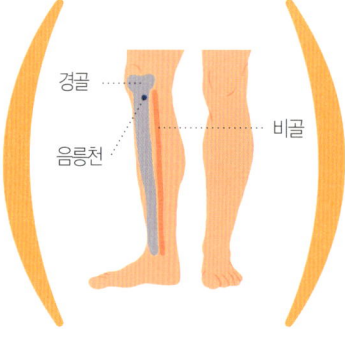

경골
음릉천
비골

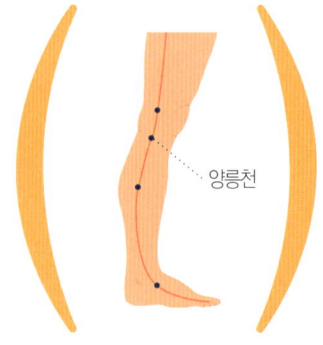

양릉천

6식　오금 부위 맛사지

효과 | 무릎 관절이 교정되어 무릎에 물이 차거나 붓는 증세, 무릎 밑이 자주 차가워지는 증세, 무릎 통증 등을 해소시켜준다. 특히 무릎 주변에 있는 다음 3개의 혈을 자극하면 다양한 효과를 얻을 수 있다.

| **음곡혈** 발기불능, 월경과다, 요로감염에 효과가 있다.

| **위중혈** 발기불능, 급성요통, 좌골신경통에 효과가 있다.

| **위양혈** 방광염, 변비, 신염에 효과가 있다.

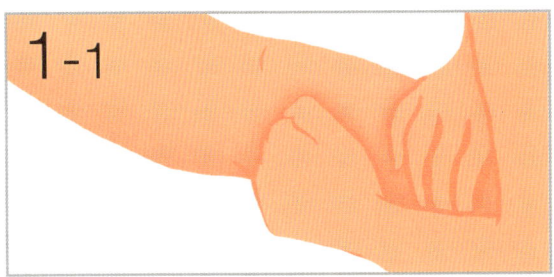

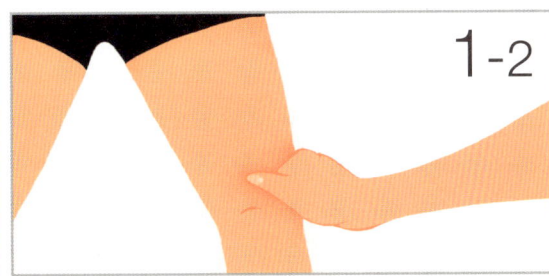

무릎 중앙의 위중혈과 무릎 안쪽의 음곡혈, 바깥쪽의 위양혈을 중심으로 주변의 모서리까지 각권으로 파동을 주면서 풀어준다.

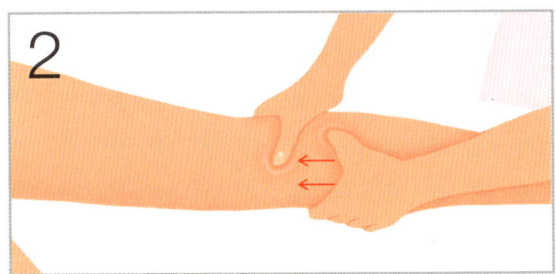

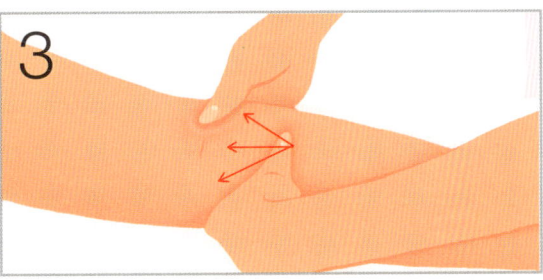

함양혈에서 오금 방향으로 밀면서 풀어준다.

함양혈에서 음곡, 위중, 위양 방향으로 파동을 주면서 풀어준다. 시작점은 똑같고 종착역은 오금으로 전반적으로 퍼지게 한다.

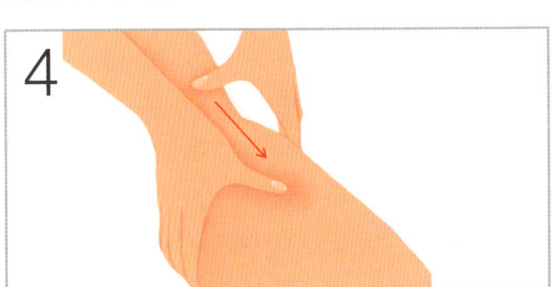

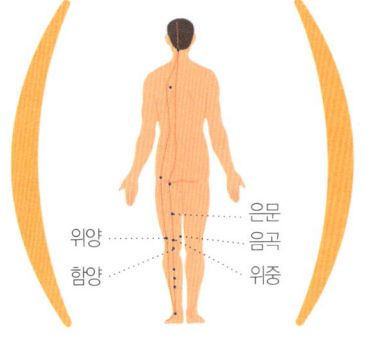

《 오금에서 은문혈까지 양 엄지로 풀어준다. 여러 군데에서 시작해 은문혈까지 풀어준 다음 오금 주변을 손바닥으로 위로 쓸면서 맛사지해준다.

위양　은문

함양　음곡

위중

7식　대퇴부 맛사지

효과 | 요통, 좌골신경통, 하지마비, 변비 개선에 효과가 있다.

　　 | 승부혈과 위중혈 사이의 방광줄기는 엉덩이와 대퇴부의 배수로라고 할 수 있는데, 이곳이 풀리면 허벅지 비만이

　　　해소되고 각종 하반신 질환이 개선된다. 또한 힙업 효과도 있다.

　　 | 신장 기능이 좋아지고 배수 기능이 촉진된다.

대퇴근 이완 맛사지

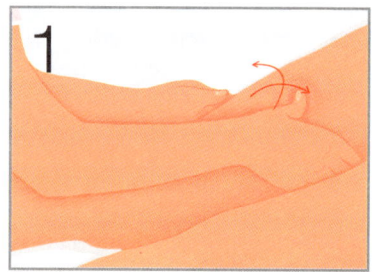
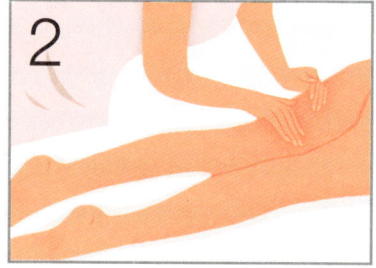

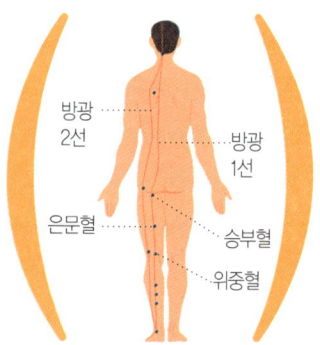

양 엄지를 교대로 마찰하면서 대퇴부를 풀어준다.

호구를 이용해 쓸어올려준다.

방광경줄기 뚫어주기

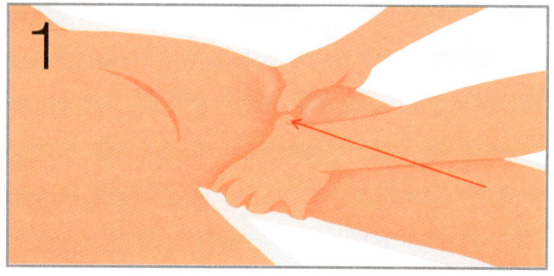
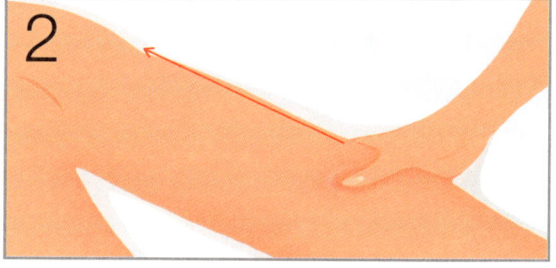

방광 1선 위중혈에서 승부혈까지 몸을 이용해 짚어 누르기로 경근 사이의 뼈를 느끼며 줄기를 뚫어준다. 특히 은문혈과 승부혈은 잘 뚫어주어야 하는데, 은문혈은 암을 진단할 수 있는 혈이므로 심한 통증이 있는지 살피면서 맛사지한다.

방광 2선 바깥쪽에 흐르는 방광경줄기는 손바닥을 이용해 경근 위주로 풀어준다.

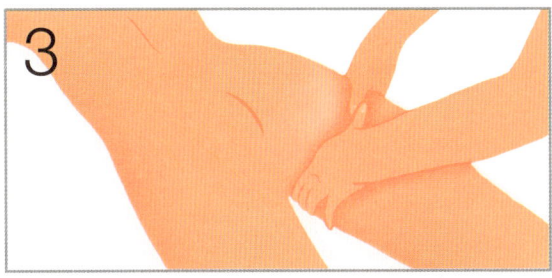

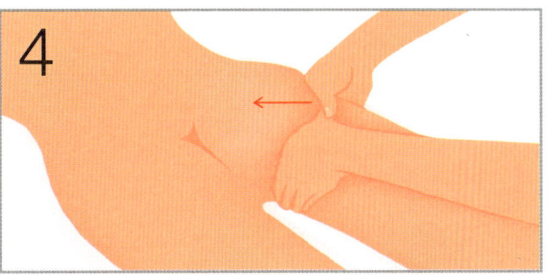

승부혈을 중심으로 양손의 엄지와 검지 사이로 지압을 한다. 먼저 굴뚝을 내듯이 길을 터준 후 승부혈 밑에서 엉덩이 근육의 모서리를 끼고 엄지와 검지 사이로 깊숙이 넣는다.

그런 다음 한 손은 고관절을 사선으로 끼우고 뼈를 느끼면서 엉덩이를 밑에서 위로, 옆에서는 위로 모아주는 맛사지를 하는데 사선으로 리듬을 주면서 올려준다.

신경 맛사지

>> 신장경락은 무릎의 안쪽에서 서혜부 쪽으로 엄지나 손바닥으로 밀어주면서 풀어준다.

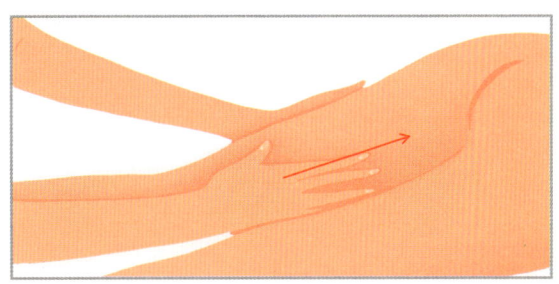

허벅지 안쪽 피하지방 제거하기

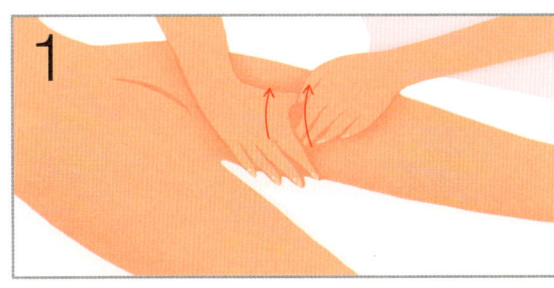

① 피하지방 제거를 위해 신장경락과 간경락에서 위쪽으로 양 손바닥을 쓸면서 맛사지한다.
② 허벅지의 안쪽의 비만층을 마치 밀가루 반죽을 하듯이 주물러 준다.

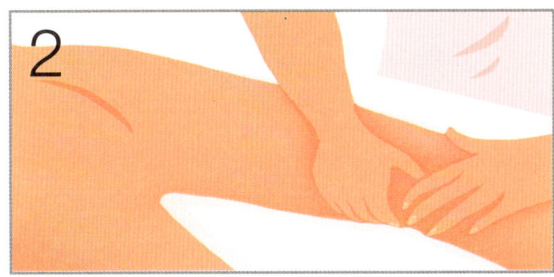

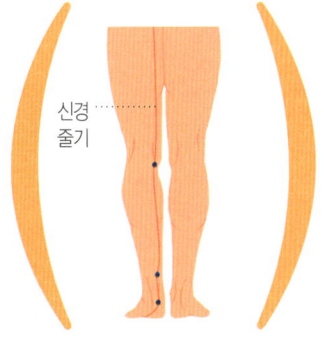

신경
줄기

✳ 다리 모양을 예쁘게 해주는 테크닉

8식	거미 테크닉

효과 | 하반신의 림프 기능을 활성화시키고 피하지방을 제거해준다.

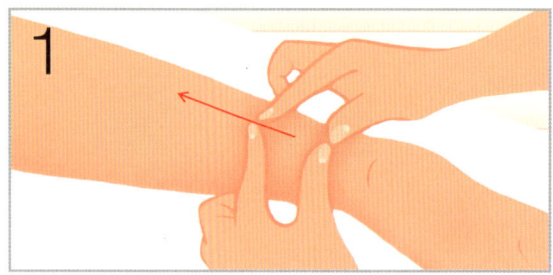

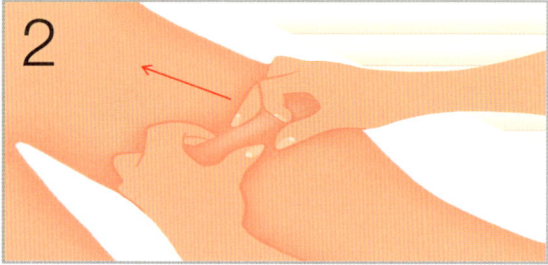

피부 밑의 피하지방을 분리시켜주는 작업으로 엄지손가락은 똑바로 놓고 발목에서부터 시작한다.

양쪽 엄지손가락으로 받치고 네 손가락으로만 마치 거미가 기어가듯이 발목에서부터 위로 올라간다. 검지와 중지만으로 피하지방을 느끼면서 맛사지한다.

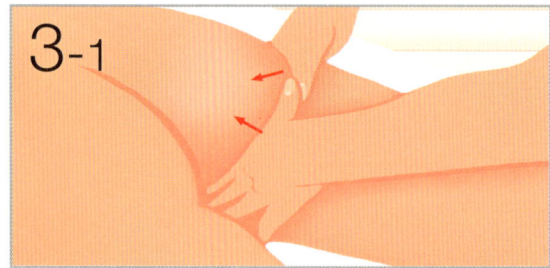

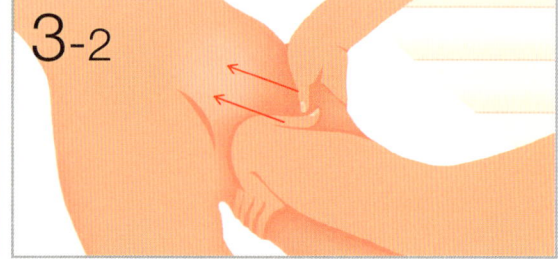

승부혈 부근에서는 압력을 양손으로 하여 사선 방향으로 밀어올리면서 처진 엉덩이를 위로 올려준다.

9식   나비 테크닉

효과 | 다리 모양을 예쁘게 해주는 효과가 있다.

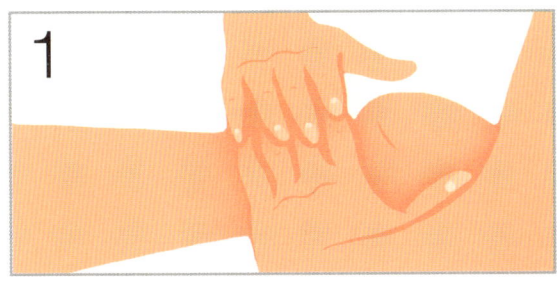

《 양손으로 나비가 날갯 짓을 하듯이 위로 쓸어낸다. 양손을 겹치고 위에서 밑으로 누르는데 이때 근육에는 힘이 가지 않도록 하는 것이 중요하다.

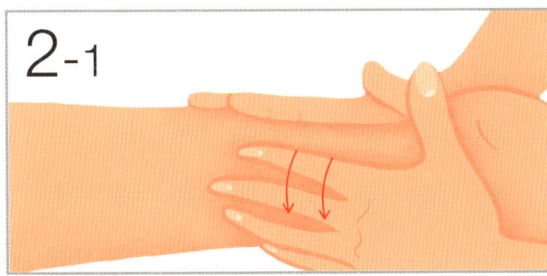

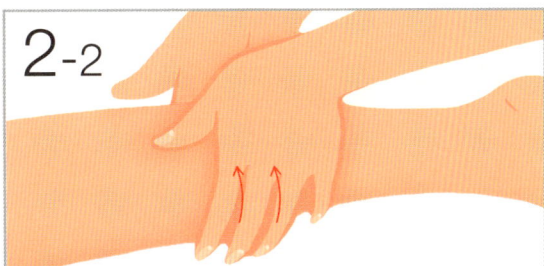

위에서는 자세만 취하고 옆에서 힘을 주고 쓸어올리는 동작을 종아리까지만 한다.

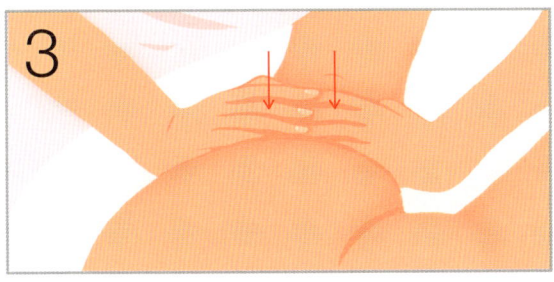

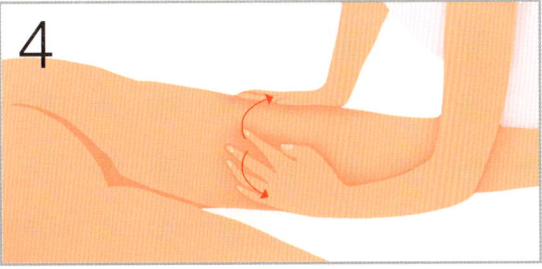

허벅지 부위는 양 손바닥을 겹친 후 체중을 실어서 가운데를 누르고 옆으로 내려간다.

그런 다음 힘을 빼고 다시 체중을 실어서 가운데를 누르고 옆으로 내려가는 동작을 계속 반복한다.

✻ 다리 측면 경락 맛사지

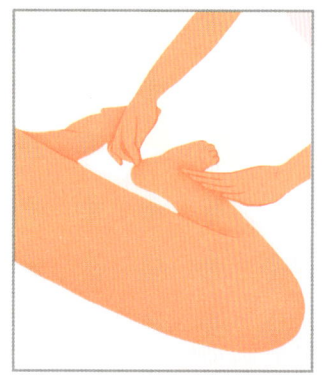

기본자세

　한쪽 발을 개구리 모양으로 접어 고관절이 90°가 되도록 한다. 무릎에서는 45°가 되도록 하고 발꿈치는 90°가 되도록 자세를 취한다. 서혜부 쪽에 베개를 넣어 고정시켜주면 편안해진다.

10식　다리 측면 대퇴부 맛사지

효과 | 좌골신경통, 하반신 마비나 다리 마비에 탁월한 효과가 있으며 허벅지 비만 해소에 도움이 된다.

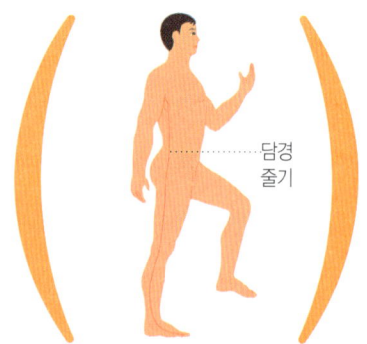

담경
줄기

허벅지 전체 풀어주기

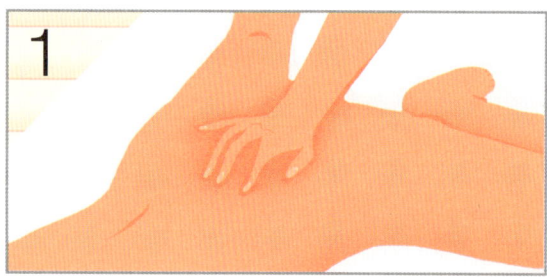

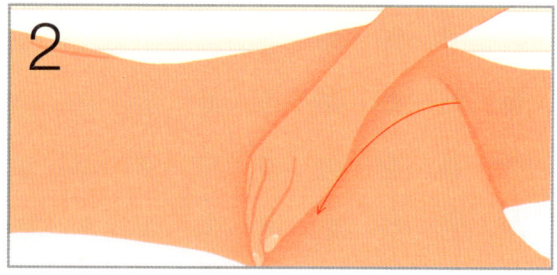

미추의 모서리를 누르면서 풀어준다. 회음혈 자리는 힘을 빼고 위로만 파동을 주면서 풀어준다.

손바닥으로 대퇴부 후면에서 앞면 서혜부 쪽으로 밀면서 풀어준다.

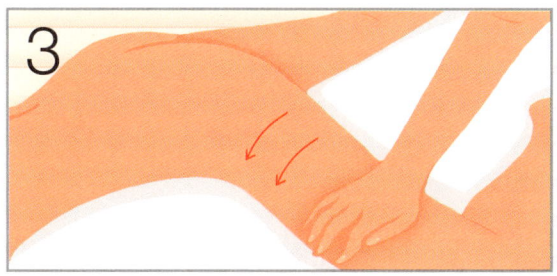

대퇴부 근육을 앞으로 돌리면서 흔들 듯이 풀어준다.

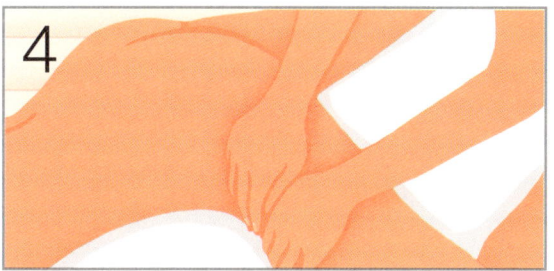

한 손이나 양손을 이용해 가볍게 흔들어주면 스트레스가 해소된다.

장골뼈 모서리 풀기

>> 약지나 주먹 각권을 이용해 장골능 선단부터 항문 쪽으로 넓적다리가 이어진 곳을 훑어주면서 풀어준다.

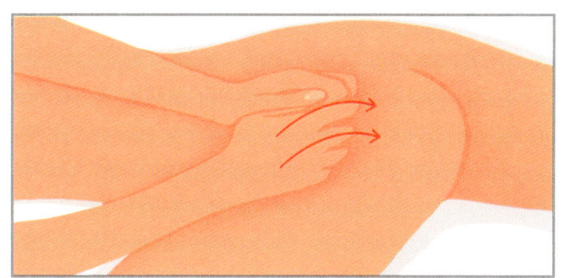

허벅지 담경 맛사지

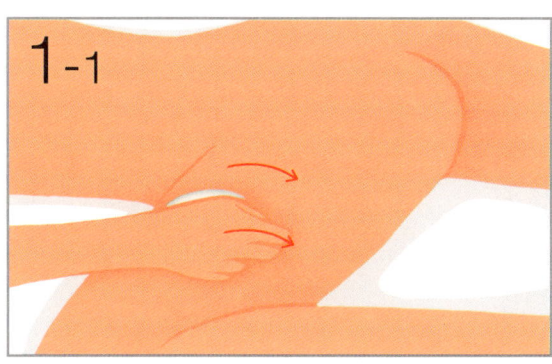

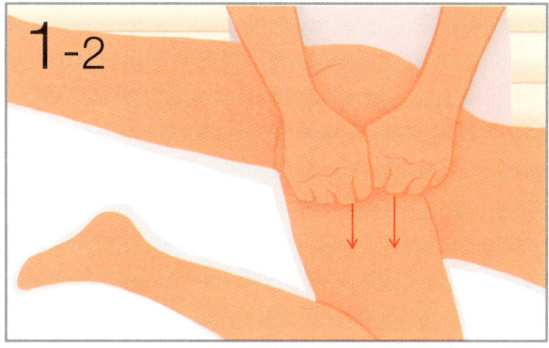

약지나 주먹 각권을 이용해서 엉덩이부터 무릎 쪽으로 훑어내리면서 풀어준다. 담경줄기를 가장 효과적으로 풀어줄 수 있는 자세다.

11식 | 무릎 주변 풀어주기

효과 | 무릎 관절통, 중풍, 하반신 마비에 효과가 있다. 또한 무릎 관절이 교정되어 요통, 생리불순, 무릎 밑이 붓는 증세, 무릎 밑이 차가운 증세 등이 해소된다.

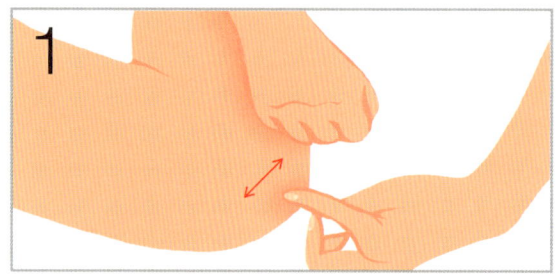
무릎의 중앙을 주먹의 각권을 이용해 촘촘히 풀어준다.

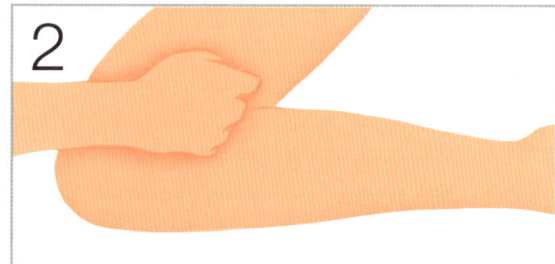
무릎을 90°로 접은 후 약기를 이용해 무릎 주변을 직선으로 풀어준다.

12식 | 무릎 밑 정강이 풀어주기

효과 | 소화 기능, 급복통, 암과 같은 불치병 예방, 다리 마비 등에 효과가 있다. 인체의 면역력도 증가시켜준다.

위경줄기와 담경줄기 맛사지

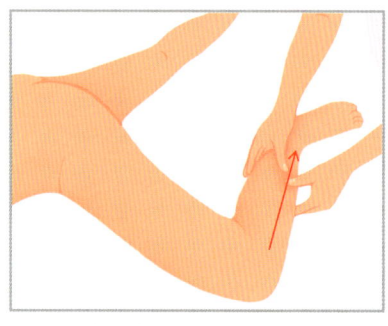

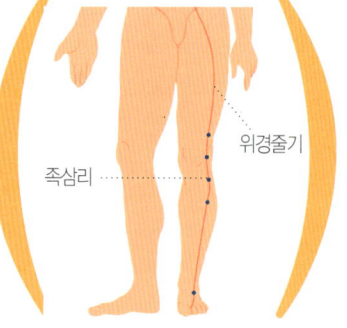
족삼리 ···· 위경줄기

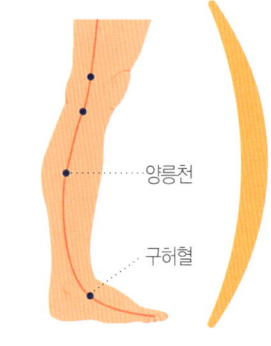
양릉천
구허혈

》 무릎 밑 족삼리에서 발목 쪽으로 위경줄기를 엄지손가락으로 뚫어주면서 풀어준다. 그런 다음 무릎 밑 양릉천에서 발의 구허혈까지 엄지손가락으로 짚어주면서 풀어준다.

13식 　 다리의 양경락 쓸어내리기

효과 | 다리의 측양경과 방광경 흐름을 원활하게 해 하체의 각종 질환을 치료한다.

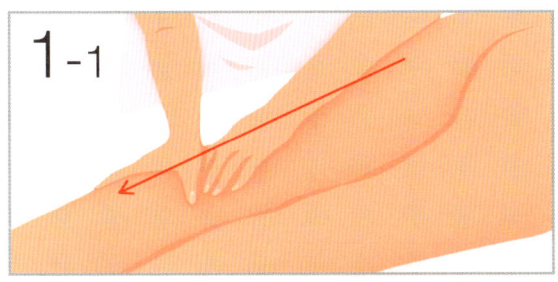

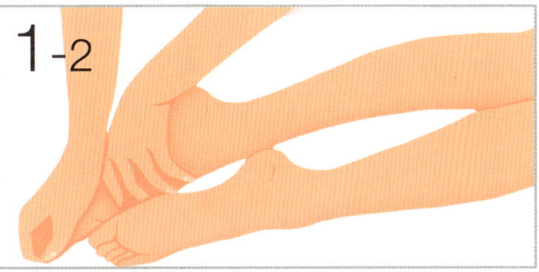

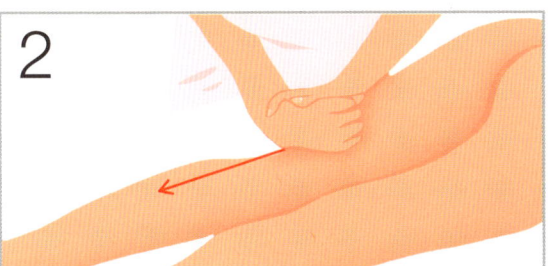

① 양쪽 손바닥을 이용해 대퇴부에서부터 발까지 여러 번 쓸어내려 경락의 흐름을 원활하게 한다.
② 팔의 척택부를 이용해 쓸어내린다.

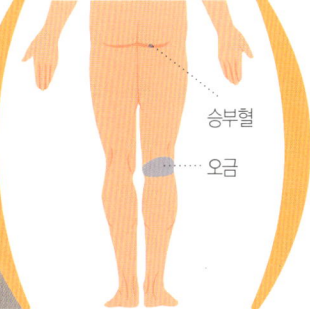

승부혈

오금

14식 　 다리 뒤쪽 마무리

효과 | 경락 맛사지 효과를 지속시키고 근육을 진정시키는 효과가 있다.

① 양손을 겹쳐 발목에서 승부라인을 향해 파도를 타듯이 위로 올라가면서 림프의 흐름을 원활하게 한다. 발목 양옆도 같은 방법으로 맛사지한다.
② 종아리부터 오금까지는 다리의 측면을, 오금부터 허벅지까지는 윗면을 누르면서 다림질하듯이 문지른 후 승부혈에서 맛사지를 끝낸다.

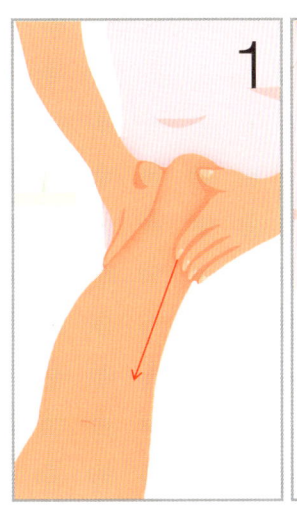

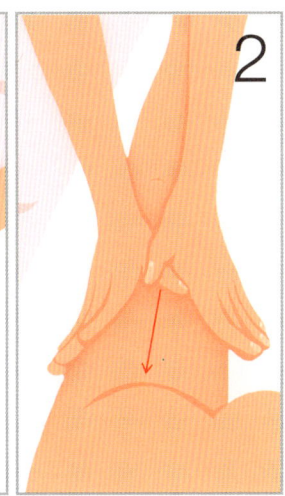

발 경락 맛사지

발은 전신의 모세혈관이 가장 많이 분포되어 있는 곳으로 발을 맛사지해주면 혈액순환이 촉진되어 온몸의 피로를 효과적으로 풀 수 있다. 건강한 발은 눌러서 아픈 곳이나 전체적으로 딱딱한 곳이 없어야 하며 발가락은 비틀어지지 않아야 한다.

발 관절의 이상으로 발등이 튀어 오르거나 엄지발가락의 마디가 틀어지는 경우가 많이 발생하므로 꾸준히 맛사지를 하는 것이 중요하다.

1식　발목 풀어주기

효과 | 발목의 경직과 통증, 발가락이 차가운 증세가 해소되며 두꺼운 발목과 발목 관절을 교정해준다.

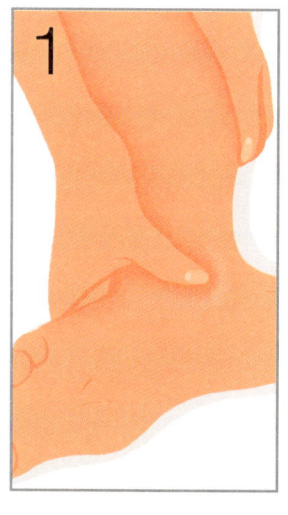
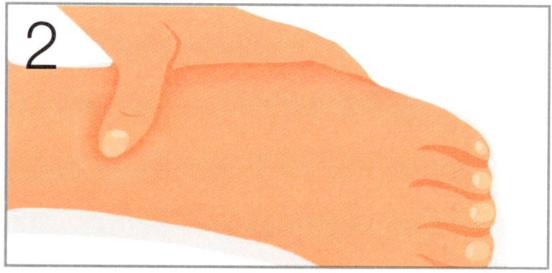

① 복사뼈에서 뒤꿈치까지 엄지손가락으로 골고루 풀어준다.
② 엄지손가락으로 복사뼈를 거쳐 발목을 풀어준다.

2식   발등 사이 풀어주기

효과 | 발등의 각 관절이 교정되고 다리 모양이 예뻐진다.

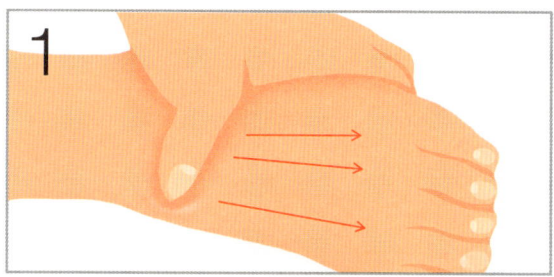

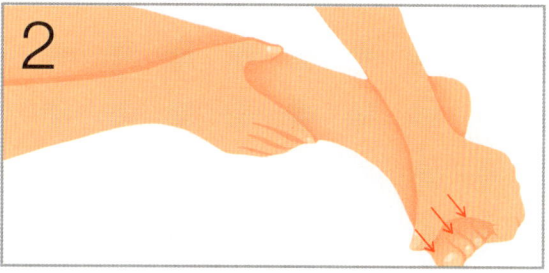

발목에서 발등으로 엄지로 풀어주고 발가락 끝까지 연결하여 풀어 준다.

엄지발가락 안쪽부터 시작하여 새끼발가락까지 모든 골을 촘촘히 풀어준다.

3식   발바닥 훑어주기

효과 | 발바닥 반사구와 관련된 장부의 기능이 좋아지고 발바닥의 각종 질환과 전신의 피로회복에 효과가 있다.

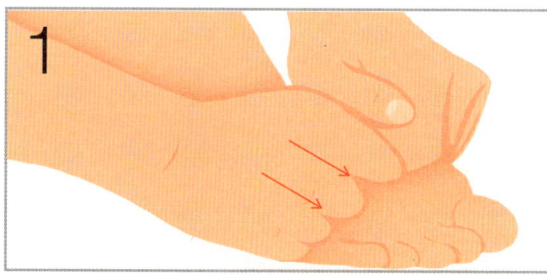

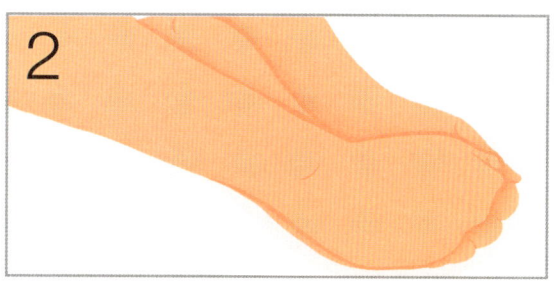

주먹의 각권으로 발바닥 전체를 훑어준다.

그런 다음 발가락을 훑어준다.

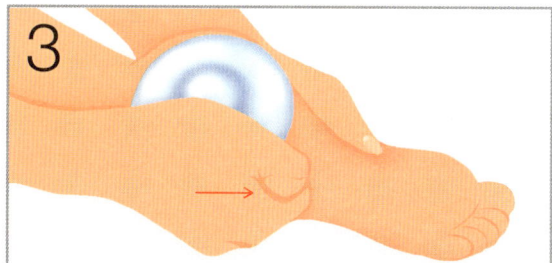

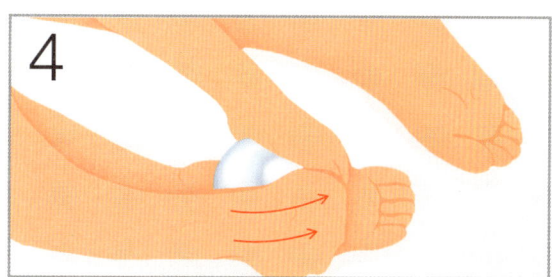

약기를 이용해 발바닥 측면을 훑어준다.

그런 다음 발바닥과 발가락을 훑어준다.

4식 　발의 배수로 뚫어주기

효과 | 용천혈은 발바닥 중심을 잡는 데 매우 중요한 부분으로 잘 뚫어주면 노폐물이 없어지면서 체형이 교정된다.
　　 | 방광, 신장 기능이 좋아져 비뇨기나, 생식기 계통의 질환이 개선된다.

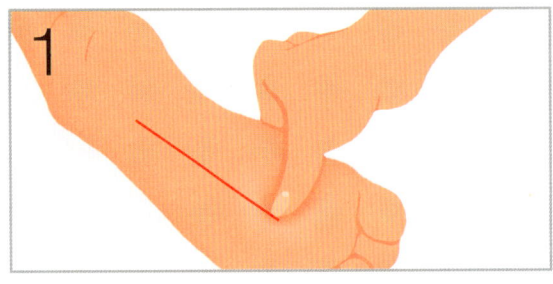

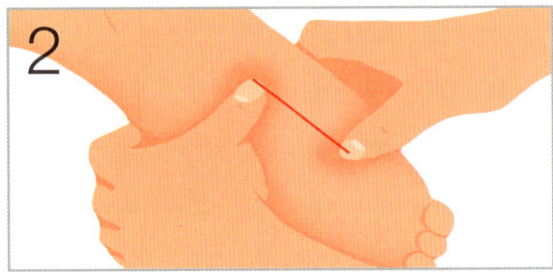

용천혈을 지그시 눌러 자극을 준 다음 용천혈과 발꿈치 아래 중앙
까지 선을 연결한다.

그런 다음 지그시 엄지손가락으로 누르면서 고정한 후 진동을 주면
서 뚫어준다.

5식 　발의 척추 반사구 뚫어주기

효과 | 척추의 피로를 해소시켜주고 기경팔맥을 자극해 원기를 왕성하게 하는 데 효과가 있다. 또한 만성병을 다스려
　　 건강하게 해준다.

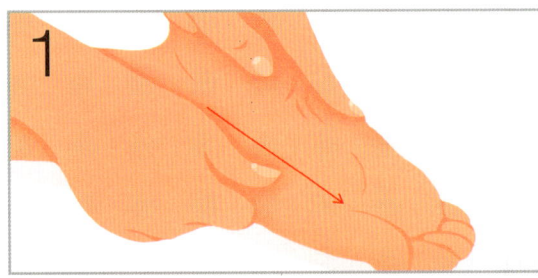

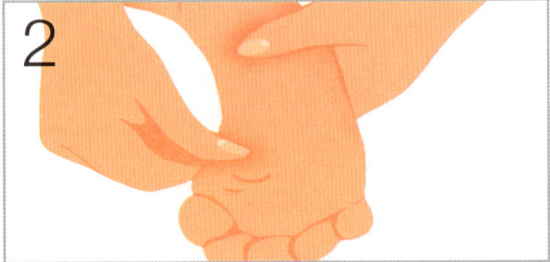

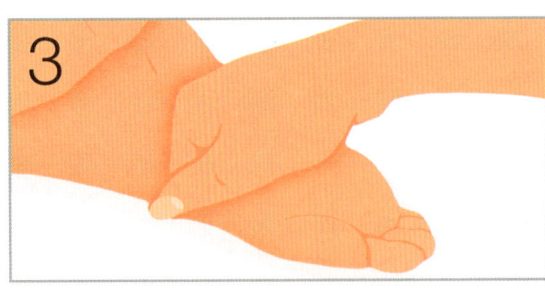

① 손바닥으로 발뒤꿈치를 옆으로 제치면서 발등 뼈와 아치형 사
이를 엄지손가락으로 누른다. 누를 때는 뼈를 타고서 눌러 서로 분
리가 되도록 한다.
② 엄지손가락으로 발을 돌리면서 모든 부위를 이완시킨다. 특히
엄지발가락 아래 공손혈을 집중적으로 맛사지한다.
③ 살짝 주먹을 쥐고 주먹 앞면으로 발뒤꿈치와 공손혈 사이의 들
어간 부분을 원을 그리면서 밑으로 풀어준다.

6식   발의 기단혈 뚫어주기

효과 | 기단혈을 자극해 발의 탁기를 밖으로 내보낸다.

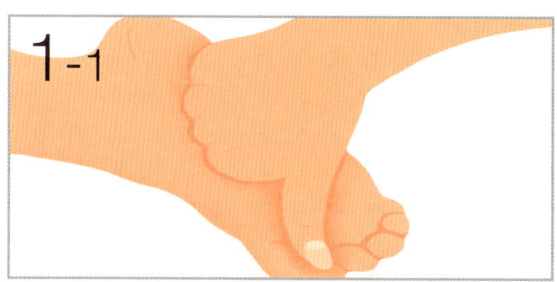 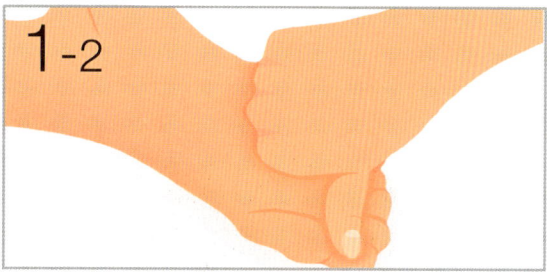

엄지손가락으로 발끝의 기단혈을 누르면서 독소를 빼준다. 기단혈은 발의 탁기를 내보내주는 작용을 하는데 발가락 끝이 막혀 있으면 탁기가 빠지지 않고 생기도 들어가지 않게 된다.

7식   발바닥 두드리기

효과 | 전신의 혈액순환을 원활하게 하고 피로를 해소시켜준다.

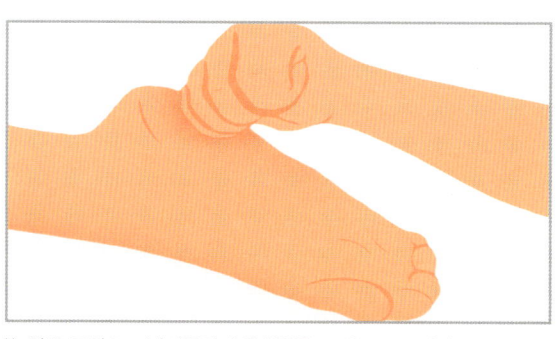 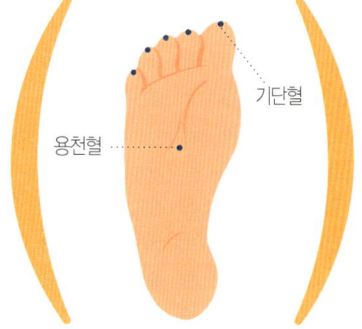

기단혈

용천혈

》 양쪽 주먹으로 발뒤꿈치와 용천혈을 교대로 두드린다.

얼굴 경락 맛사지

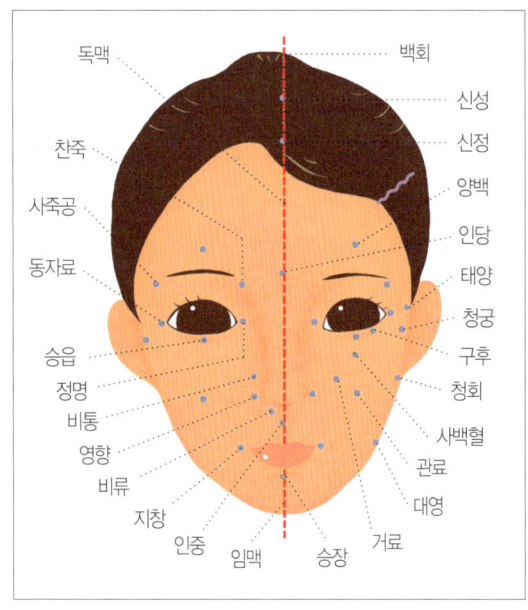

독맥
신성
찬죽
신정
사죽공
양백
동자료
인당
태양
승읍
청궁
정명
구후
비통
청회
영향
사백혈
비류
관료
지창
대영
인중
임맥
승장
거료
백회

얼굴은 신체의 거울로 전신의 경락과 연결되어 있다. 그래서 신체와 해당 장기에 이상이 있을 때 가장 빨리 알려준다.

얼굴은 얼굴의 반사구인 복부와 등을 맛사지하여 얼굴의 질병을 치유하거나 변형을 바로잡을 수 있으며 반대로 얼굴의 주요 경혈을 자극해 신체의 질병을 치유할 수도 있다. 얼굴 경락 맛사지는 독맥의 인당혈, 백회혈, 방광경의 정명혈 라인, 눈의 찬죽혈, 어제혈, 동자료, 승읍혈, 코의 영향혈, 입의 지창혈, 턱의 승장혈, 하관혈, 귀의 청궁혈을 집중적으로 맛사지하여 얼굴의 변형을 바로잡고 장부의 이상을 치유한다.

얼굴의 5존과 질병과의 관계

G존

이마는 심장의 활동이 가장 왕성하게 나타나는 부위로서 이마의 여드름이나 열꽃은 심장과 소장의 열이 전이되어 나타나는 현상이다. 이마의 G존이 붓고 이상이 생기거나 피부의 탄력이 없어지는 원인은 여성의 경우 방광염 등 비뇨 기능에 문제가 생겼기 때문이다. 아침에 얼굴이 붓고 저녁에는 발이 붓는 사람도 G존에 그 영향이 나타난다. 가끔은 마른 여성에게서 이러한 증상이 나타나기도 한다.

평상시 건강할 때에도 얼굴에 약간 잿빛이나 옅은 검은빛이 도는 비만 타입의 사람이 건강이 안 좋아질 때 얼굴이 더 검어진다면 특히 G존의 색과 상태를 잘 살펴볼 필요가 있다. 이런 타입의 사람은 건강이 안 좋아지면 식욕이 떨어지거나 시력이 나빠지고 얼굴이 부어 오르게 된다. 평소 입 안에 열이 많거나 목이 쉽게 건조해지는 사람도 주의할 필요가 있다. 갱년기장애, 생리불순 등으로 고민하고 있는 사람도 G존을 관리해줄 필요가 있다.

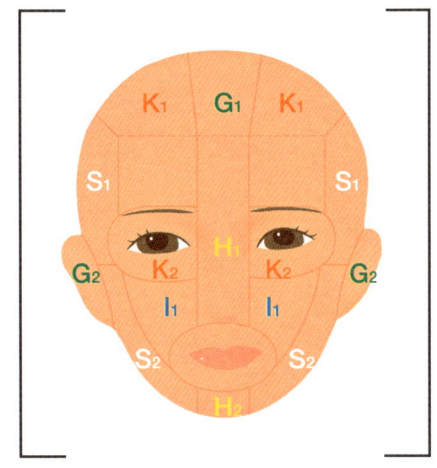

양쪽 눈썹 사이의 인당은 얼굴의 핵심이라 할 수 있다. 인당의 뼈는 두개골을 이루는 뼈의 접합점으로 건강한 두뇌를 나타내는 척도이다. 장부와 관련지어 보면 인당은 심폐기능을 나타내고 두뇌와 신체의 생체 에너지 및 기능을 가장 잘 나타내주는 곳이기도 하다. 또한 인당혈 주변의 세로 부분은 간의 상태를 나타낸다.

K 존

K존이 붓고 이상이 생기거나 피부가 거칠어진다면 그 원인은 주로 몸 전체의 자율신경과 모든 분비작용에 이상이 생겼기 때문으로 살이 찌는 것과 동시에 일어난다. 특히 이 부분은 나이가 들수록 노화가 진행되고, 불규칙적인 생활과 스트레스의 영향이 나타나는 곳이기 때문에 부기를 빼기가 어렵다. 그러므로 평소에 식생활을 개선하고 스트레스를 해소하도록 노력해야 한다.

일반적으로 건강한 사람은 얼굴이 옅은 황색을 띠는 경우가 많으며 병에 걸리면 짙은 황색이나 갈색을 띠게 된다. 특히 K존의 색을 자세히 봐둘 필요가 있는데 K존이 붓게 되면 땀을 많이 흘리게 되고 피부의 윤기도 없어진다. 또 피부에 때가 낀 것처럼 전체적으로 광택이 없어진다. 평소에 두통으로 고생하거나 어깨가 결리고 근육이 아픈 사람도 K존을 관리해줄 필요가 있다.

K₂존의 눈 부위는 전체적으로 간의 상태를 나타내며 눈 밑의 와잠은 신장을 나타내는 것으로 이 부분이 검어지거나 물혹이 생기면 신장의 기능이 좋지 않다는 것을 의미한다. 눈꼬리 부분은 간장을, 눈꺼풀의 좌측은 비장이고 우측은 췌장의 기능을 나타낸다. 눈썹은 폐와 비장, 신장에 속하고 눈을 보좌한다. 또한 눈썹은 장의 길이를 나타내며 생명의 길이 등 장수와 밀접한 관련이 있다.

S 존

S존에 이상이 생기고 피부가 거칠어지면 주로 체내의 증혈, 순환 기능에 문제가 생긴 것이다. 뚱뚱하면서 빈혈기가 있고 항상 숨이 찬 사람들은 대부분 S존에 이상이 있다. 다이어트에 실패해 고혈압이나 저혈압에 걸리는 등 몸에 급격한 변화가 일어났을 때도 그 영향이 S존에 나타나며, 바쁜 생활과 스트레스 등도 영향을 미친다.

S존이 건강할 때는 얼굴이 옅은 분홍빛이나 붉은빛을 띠고 있는데, 병에 걸리면 거무스름해져 얼굴 전체 혈색이 나빠진다. 그러므로 평상시 S존의 색 변화와 특징을 유심히 봐둘 필요가 있다.

S존에 이상이 생기게 되면 손바닥에 열이 나면서 붓고 눈이 누렇게 되며 볼이 부어오른다. 심장 박동이 빨라지고 숨이 가쁘며 심한 피로를 느끼고 목구멍과 목이 아프다면 체크해보자. 연령이나 체질에 따라 그 변화가 S존에 나타나 얼굴이 붓거나 부풀어오르기 때문이다.

H 존

H존이 붓고 이상이 생겨 피부가 거칠어지면 주로 호흡기 계통과 배설 기능에 문제가 생겼다는 신호이다. 특히 목이나 코가 약하거나 평소에 감기에 잘 걸리는 사람은 그 영향이 H존에 나타나게 된다. 피부가 예민한 사람들에게는 화장품이나 의약품도 H존에 이상을 일으키는 원인이 된다.

평소에 H존의 색의 변화를 알아두면 이상이 생겼을 때 바로 알아차리고 대처할 수가 있다. 건강할 때 얼굴이 하얗던 사람이 몸이 안 좋아지면 약간 노란빛에서 회색빛을 띠게 된다. 특히 H존에 이상이 생기면 잇몸이 흔들리거나 턱과 목 부분이 붓게 된다. 그리고 목이 마르면서 목 주위에서 땀이 나고 오한에 시달리기도 한다. 몸에 털이 많은 사람이나 어깨가 결리고 등이 아픈 사람도 H존에 이상이 생겼다고 볼 수 있다.

옛말에 코가 납작하면 건강이 안 좋거나 힘들게 산다고 했는데 그 이유는 코가 납작하면 뇌하수체와 기관지의 기능이 나쁘기 때문이다. 반사구를 살펴보면 콧대는 척추에 해당하고 콧망울은 심장의 상태를 나타낸다. 콧구멍은 폐와 밀접한 관련이 있다.

H$_2$존의 턱은 생식기 및 내분비 계통과 관련성이 있는데, 신장과 부신 및 생식기 호르몬의 공급과 순환상태가 어떤지 알 수 있다.

I존

I존이 붓고 피부가 거칠어진다면 주로 소화, 흡수 기능에 이상이 생겼기 때문으로 위가 약하고 변비와 설사가 잦은 사람들이 이에 해당한다. 특히 일본인 중에는 소화기 계통의 질환을 앓고 있는 사람이 많은데 그중에서도 위가 약한 사람은 그 영향이 I존에 나타나게 된다.

I존이 건강할 때는 얼굴이 황백색을 띠는데 건강이 안 좋을 때는 짙은 황색을 띠고 부분적으로 갈색빛이 돌기도 한다. 그러므로 평소의 식생활과 I존의 색의 변화에 신경을 쓸 필요가 있다.

I존에 이상이 생기면 자연스럽게 땀이 나고 입술에 발진이 일어난다. 식욕 부진이나 설사, 변비 등의 증상도 I존과 관련이 있으며 정신적인 스트레스도 무시할 수 없는 원인에 속한다.

I_2존의 입은 여성의 성을 상징한다. 이마와 더불어 에너지의 질량을 잘 나타내는데 이마는 양을 상징하고 입술은 음을 상징한다. 입은 비장과 췌장에 속하므로 비장과 췌장이 건강하면 입술이 윤택하며 색깔이 좋다. 입술 중에서 아랫입술은 췌장의 기능을 나타내고 윗입술은 비장의 기능을 나타낸다.

아랫입술에서 1~2cm 아래의 오목하게 들어간 부위를 승장혈이라고 하는데 소화기의 기능을 관장하는 십이지장과 소장의 기능을 나타낸다. 소화 장애가 일어나면 그 부위가 어두운 색으로 변하고 뾰루지가 난다.

입술 위의 인중은 부신의 기능을 나타낸다.

입의 크기는 눈 동공 사이의 길이와 일치해야 정상인데, 입이 큰 사람은 만성설사나 변비로 소화기 문제를 일으키는 경우가 많다. 그중 입술이 넓고 자주 젖어 있는 사람은 만성 설사 증세가 있으며 만성적으로 건조한 사람은 변비에 자주 걸린다.

윗입술은 위의 상태를 나타낸다. 입술의 윤곽이 뚜렷하다면 위는 선천적으로 강하다. 윗입술의 아랫부분은 소장의 상태를 나타내고 여기에 흰 반점이 있다면 소장의 혈액순환이 잘 안 된다는 것을 의미한다.

아랫입술은 대장과 결장의 상태를 나타내고 음식의 소화작용의 정도를 나타낸다. 아랫입술에 궤양이 생기거나 붉은색 혹은 갈색의 점이 있다면 그 사람은 대부분 치질이 있다. 또한 입의 가장자리는 십이지장을 나타낸다.

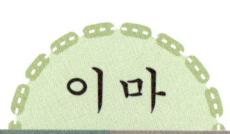

이마

1식 얼굴 덮어주기

효과 | 얼굴의 경근이 풀리면서 부드러워진다.

》 시술자는 양 손바닥으로 피술자의 얼굴 전체를 부드럽게 덮고 에너지를 얼굴로 보낸다. 기를 보내면 얼굴의 경근이 풀리면서 부드러워진다.

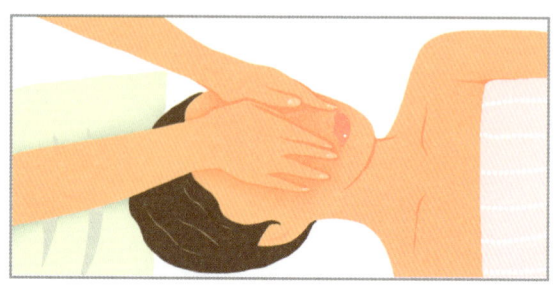

2식 이마의 독맥 맛사지

효과 | 인당혈은 천문이 위치한 곳으로 이곳을 자극하면 호르몬이 분비되고 심폐기능이 좋아진다.
　　　| 백회는 천문이라고 하여 하늘의 기를 받는 곳이다. 이곳을 자극하면 위장이나 방광경, 치질 등 인체의 장기가 밑으로 처지는 문제를 해결할 수 있다.
　　　| 독맥 줄기의 이마 중앙부터 눈썹 사이의 인당혈까지 밑으로 강하게 자극을 주면 요통을 다스릴 수 있다.

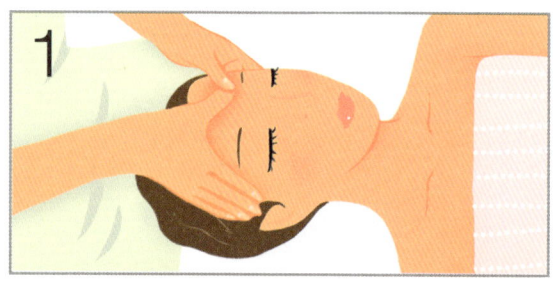

① 양 엄지를 겹쳐 양 눈썹 중앙에 위치한 인당혈을 여러 번 지그시 누르면서 자극을 준다.
② 계속해서 인당혈부터 독맥선을 따라 백회까지 이동하면서 눌러준다. 이때 반드시 피부를 위로 당긴 후에 눌러주어야 한다. 백회까지 맛사지한 다음 백회 주변을 양 엄지로 여러 번 자극한다.

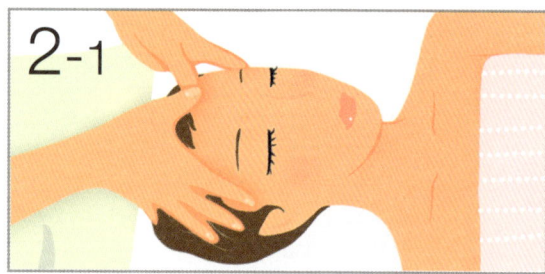

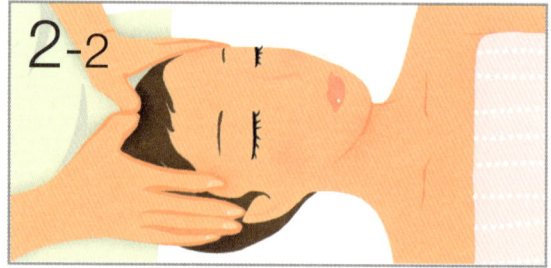

3식 이마의 방광경락 맛사지

효과 | 눈을 맑게 하고 이마의 주름을 없애준다.

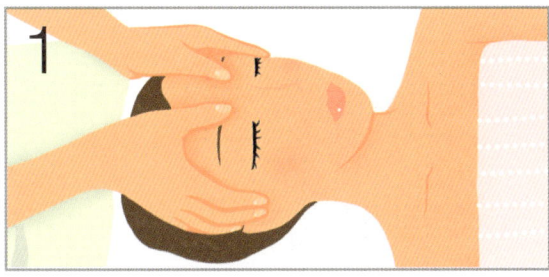

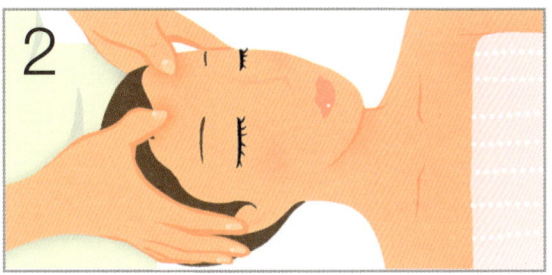

양쪽 눈 사이에 있는 정명혈과 두 눈썹의 안쪽 끝 우묵한 곳에 위치한 찬죽혈을 지그시 눌러준다.

정명혈에서 방광경을 따라 누르면서 머리 중앙까지 이동한다. 이때도 피부가 처지지 않게 위로 당긴 후 누르면서 이동해야 한다.

4식 이마의 경계선 맛사지

효과 | 이마의 주름을 없애주는 효과가 있다. 또한 몸 전체의 자율신경의 기능과 호르몬 분비 작용을 왕성하게 하고 두통이나 어깨 결림, 근육 계통의 질병도 개선시켜준다.

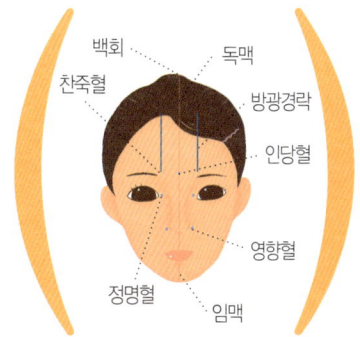

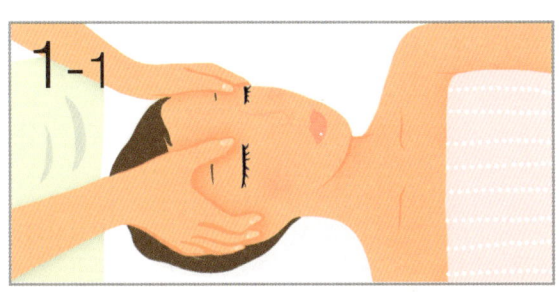

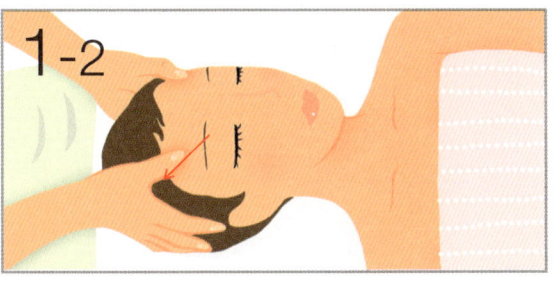

》 산봉오리(이마 측면과 경계선 중 가장 높은 곳)는 코 옆의 영향혈에서 눈의 중앙으로 사선을 그어 눈썹이 끝나는 지점으로 이마의 측면과 경계가 끝나는 곳이다. 눈썹 위에서부터 시작해 사선으로 머리가 있는 전발제(머리와 이마 경계선)까지 지그시 누르면서 이동한다.

5식   사죽공 맛사지

효과 | 머리의 탁한 기운과 피로를 해소시켜주고 내장 기능을 조절한다.

>> 눈썹 바깥쪽 옆 우묵한 곳에 위치한 사죽공을 지그시 눌러준다. 그런 다음 코끝과 눈꼬리를 일직전으로 그어 사선 방향으로 머리가 있는 곳까지 맛사지한다. 맛사지 할 때는 눈꼬리를 당긴 다음 함몰된 곳에서 멈추어 지그시 눌러 주는 것이 중요하다. 이 선이 아픈 사람은 머리에 탁한 기운과 나쁜 기운이 많은 사람들로 충분히 이완시키면서 풀어주어야 한다.

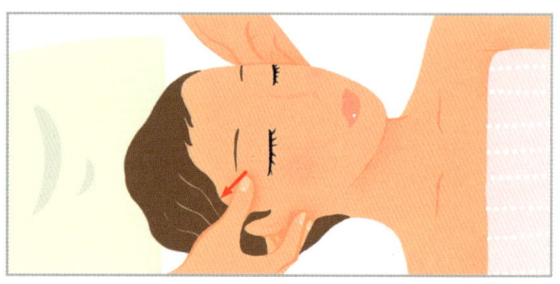

6식   동자료 · 태양혈 맛사지

효과 | 태양혈은 얼굴의 각종 노폐물을 녹여주는 장소로 태양혈을 맛사지하면 눈의 피로가 해소되고 눈꼬리 옆의 군살이 제거된다.
| 체내의 증혈과 순환 기능이 좋아져 빈혈, 비만, 심장박동 이상, 심한 피로, 목 질환 등이 개선된다.

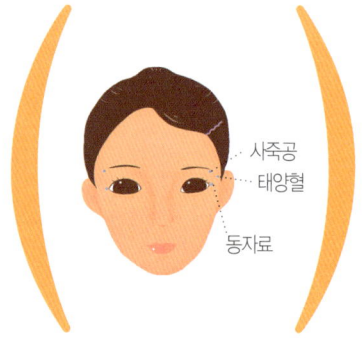

사죽공
태양혈
동자료

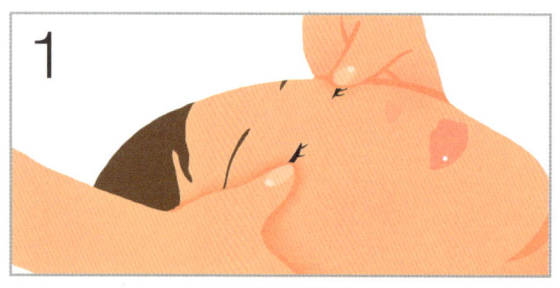

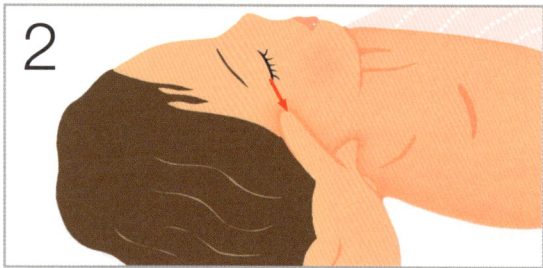

① 동자료는 바깥쪽 눈꼬리에 작은 주름이 생기는 곳으로 이곳을 엄지손가락으로 지그시 눌러준다.
② 그런 다음 관자놀이의 태양혈 방향으로 누르면서 이동한 후 태양혈에서 옆머리 쪽으로 지그시 당긴 상태에서 눌러준다.

7식   현료·현리·화료혈 지압

효과 | 안면신경 마비를 예방하고 편두통이 해소된다.

》 머리와 얼굴 사이의 오목하게 들어간 곳의 경계점을 손가락을 벌려서 지그시 눌러준다.

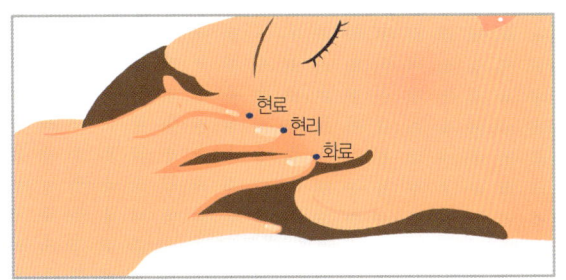

8식   이마 교정 맛사지

효과 | 이마의 주름을 없애고 얼굴색을 밝게 한다. 심장, 소장, 비장의 활동 에너지 공급이 활발해지고 순환 기능이 좋아지며 방광 기능이 개선되어 얼굴이 붓는 현상이 사라진다.

이마 세로주름 펴는 맛사지

》 양 엄지를 이마 한가운데서 마주 댄 후 바깥 방향으로 밀어주면서 이마의 주름을 펴주는 맛사지를 한다. 엄지손가락으로 맛사지한 후 손바닥을 이용해 같은 방법으로 펴준다.

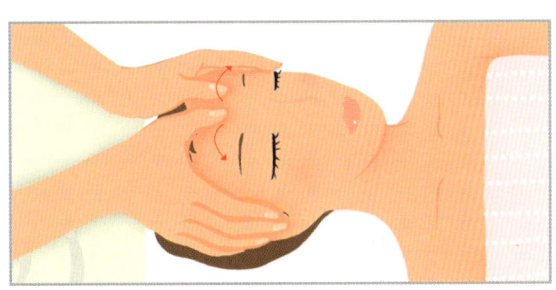

이마 가로주름 펴는 맛사지

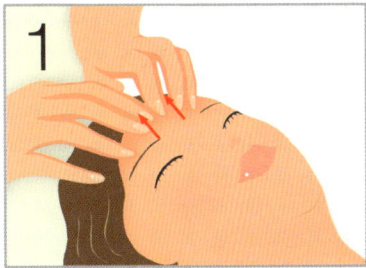
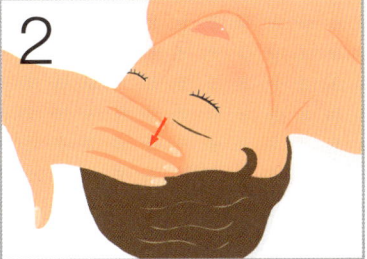
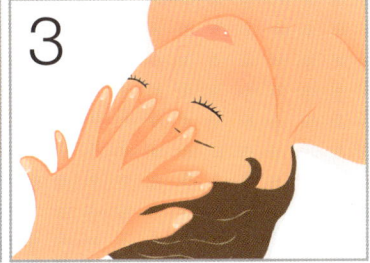

① 네 손가락을 이용해 이마의 중앙에서 머리 부분으로 압력을 주면서 맛사지해 노폐물을 제거시킨다.

② 이마의 가로주름을 없애기 위해 손바닥으로 다림질 하듯이 위로 쓸어준다. 손바닥 검지부터 리드미컬하게 좌우로 번갈아 쓸어준다.

③ 이마의 세로주름을 없애기 위해 왼손으로 V자를 만들어 피부를 늘려준 다음 오른쪽 중지를 돌려가면서 주름을 편다.

이마 바이탈 맛사지

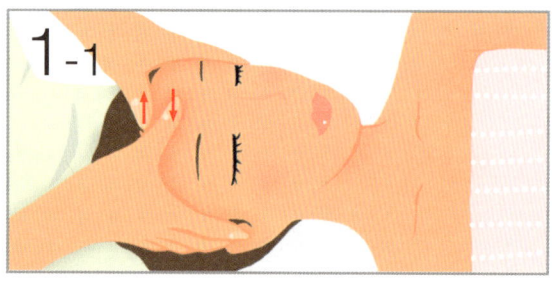

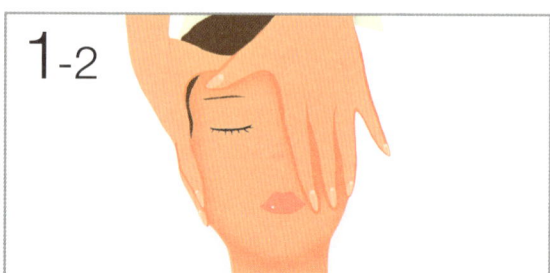

이마 바이탈 맛사지는 이마에 주름살이 많거나 노화가 심할 때 하는 맛사지로 엄지손가락을 좌우로 교차하면서 맛사지해 이마에 생동감과 활력을 준다.

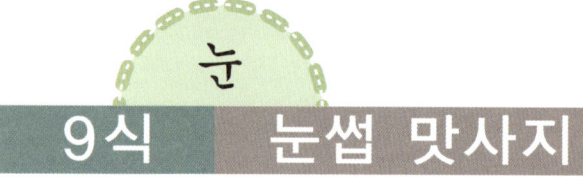

효과 | 눈썹 모양을 예쁘게 해주고 눈의 질환을 예방하는 효과가 있다. 또한 폐, 비장, 신장 기능이 좋아져 장수하게 된다.

태양혈
구후혈
승읍혈
사백혈
정명혈

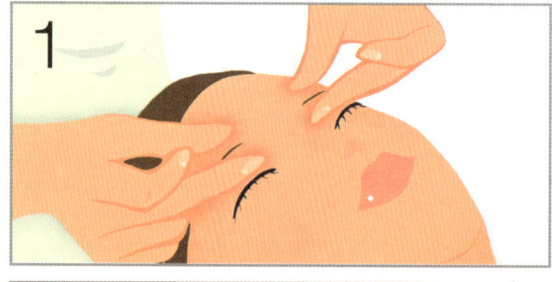

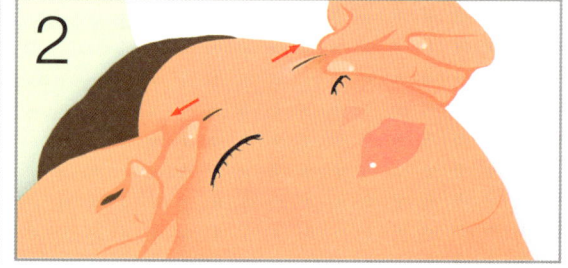

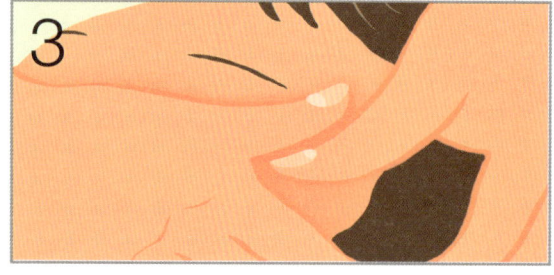

① 양쪽 눈썹을 엄지와 검지로 잡는다.
② 찬죽혈에서 눈꼬리 쪽으로 눈썹을 잡으면서 맛사지한다.
③ 양 엄지로 눈썹머리에서 꼬리 쪽의 태양혈로 밀면서 노폐물을 제거한다. 눈썹 안의 경결을 모두 제거할 수 있도록 해야 한다.

10식   눈 둘레 맛사지

효과 | 눈의 각종 질환에 좋으며 정신적인 피로를 해소시켜준다. 또한 눈의 모양을 예쁘게 하고 처진 눈꼬리를 올려주어 매력 있는 눈으로 바뀌게 한다.

| 눈 주변 맛사지는 전체적으로 간의 기능을 좋게 하고 특히 눈 밑의 와잠은 신장을 나타나는데 맛사지를 통해 이곳이 맑아지면 신장 기능이 좋아진다.

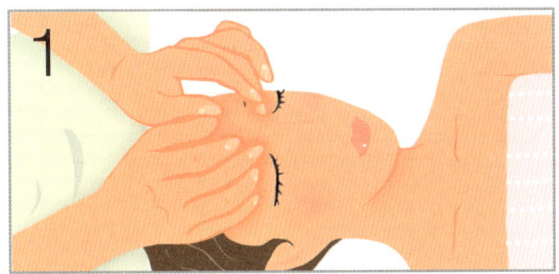

정명혈을 엄지나 중지로 지그시 누른다.

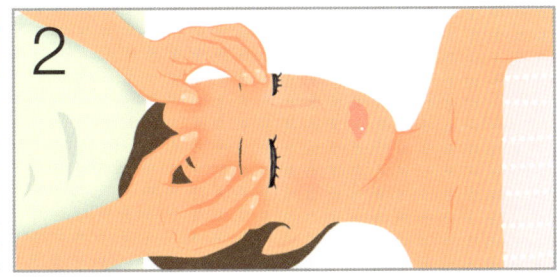

눈 꺼풀 중앙을 직각 방향으로 지그시 누른다.

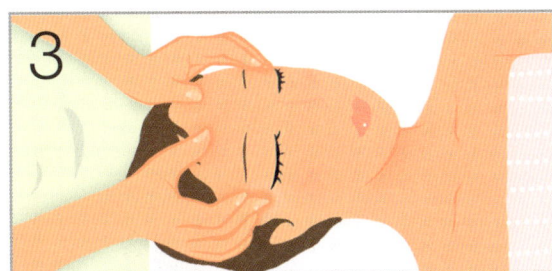

눈꼬리 부분을 사선으로 지그시 눌러준다.

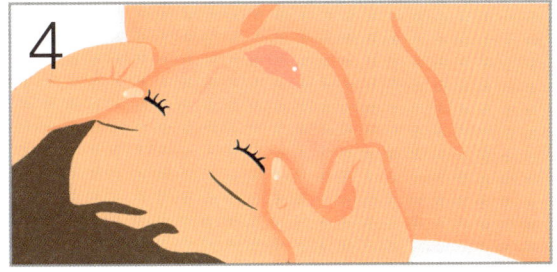

구후혈을 지그시 누른다.

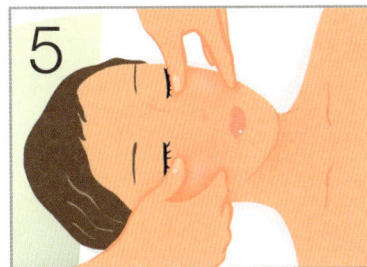

승읍혈을 지그시 누르면서 자극을 준다.

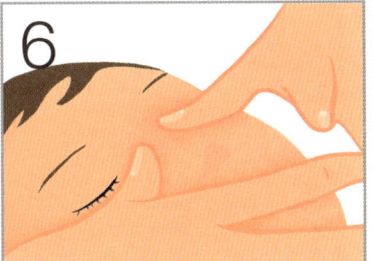

바로 옆으로 옮겨 엄지손가락을 거꾸로 하여 지그시 자극을 준다.

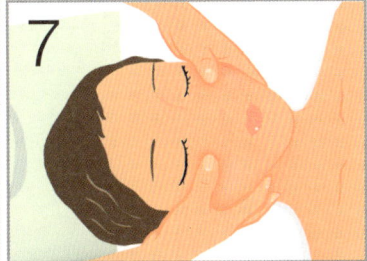

사백혈을 양 엄지로 지그시 누르면서 자극을 준다. 사백혈은 정신적 피로와 위의 상태를 나타내는 곳으로 이곳에 문제가 생기면 눈두덩이가 불어나는 아이포켓이 생긴다.

눈의 노폐물 빼주기

>> 눈 위와 눈 아래 안륜근의 노폐물을 양
엄지로 맛사지해 태양혈로 노폐물을 빼준
다. 그런 다음 태양혈에서 점을 찍어 눈이
처지는 것을 예방하거나 개선한다.

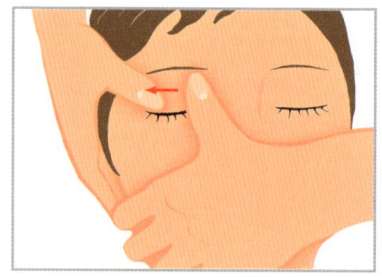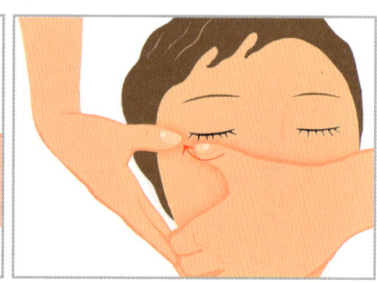

눈꼬리 올려주는 맛사지

>> 눈꼬리 부근에서 사선 방향으로 위로 올리면서 여러 번 맛사지한다. 눈꼬리가 처지는
것을 막을 수 있다.

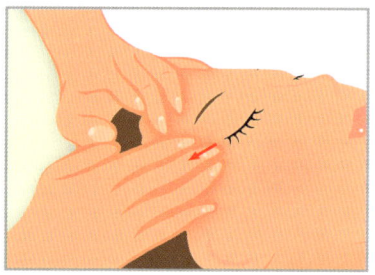

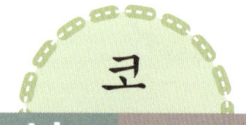
코

11식　　코 맛사지

효과 | 낮은 코를 오똑하게 만들어주며 비염 등 각종 코의 질환을 예방하고 치
유하는 효과가 있다.
| 호흡기 계통과 배설 기능이 좋아진다. 평소 감기에 잘 걸리는 사람이
영향혈을 맛사지하면 감기가 예방된다.

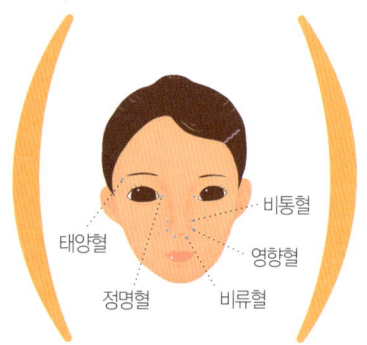

태양혈　비통혈　영향혈　정명혈　비류혈

비통혈에서 정명혈 구간 맛사지

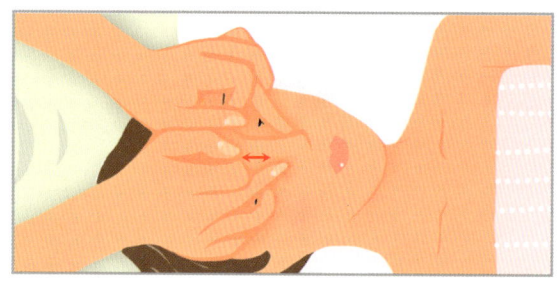

>> 코의 중앙 비통혈을 손가락으로 지그시 누른 후 원을 그리면서 풀
어준다. 그런 다음 계속해서 원을 그리면서 정명혈까지 맛사지한다.

영향혈에서 비류혈 구간 맛사지

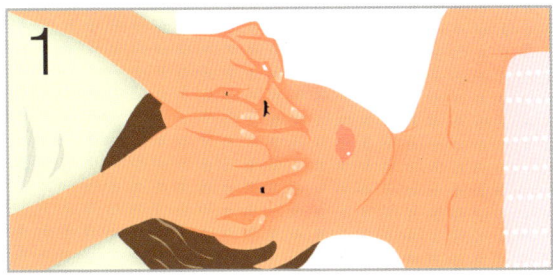

영향혈을 지그시 누른 다음 원을 그리면서 풀어준다.

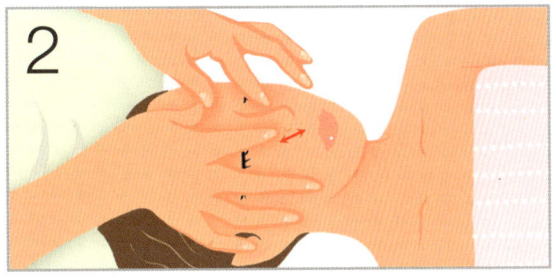

영향혈에서 비류혈 구간을 뚫어주는 맛사지한다.

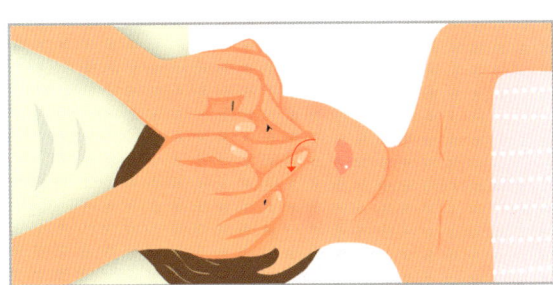

콧방울 맛사지

》 양손 중지를 교대로 콧방울을 맛사지하여 콧방울을 세운다.

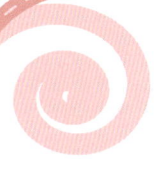

맛사지를 받은 후 멍이 드는 이유

　맛사지를 받다보면 온몸에 멍이 드는 경우가 있다. 멍이 드는 이유는 피부의 모세혈관이 파괴되었거나 혈액이 어혈, 노폐물 등으로 탁하게 되었기 때문에 발생한다.

　살아있는 모세혈관은 맛사지로 인한 자극으로 터지지 않는다. 한방 치료에서 부항을 떠서 피를 뽑으면 검고 진득한 어혈이 올라오는 곳이 있는데 멍도 이와 같은 원리로 혈액이 탁해져 생기게 되는 것이다. 혈액이 탁해져 멍이 든 경우 건강이 회복되면서 다시 본래의 피부 색으로 돌아오게 된다. 멍은 일반적으로 2~3일 후면 자연적으로 없어진다.

　건강한 사람의 경우에는 다소 강한 자극을 받아도 쉽게 멍이 들지 않는다. 하지만 당뇨병이 있는 사람의 경우에는 멍이 심하게 든다. 그리고 원래의 피부색으로 돌아오는 데도 시간이 더 걸린다.

　멍이 심하게 든 경우에는 부드럽고 가볍게 관리를 지속적으로 해주면 자연적으로 없어지면서 체질 또한 건강하게 바뀌어질 수 있다.

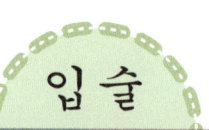

입술

12식　　입술 주변 지압하기

효과 | 입술 주변의 인중혈은 부신 기능을 좋게 하며 만성 설사나 변비 등을 해소시켜준다.

　　　| 입술 주변을 지압하면 처진 입이 올라가 각종 잇몸 질환이 치료된다.

　　　| 턱 중앙의 승장혈에서 좌우 2cm 떨어진 부위는 위통이 있을 때 나타나는 반응혈로 승장혈 방향으로 자극을 주면 위통을 해소시킬 수 있다.

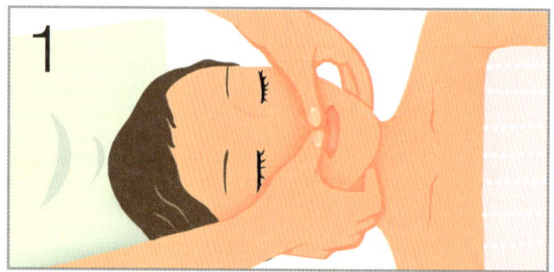

양 엄지로 인중혈을 지그시 누르면서 지압한다.

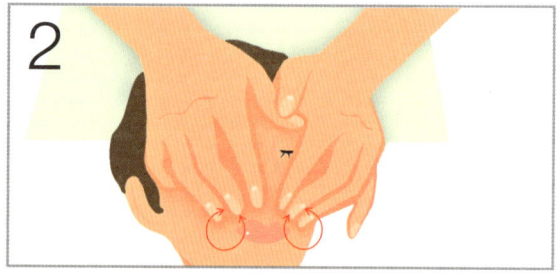

그런 다음 손가락으로 지그시 누르면서 좌우로 돌려준다.

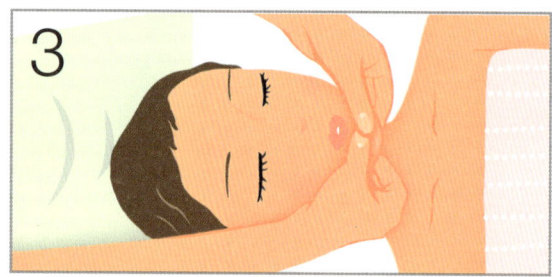

양 엄지를 모아 턱과 입술 사이의 승장혈을 지압한다.

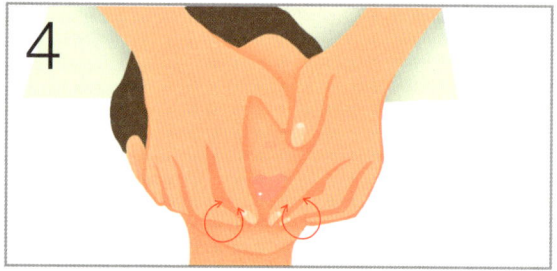

그런 다음 손가락으로 지그시 누르면서 좌우로 돌려준다.

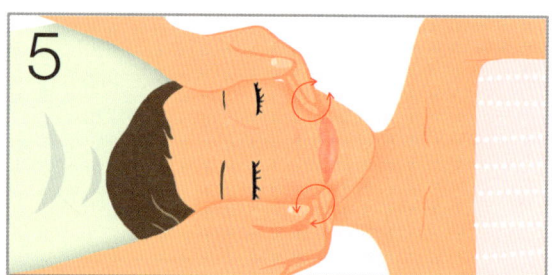

입술 주변의 지창혈을 좌우로 6회씩 엄지와 검지로 돌리면서 맛사지한다.

13식　입술 교정 맛사지

효과 | 입의 각종 질환을 치유하고 입을 교정하는 효과가 있다.

　　　 | 비장과 췌장 기능을 좋게 하며 소화 흡수 기능도 좋게 한다. 위가 약하고 변비와 설사가 잦은 사람이 꾸준히 맛사지하면 도움이 된다.

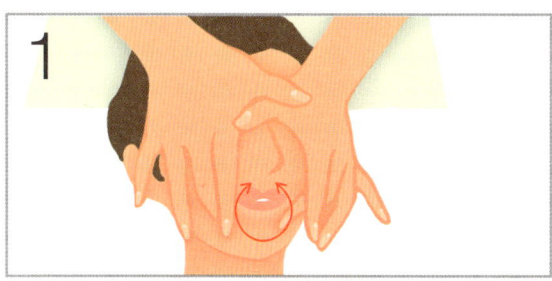

그림처럼 양손의 중지를 이용해 입술의 선 라인을 원형으로 돌리면서 맛사지한다. 입술의 피지선이 분비되는 효과가 있다.

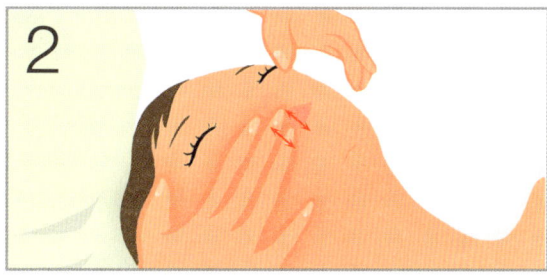

손끝의 손바닥을 이용해 입술의 결을 따라 위아래로 여러 번 쓸어준다. 입술의 혈행이 좋아진다.

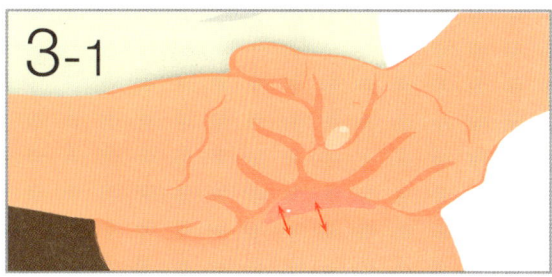

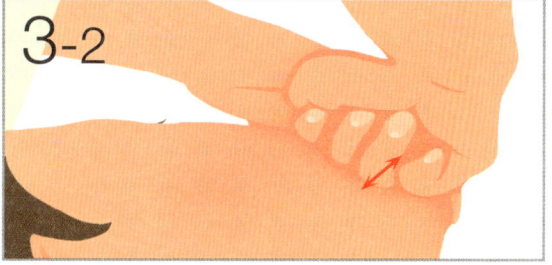

주먹의 각권으로 입술을 위아래로, 옆으로 여러 번 쓸어준다.

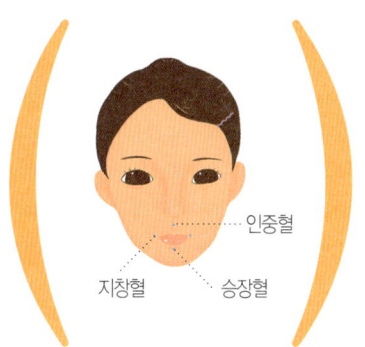

인중혈

지창혈　승장혈

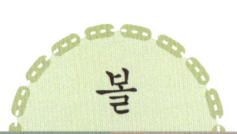
볼

14식 광대뼈 맛사지

효과 | 광대뼈는 폐, 비장, 신장의 에너지 활동과 관련이 있다.
| 광대뼈를 맛사지해주면 식욕 부진, 변비, 설사 등에도 효과가 있으며 광대뼈가 얼굴의 크기에 알맞게 조정된다.
| 3차 신경에 자극을 주어 피부에 탄력이 생긴다.

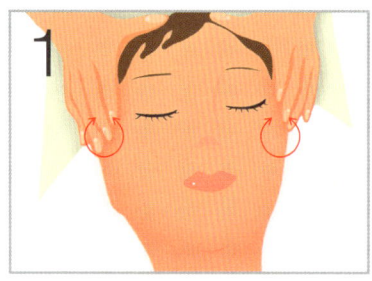
손가락으로 관자놀이를 안으로 6회, 밖으로 6회 돌려준다.

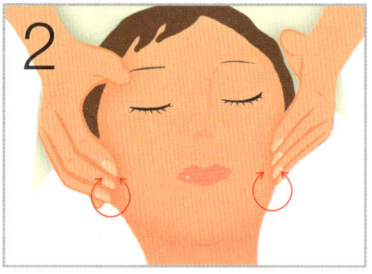
손가락으로 빰 밑의 교근을 안으로 6회, 밖으로 6회 돌려준다.

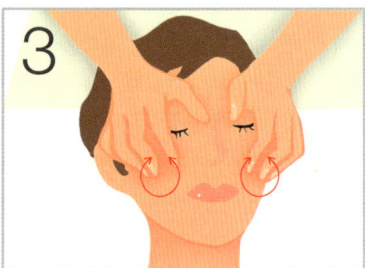
손가락으로 광대뼈 중앙을 돌리면서 풀어준다.

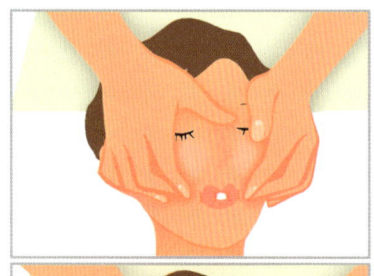

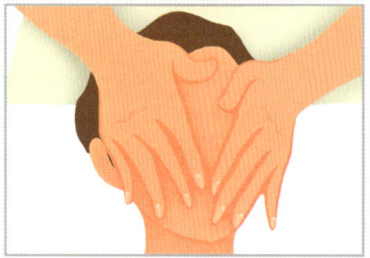

볼 밑 파주기

≫ 엄지를 제외한 손가락으로 볼 밑을 지그시 누르면서 뭉치거나 응어리가 있는 부위를 풀어준다. 계속해서 교근 근처의 뭉친 곳을 풀어준 다음 광대뼈와 볼 전체의 뭉친 곳을 천천히 시간을 가지고 풀어준다.

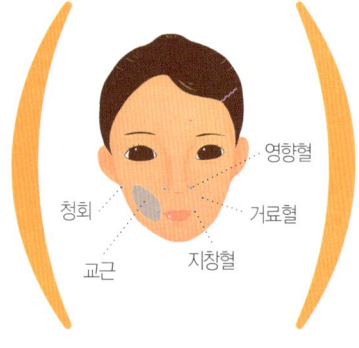
영향혈
청회
거료혈
교근
지창혈

광대뼈 돌리기

≫ 손바닥 노궁으로 광대뼈를 고정한 후 지그시 누르면서 교정한다.

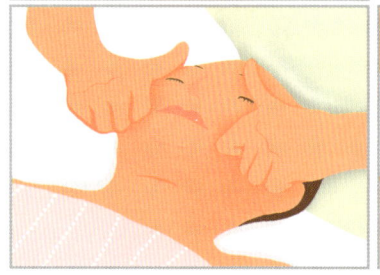

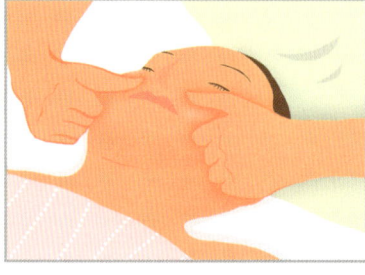

주먹으로 볼 밑 끌어올리기

≫ 양 주먹을 이용하여 롤링하면서 처진 볼살을 위로 올려주는 맛사지를 한다.

15식　볼 살 끌어올리기

효과 | 처진 볼 살을 올려주고 얼굴에 생기가 돌게 한다.

》 손가락으로 볼살을 입술주변 지창혈 부근에서 관자놀이 방향으로 끌어올려준다.

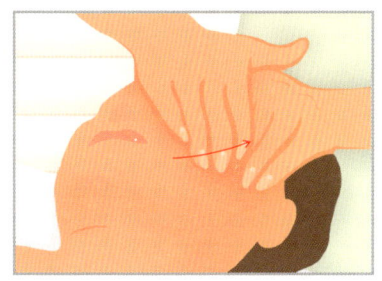

양 엄지로 볼 살 끌어 귀밑으로 내리기

효과 | 양 엄지를 교대로 코 옆선에서 귀밑 선으로 쓸어내리면서 볼 살을 정리하고 광대뼈 속의 노폐물을 제거해준다.

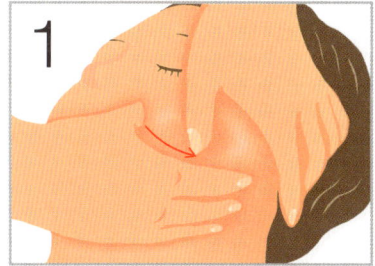

영향혈에서 거료혈까지 맛사지한다.

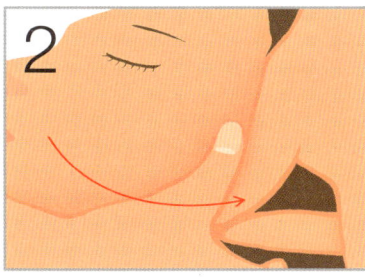

영향혈에서 귓볼 뒤 예풍혈까지 맛사지한다.

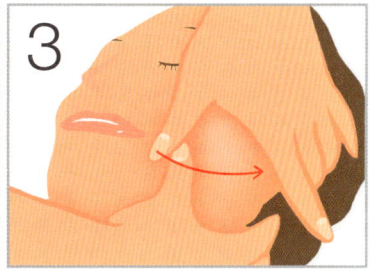

영향혈에서 청회혈까지 맛사지한다.

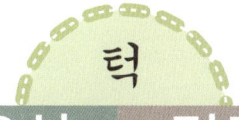

턱

16식　턱밑 지압하기

효과 | 얼굴의 노폐물 해소와 턱을 교정하는 데 도움을 준다. 목이 길어지면서 말을 더듬는 증세에도 효과가 있다.

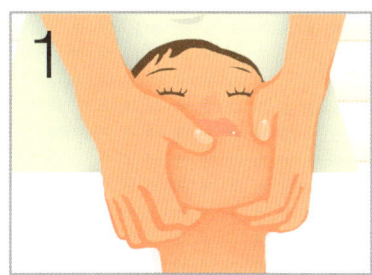

턱 근육 기시부(시작부)의 골이 느껴지는 곳을 양 손가락으로 잡고 위로 맛사지한다.

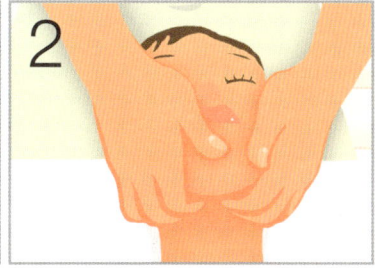

바로 옆의 볼 근육이 시작되는 곳에서 같은 방법으로 맛사지한다.

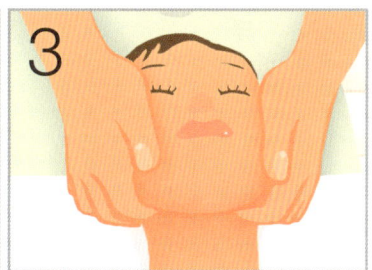

계속해서 저작근이 시작되는 곳에서 위로 당기면서 같은 방법으로 맛사지한다.

17식 ｜ 턱선을 올려주는 맛사지

효과 | 사각턱, 주걱턱, 무턱을 해소시켜 턱 모양을 예쁘게 만들어준다.

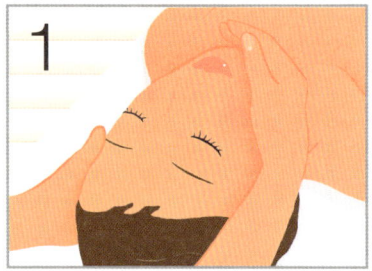

수근(손바닥 근육)을 이용해 턱근육 기시부부터 귀밑의 청회혈 방향으로 쓸어준다.

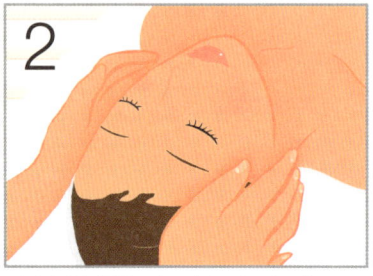

귀밑의 청회혈을 지그시 눌러준다. 이 부위를 눌러주어야 리프팅된다. 턱 부위에서는 가능한 손의 힘을 빼고 턱 근육 기시부부터 힘을 주고 위로 올려야 하며 내릴 때는 힘을 빼는 것이 포인트이다.

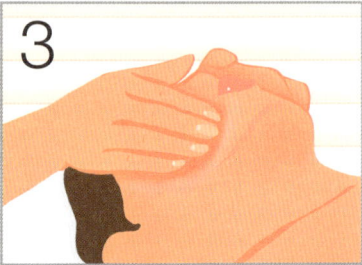

양손의 손가락을 이용해 턱근육 기시부부터 청회혈 방향으로 롤링하면서 올라간다. 작은 원에서 점점 큰 원을 그리면서 반복한다.

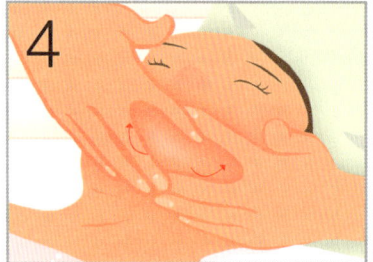

손가락을 이용해 턱선을 올려준다.

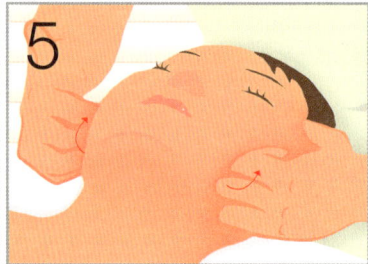

주먹의 각권을 이용해 턱선을 올려준다.

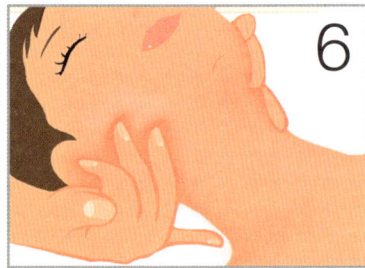

손가락을 이용해 턱선을 위로 리프팅해준다.

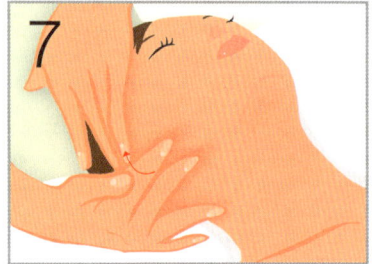

검지와 중지를 이용해 턱밑의 살을 위로 당겨준다.

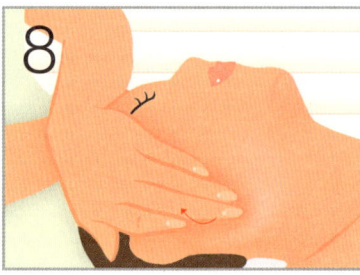

손바닥을 이용해 위쪽으로 다림질하듯이 밀어올린다.

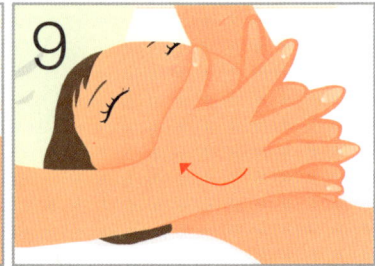

턱에서 양손을 깍지 끼고 턱선을 위로 당기면서 귀밑까지 끌어올린다.

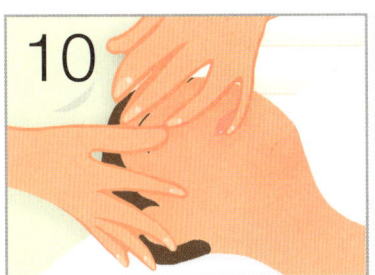

양 손가락으로 턱선을 위로 쓸어올려준다.

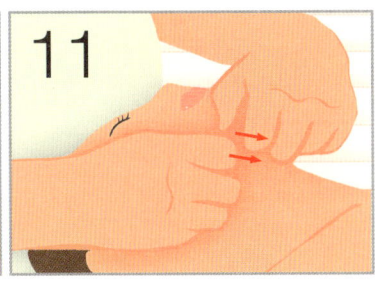

양 엄지로 턱을 잡고 밑으로 압력을 가하면서 내려준다.

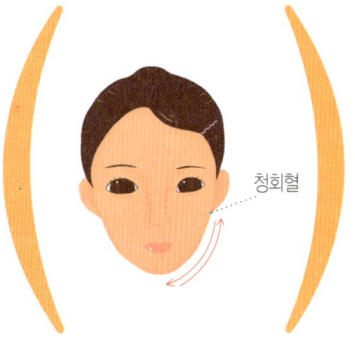

청회혈

18식 　 얼굴 마무리 맛사지

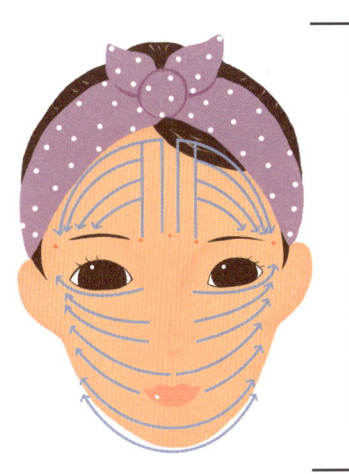

효과 | 얼굴 전체에 생기가 느껴지게 하면서 맛사지 효과도 오래 지속시켜 준다.

≫ 이마 부위는 엄지로 코와 입, 턱은 검지와 중지를 이용해 얼굴의 모든 독소를 제거하고 얼굴 맛사지를 마무리한다.

목 경락 맛사지

    목은 전신의 경락을 머리와 신체로 연결하는 중요한 역할을 한다. 게다가 경락, 림프, 동맥과 정맥, 신경 등이 집중 분포되어 있어 구조적으로 취약한 지역이라 할 수 있다. 목을 맛사지 할 때는 흉쇄유돌기근을 집중적으로 맛사지하고 머리와 목의 연결 지점인 후발제의 이문혈, 천주, 풍지, 완골, 예풍혈을 집중적으로 맛사지한다. 그런 다음 목뼈를 바로잡는 맛사지를 한다.

1식   흉쇄유돌기근 풀어주기

효과 | 목의 흉쇄유돌기근이 발달되어 밖으로 노출되면 목 감기에 걸리거나 갑상선 질환이 생길 수 있으며 눈이나 귀가 나빠지게 된다. 또한 얼굴색이 어두워지며 목의 길이가 짧아지는 원인이 된다. 이곳을 매끈하게 풀어주면 위와 같은 질환이 해소된다.

》 흉쇄유돌기근은 얼굴의 혈색, 균형, 조화에 직접적으로 관련되는 근육이다. 우선 피술자의 얼굴을 조금 왼쪽으로 돌리게 한다. 그런 다음 엄지두덩이와 엄지손가락으로 오른쪽 흉쇄유돌기근을 감싸누르기로 몇 번 눌러준다. 다시 엄지손가락 앞부분으로 아래위를 오가며 가볍게 눌러밀기 또는 눌러돌리기로 긴장을 풀어준다. 한쪽을 맛사지한 후 반대쪽도 같은 방법으로 맛사지한다.

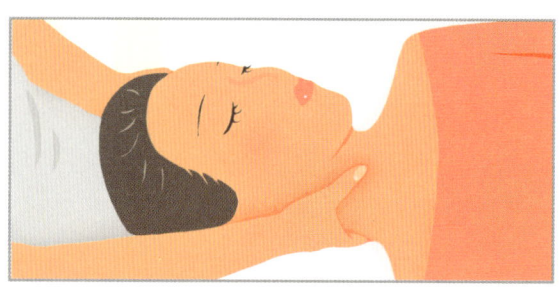

2식　목줄기 풀어주기

효과 | 목 주변의 근육을 가장 효과적으로 풀어주는 맛사지법. 목뼈 주변으로 흐르는 신경의 압박을 해소시켜 주고 머리로 흐르는 동맥과 정맥의 소통을 원활하게 해 두통 등 머리와 관련된 각종 문제를 해소시켜준다.

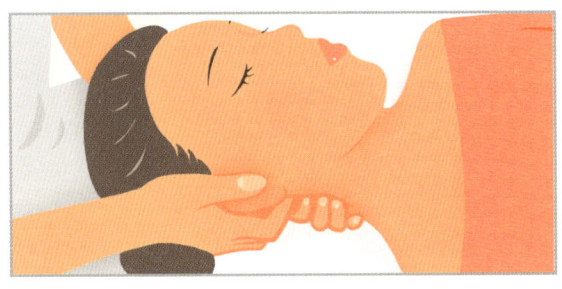

>> 왼쪽 손바닥을 목 밑에 깊숙이 넣는데, 손끝은 목 오른쪽으로 나오고 엄지는 왼쪽 옆목을 감싸는 모양이 된다. 오른손은 오른

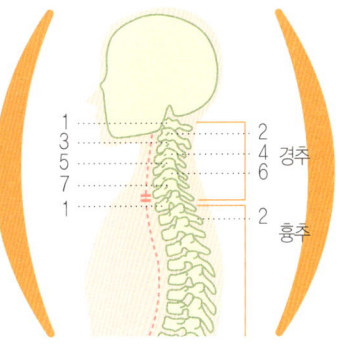

쪽 귀 부위를 감싸준다. 그런 다음 왼쪽 손끝을 천천히 움직여 오른쪽 목덜미 근육을 위아래로 오르내리며 풀어준다. 흉추 1번~경추 7번까지 충분히 풀어주며 반대쪽 손가락으로는 머리와 목의 경계선을 풀어준다.

3식　목뼈 맛사지

효과 | 경추의 마디마디를 이완시키고 목뼈가 비틀어지는 것을 바로잡을 수 있다. 또한 척추액의 흐름을 원활하게 해 뇌의 피로를 해소시켜준다.

>> 양쪽 중지로 목뼈 사이사이를 늘려 펴듯이 당겨올리면서 밑에서부터 뒤통수뼈 가장자리까지 누르면서 올라간다. 그런 다음 네 손가락 끝을 세워 머리를 받치듯이 들고 양쪽 귀 뒤쪽까지 가장자리를 골고루 풀어준다.
특히 뒤통수뼈 아래의 천주(방광경), 풍지(담경), 완골혈도 잘 살펴서 풀어준다.

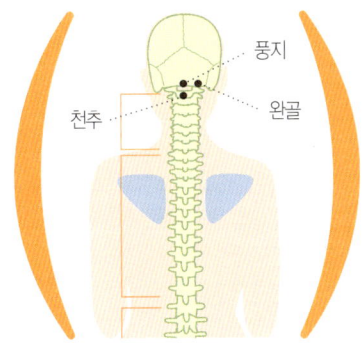

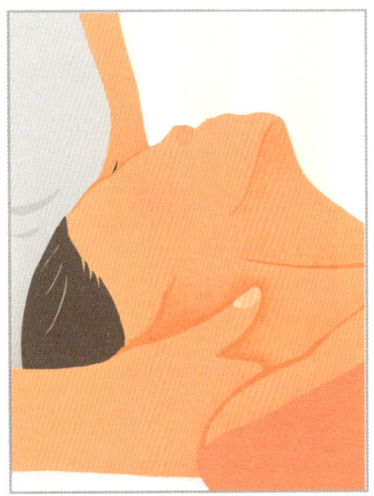

4식 　　머리 스트레칭하기

효과 | 목뼈가 교정되면서 머리와 어깨 쪽으로 가는 신경의 압박이 해소된다. 게다가 눈의 피로, 얼굴이 잘 붓는 증세, 얼굴이 틀어지면서 커지는 증세, 대머리 등도 해소할 수 있다.

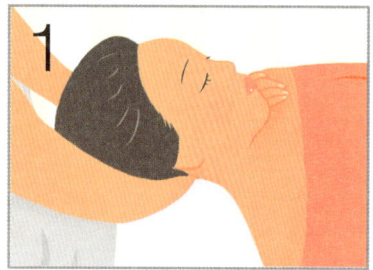
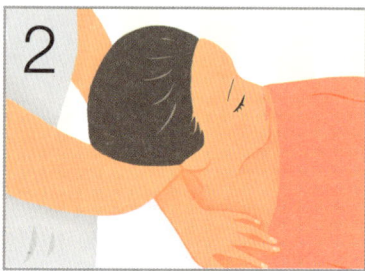
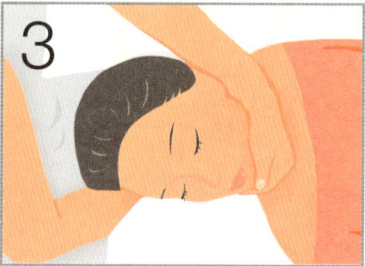

오른손을 피술자의 목 밑에 대각선 방향으로 넣은 다음 지렛대의 원리를 이용해서 왼쪽으로 3회 오른쪽으로 3회 돌려주면서 목을 이완시켜준다.

양쪽 팔뚝을 교차시켜 양쪽 손바닥을 피술자의 어깨에 고정시킨다. 그런 다음 몸을 일으키면서 팔뚝 위에 놓여진 머리를 천천히 위로 올려 굽혀 목줄기와 등줄기를 늘려 펴준다. 3회 정도 반복한다.

왼손은 피술자의 턱을 감싸고 오른손은 피술자의 머리 반대쪽을 감싸 안으면서 최대한 오른쪽으로 돌린다. 최대 저항점에 이르렀을 때 한 번 더 오른쪽으로 돌리면서 목을 교정한다. 이때 우드득 하는 소리가 난다. 반대쪽도 같은 방법으로 교정한다.

5식 　　목 오일 맛사지

효과 | 귀와 눈이 맑아지고 목의 주름이 해소되며 얼굴색이 살아난다. 목의 길이가 길어지고 어깨선이 예뻐지며 얼굴에 혈색이 도는 등 얼굴의 각종 문제점을 해결할 수 있다.

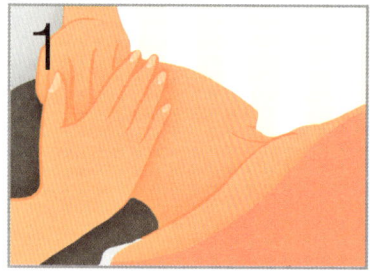
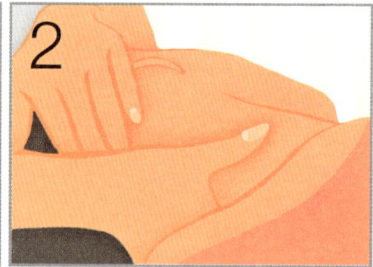
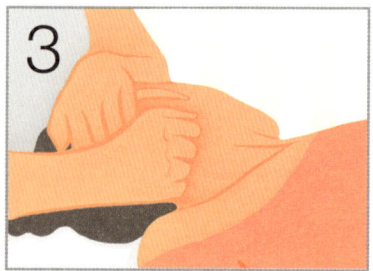

피술자의 목을 한쪽으로 돌리게 한 후 손날을 귀밑 흉쇄유돌기근 상단에서부터 목 옆, 어깨 쪽으로 누르면서 밀어준다.

계속해서 어깨 위 모서리를 돌아 등 뒤를 통과해 목 뒤로 쓸어주면서 풀어준다.

엄지손가락이나 주먹을 이용하여 흉쇄유돌기근을 풀어줄 수도 있다.

6식　갑상선 맛사지

갑상선의 구조와 기능

갑상선은 목에 붙어 있는 내분비선으로 신진대사를 조절하는 중요한 기관이다. 갑상선에서 호르몬이 분비되는데 너무 적게 분비되면 얼굴이 부으면서 몸이 뚱뚱해지고 동작이 느릿해진다. 극단적인 경우 반 식물 인간이 될 수 있다.

반면 너무 많이 분비되면 신진대사 속도가 빨라져 몸이 바싹 마르게 된다. 눈은 앞으로 툭 튀어나와 심하면 눈을 제대로 감을 수 없는 상태까지 갈 수도 있다. 정신적으로는 안전부절못하고 신경이 예민해진다.

갑상선에서 생산되는 주요 호르몬은 2/3가 요오드로 형성되어 있다. 요오드가 부족하면 부족한 요오드를 구하기 위해 수백만 개의 새로운 세포를 만들어낸다. 따라서 급속도로 몸이 비대해지게 된다.

요오드 이상 시 발생하는 질병
① 요오드가 부족하면 비만 및 과체중이 발생한다.
② 요오드 과잉은 부피가 커지는 경우로 갑상선종을 일으킨다.
③ 손가락이 떨리는 현상이 발생한다.
④ 신경과민 상태로 잠을 제대로 자지 못한다.
⑤ 식욕은 왕성한 반면 체중이 계속 줄어든다.
⑥ 얼굴이 부은 듯한 비만 증세를 보이면서 동작이 느릿느릿해진다.

갑상선을 맛사지하는 방법

턱 밑에서부터 아래쪽으로 목을 하루에 2~3회씩, 한 번에 4~5회씩 쓸어준다. 예로부터 미인들은 목부터 화장한다는 사실을 기억하고 화장하기 전에 목을 쓸어내리는 맛사지를 2~3회 한 다음 얼굴 화장을 한다. 이런 방법으로 갑상선을 자극해 호르몬 밸런스를 맞추어 주면 만성피로가 사라지면서 싱그러운 아름다움을 유지할 수 있게 된다.

효과 | 갑상선의 이상을 바로잡아 비만이나 몸이 허약한 사람의 체형을 정상화시켜주는 역할을 한다. 또한 목의 주름을 해소시켜 목이 길어지면서 예뻐진다.

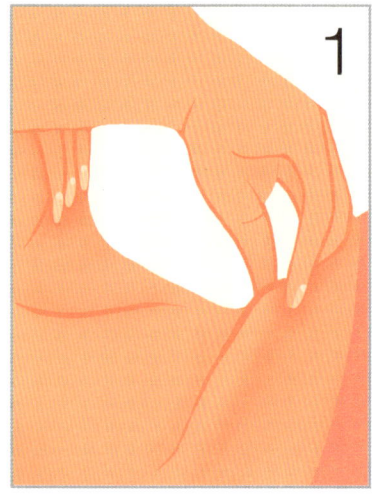

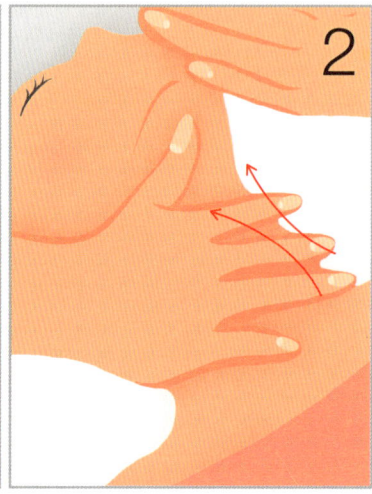

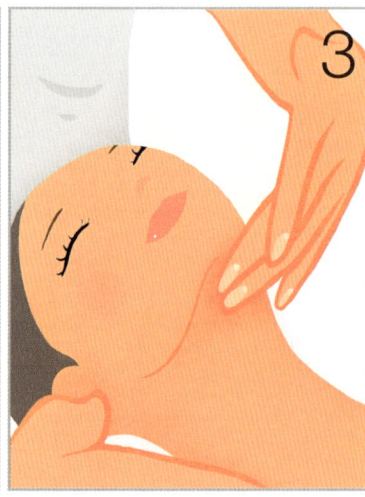

오른쪽 엄지손가락으로 천돌혈뼈 모서리를 누른다. 왼손으로는 염천혈을 잡고 천돌혈은 밑으로, 염천혈은 위로 당기면서 스트레칭한다.

그런 다음 힘을 빼고 양손바닥으로 위로 가볍게 올려준다. 중지로 얼굴과 목 경계선을 교대로 당기면서 풀어준다.

양 손가락으로 목 밑의 염천혈을 충분히 두드리면서 피하지방을 제거한다.

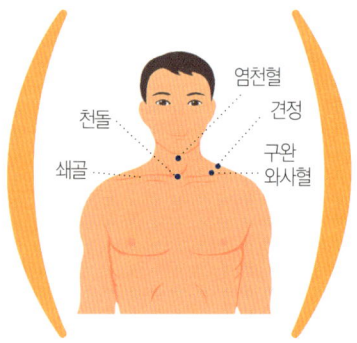

7식   어깨마루·쇄골 풀어주기

효과 | 어깨마루 중앙의 견정혈을 맛사지하면 스트레스를 가장 효과적으로 풀어줄 수 있다. 견정혈은 신경 계통과 내분비 계통을 조절하고 면역기능 증가, 피로 합병증, 여행 피로 합병증, 노년기 합병증, 갱년기 합병증, 신경쇠약, 면역 기능 등을 조절한다.

| 쇄골을 충분히 풀어주면 호흡 곤란과 가슴이 답답한 증세가 없어지며 중풍, 고혈압에도 큰 효과가 있다. 특히 쇄골의 구완와사혈은 신경의 영양공급, 얼굴신경 회복 촉진, 혈관 확장, 구완와사 후유증, 유행성 이하선염에 효과가 있다.

| 어깨관절 맛사지는 팔의 각종 질환에 효과적이며 팔이 금세 가벼워진다.

| 쇄골이 바로잡히게 되면 어깨결림, 손이 붓는 증세, 사십견, 가슴이 처지는 현상 등이 해소된다.

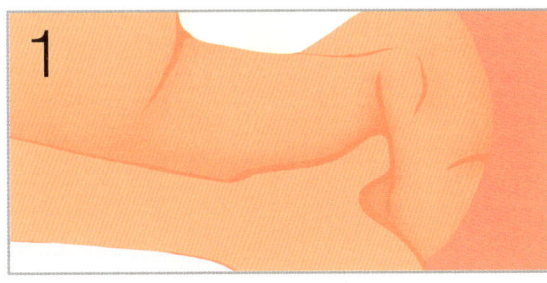

엄지손가락으로 어깨마루 전체를 깊숙이 넣으면서 풀어준다. 특히 어깨 중앙의 견정혈을 잘 풀어준다.

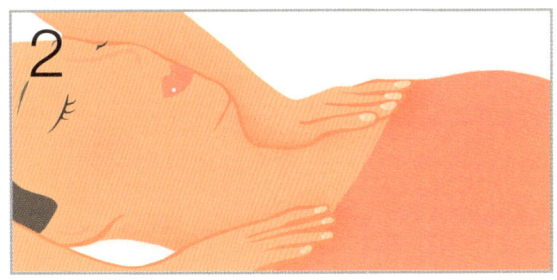

그런 다음 손을 바꿔 어깨마루를 양쪽 엄지손가락으로 지그시 누르면서 풀어준다.

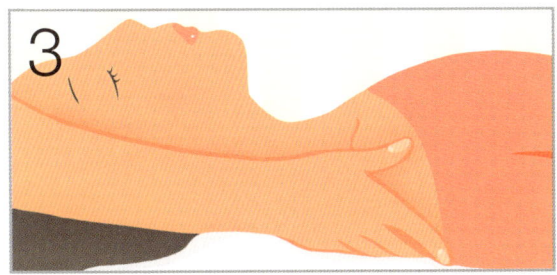

쇄골과 쇄골 밑을 파고들면서 양어깨선을 따라서 쇄골을 풀어준다. 양어깨의 모서리인 어깨관절을 여러 번 돌리면서 충분히 풀어준다. 특히 쇄골을 3등분했을 때 어깨 쪽에서 1/3되는 지점은 구완와사에 특효가 있는 혈로 이곳을 잘 풀어 주어야 한다.

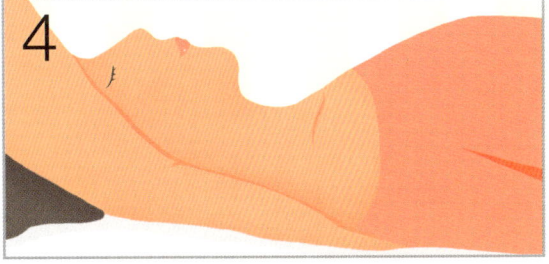

손을 등 뒤로 깊숙이 넣어 척추 주변의 방광 경락을 자기압을 이용해서 풀어주고 대추골은 주먹으로 훑으면서 충분히 풀어준다.

가슴·유방 맛사지

가슴 중앙의 전중혈은 면역세포를 생산하는 곳으로 이곳이 막히면 우울증, 자살충동, 호흡곤란 등이 생기고 삶의 의미를 잃게 된다. 이곳을 풀어주면 마음이 넓어지고 이해심 있는 성격으로 변하게 되며 인체의 면역력을 높여 질병에 대한 저항력이 극대화된다. 가슴을 맛사지할 때는 전중혈을 집중적으로 풀어주고 흉골을 중심으로 한 임맥과 연골을 풀어주어야 한다.

가슴의 구조와 기능

가슴은 중앙의 흉골와 늑골이 연결된 가슴뼈에 의해 보호받고 있으며 가슴뼈 속에는 가운데에 심장, 좌우측에 폐가 위치해 있어 호흡기와 순환기의 중심이 된다. 즉, 심장은 혼, 폐는 백이라고 하여 가슴은 혼백이 위치해 있는 곳이다.

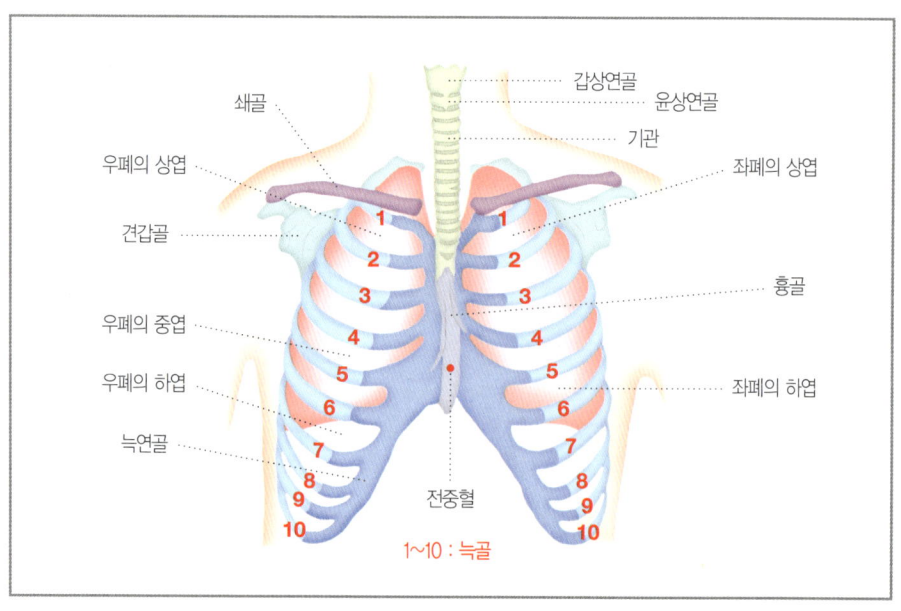

폐는 스펀지 구조로 되어 있어 각종 환경 물질이나 오염 물질을 그대로 흡수하게 돼 독소로 가득 차있는 경우가 많다. 또한 흉골과 가슴뼈 사이는 연골 구조로 되어 있어 호흡을 하면 가슴뼈가 부드럽게 움직이게 되어 있다. 가슴의 중앙에는 임맥이 흐르고 전중혈이 있는데 이곳은 중단전이라고 하여 머리와 배의 에너지 다리 역할을 하는 곳이다.

심장은 간뇌의 박동에 의해 펌프작용을 하고 간뇌는 중단전의 심장 박동에 의해 움직인다. 그래서 심장이 멎을 경우 간뇌의 박동도 멈추게 되어 생명을 잃게 된다. 이 밖에도 흉골과 가슴뼈의 연골 부위가 딱딱해지거나 굳는 문제로 여러 가지 질병이 유발된다. 흉골의 상단부 부위에 위치한 흉선은 면역의 왕으로 질병에 저항할 수 있는 임파구를 만들어내는 곳이다. 흉선은 스트레스를 받을 경우 1/3 크기로 축소되며 자연치유의 중심이라 할 수 있다.

흉골의 위치

심장이 있는 곳을 만져보면 뼈가 만져지는데 이것이 바로 흉골이다. 흉골은 목의 밑 부분에서 시작해 명치끝까지 내려가며 바로 옆까지 오는 갈비뼈와 연골로 연결되어 있어 눌러도 부러지지 않는다. 즉, 연골 덕분에 흉골을 눌러도 갈비뼈와 흉골이 부러지지 않고 유연성과 탄력성을 유지하므로 심장을 누를 수 있는 심폐 소생술이 가능한 것이다.

가슴에 이상이 있을 때 생기는 질병

① 폐가 손상되면 몸에서 미열이 나고 식욕이 없어지며 식은땀이 난다. 심하면 각혈을 하고 잠자리에서 헛소리를 하게 된다.

② 심장에 이상이 있으면 입술이 파랗게 변하면서 혓바늘이 돋고 팔이나 다리가 저리고 조금만 심한 운동을 해도 숨이 차게 된다. 또한 복부에 팽만감이 오고 현기증과 피해망상증에 시달리게 된다.

③ 심장에 생기는 문제로는 심장 근육에 영양분을 운반하는 3개의 관상동맥이 혈전 등으로 막히게 되어 나타나는 심근경색, 심장마비 등을 들 수 있다. 특히 돌연사의 90%가 뇌졸중이나 심근경색 등 순환기 계통의 문제로 발생된다. 협심증은 관상동맥의 경화로 심장에 혈액이 충분히 공급되지 않아서 생기는 질병으로 가슴을 세게 누르는 듯한 통증이 나타난다.

1식 가슴 쾌통 맛사지

효과 | 중단전이 열리면서 가슴에 막혔던 감정이 일시에 해소돼 마음이 편안해지고 여유가 생긴다.
　　 | 면역력이 높아져 각종 질병으로부터 강한 저항력이 생기고 폐의 기능과 심장의 기능이 좋아진다.
　　 | 전중혈은 일명 생리통혈이라고도 하는데 이곳을 구미혈 방향으로 풀어주면 월경기 종합장애증, 방광염, 만성 결
　　 　장염, 비뇨 계통 감염, 생식기 질병, 여성 불안 등에 효과가 있다.

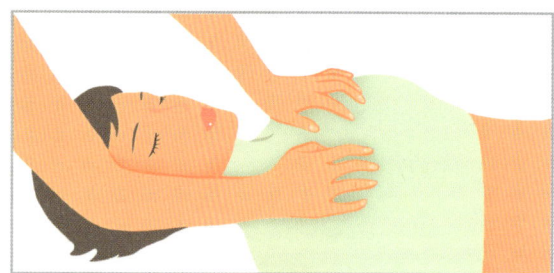

갈비뼈 사이마디 풀기

》 갈비뼈 사이의 늑간을 하나하나 손가락으로 충분히 풀어준다.

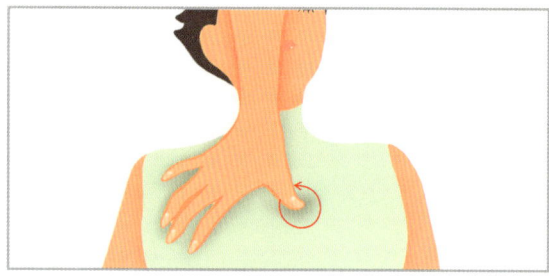

전중혈 풀어주기

》 전중혈과 유두 가운데 부위에 기를 발사하면서 시계 반대 방향으로 가볍게 문질러준다. 처음에는 대부분 심한 통증을 느끼는데 풀리고 나면 신기하게 통증이 없어진다.

흉부 가슴뼈 풀어주기

》 한 손은 흉부 가슴뼈를 지그시 누르고 다른 한 손으로 어깻죽지를 잡은 후 반동을 이용해서 흉부의 가슴뼈를 풀어준다. 이 동작은 가슴을 가장 쉽게 풀어주는 기법으로 여러 번 반복하면 흉부 가슴뼈가 움직이는 것을 느낄 수 있다.

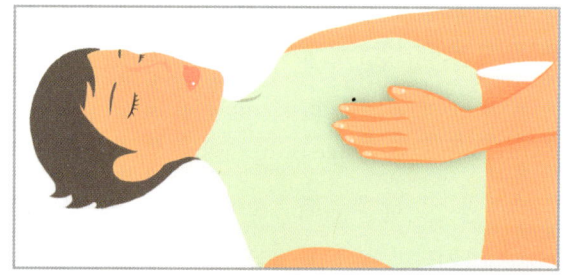

흉골과 가슴뼈 펌핑하기

》 흉골을 양 손바닥으로 지그시 누른 상태에서 가볍게 한 번 더 눌러준다. 양쪽 폐 부위를 여러 번 양 손바닥으로 가볍게 누르면서 폐 속에 있는 독소를 제거시켜준다. 피술자가 호흡을 내쉴 때 지그시 눌러준다. 흉골과 가슴뼈가 부드럽게 움직일 때까지 실시한다.

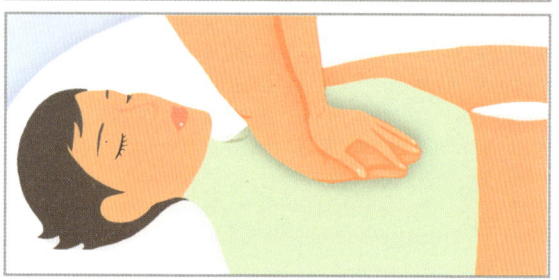

가슴 고타법

》 가슴 중앙을 손바닥으로 툭툭 두드린다. 가슴이 시원하게 뚫리는 것을 느낄 수 있을 것이다.

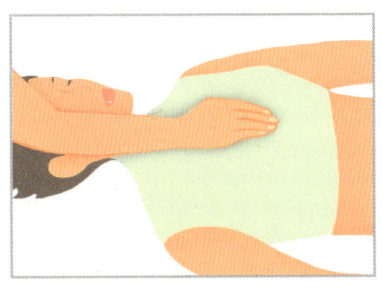

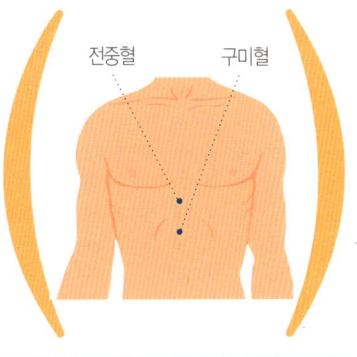

전중혈　구미혈

| 2식 | 가슴뼈와 갈비뼈 사이 풀기 |

유방 축소 및 확대

》 가슴을 잘 풀어주어야 심장의 좋은 피가 얼굴로 올라온다. 동시에 겨드랑이 쪽도 잘 풀어주어야 하는데 임파가 정체되면 옆목의 정체까지 일으킨다. 바른 체형은 어깨뼈가 들리지 않고 가슴이 올라와야 하므로 어깨 쪽으로 독소를 빼주고 가슴뼈와 갈비뼈 사이를 잘 풀어준다.

효과 | 가슴뼈가 이완되어 심장과 호흡 기능이 좋아진다.

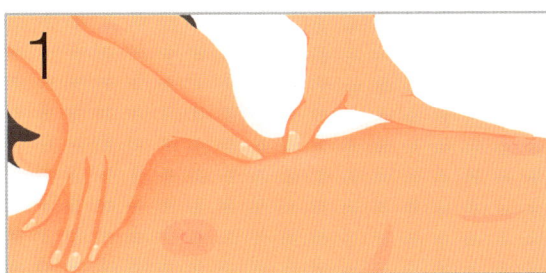

양쪽 엄지손가락을 세워서 바깥 방향으로 흔들면서 맛사지한다.

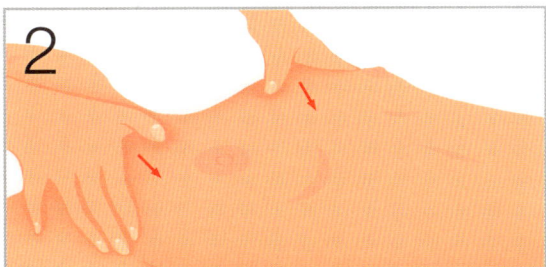

갈비뼈를 흔들면서 갈비뼈 사이를 풀어준다.

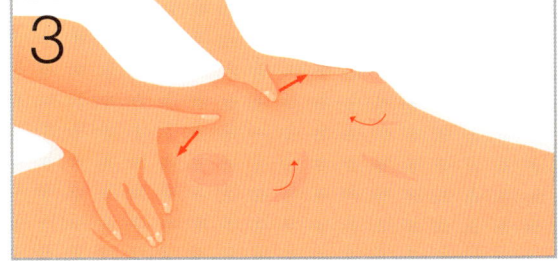

유두까지는 가슴 중앙에서 바깥 방향으로 풀어주고 유두 밑에서부터는 파동을 안으로 주면서 풀어야 한다. 맛사지를 했을 때 아픈 경우는 유착이 되어 있는 상태로 위에서 밑으로 흔들면서 맛사지한다.

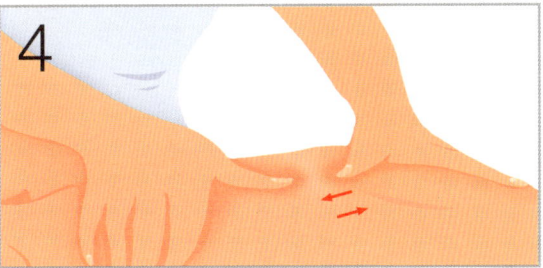

양쪽 엄지손가락을 이용해 흔들면서 맛사지한다. 뼈에 약간 힘을 준 상태에서 파동을 준다.

3식 　임맥선 풀기

효과 | 이곳이 풀리면 화병 등이 해소된다. 게다가 심장
과 호흡 기능이 좋아지며 임맥이 소통되어 생식기
기능도 좋아진다.

》 가슴에서 임맥선을 따라 밑으로 파동을 하면서 풀어준다.

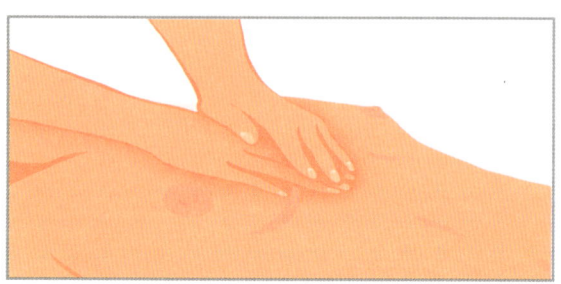

4식 　유방 만들기

효과 | 가슴이 알맞은 크기로 변한다. 또한 여성의 생식 기능이 좋아지고 각종 여성 질환이 해결된다.

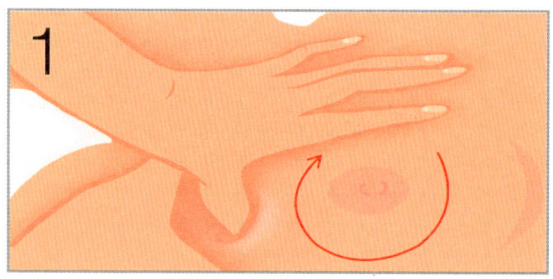

왼손으로 가슴 중앙에서 바깥 쪽으로 유방을 휘어잡으면서 끌어올
린다.

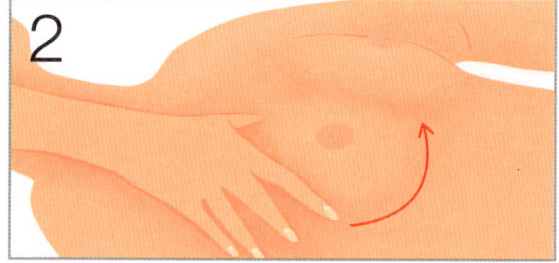

오른손으로 유방을 밑에서 가슴 중앙 쪽으로 반복해 돌려 올리면서
유방을 중앙으로 모아준다.

5식 　유두 자극하기

효과 | 유두를 자극하면 여성의 호르몬 분비가 왕성해져
젊어지는 효과가 있다.

》 왼손으로 유방 중앙을 잡고 손가락으로 V자 형태로 만들어 중
앙을 늘려준 다음 오른손 손가락으로 유두 부분을 지그시 돌리면
서 맛사지해준다.

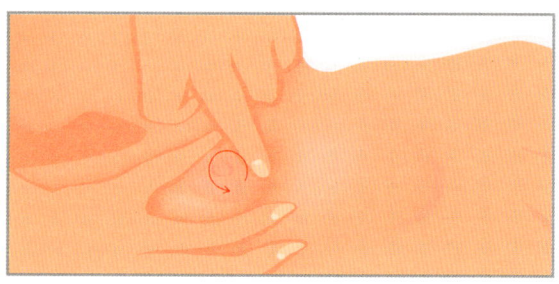

6식   유방 모아주기

효과 | 처진 유방이 모아져 볼륨이 생긴다.

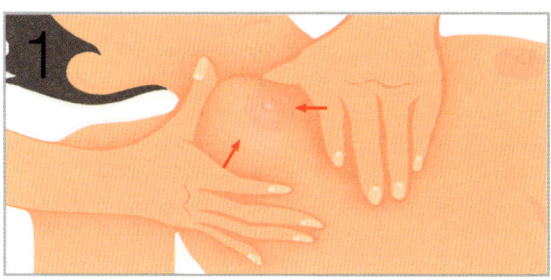 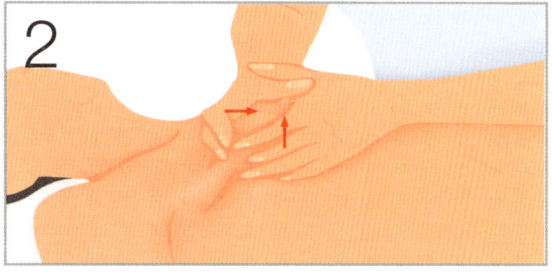

양손을 십자 형태로 만들어 유방 바깥 근육에 대고 짜듯이 안으로 모아준다.

그런 다음 시술자의 자리를 바꿔서 가슴 쪽과 아래쪽에서 중앙을 향해 유방을 짜듯이 올려준다.

7식   유방 중앙으로 살 모아주기

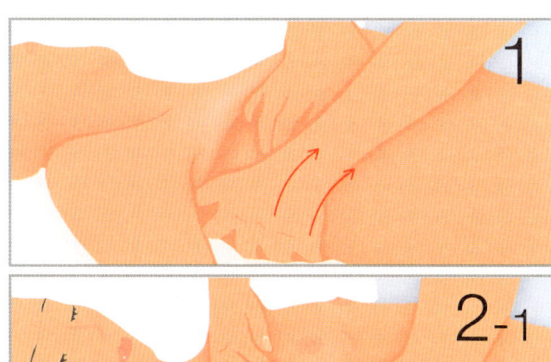

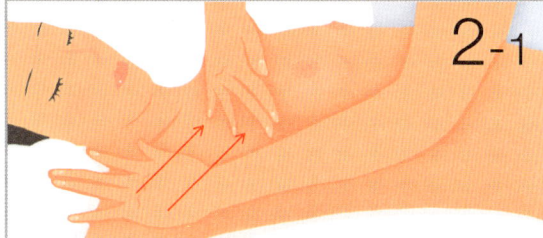

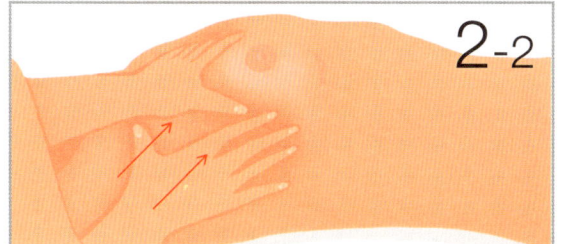

효과 | 유방이 모아지면서 모양이 아름다워진다.

① 양손으로 등 뒷면에서 가슴 쪽으로 갈고리를 만들어 교대로 당기면서 처진 살을 올려준다. 가슴 사이사이를 느끼면서 가슴뼈까지 올려 맛사지한다.
② 어깨쪽에서 가슴중앙으로 끌어모아주고 자세를 바꿔 양 손바닥으로 밀면서 가슴을 모아준다.

8식　　갈비 라인 풀어주기

효과 | 올라간 갈비뼈가 밑으로 내려가 호흡 기능이 좋아진다.
　　| 소화기 계통과 생리 기능이 좋아지며 헛배 부른 것이 없어진다.
　　| 빈약한 유방이 살아나게 되며 얼굴이 작아진다.
　　| 가슴뼈가 들리는 원인은 대장의 독소가 쌓여서 발생된다. 갈비 라인을 풀어주는 맛사지는 대장을 맛사지해 대장
　　　을 정화시켜줄 뿐 아니라 가슴이 들뜨는 것을 예방해준다.

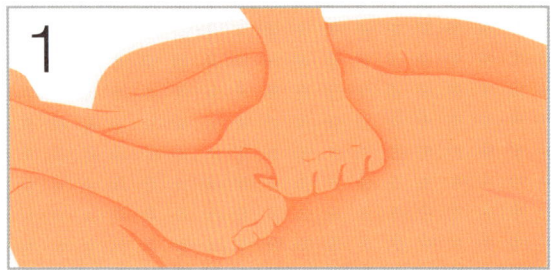

주먹의 각권으로 갈비뼈 라인을 돌리면서 풀어준다.

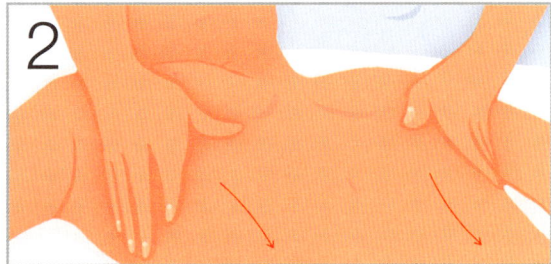

그런 다음 양 손바닥으로 가슴에서 밑으로 쓸어내리면서 풀어준다. 흉곽이 휘면 유방이 작아지거나 고르지 않게 되고 처지게 된다. 또한 얼굴도 커지며 등에 군살이 붙고 상반신이 빈약해진다. 아랫배도 나오게 되므로 흉곽을 잘 풀어주도록 한다.

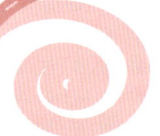

맛사지를 처음 받으면 왜 아플까?

　경락 맛사지를 처음 받으면 몸에 손을 대지 못할 정도로 심하게 통증이 생기는 경우가 있다. 그렇다면 이런 통증은 왜 생기는 것일까?

　우선 통증의 종류에는 자발통과 비 자발통이 있다. 일반적으로 신경통이나 기타 질병이 있을 때는 자발통이 일어나 쉽게 환부를 발견하여 치료할 수 있다. 반면 비 자발통은 만져서 느껴지는 통증으로 만성적인 질환이나 현재 진행되고 있는 질환을 나타내는 일종의 미지의 병이라고 할 수가 있다.

　일반적으로 맛사지를 받을 때 전체 경락이 아픈 경우는 드물다. 심하게 통증이 느껴지는 경우는 그 부위와 관련된 장기에 이상이 있다는 것을 말해준다. 그러므로 아프다고 해서 맛사지를 받지 않으면 미지의 질병을 그대로 몸 속에 방치하는 것과 같다. 일반적으로 2~3회 정도 맛사지를 받으면 통증은 오히려 시원한 느낌으로 변하게된다. 그리고 통증이 사라지면 동시에 해당 장기의 질환도 치료되었다는 것을 의미한다.

팔 경락 맛사지

삼각근은 삼초경, 대장경, 소장경이 지나가는 부위로 화를 잘 내고 걱정 근심이 많으면 팔꿈치 모양에 이상이 생긴다. 또한 임파절에서 정맥으로 혈액순환이 잘 되지 않으면 피하지방이 축적되어 팔과 손목에 이상에 오게 되므로 팔 맛사지로 잘 풀어주도록 한다.

1식　　오일 바르기

효과 | 팔의 근육을 이완시켜 팔의 모양을 아름답게 한다.

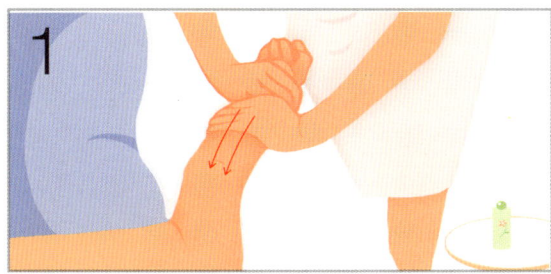
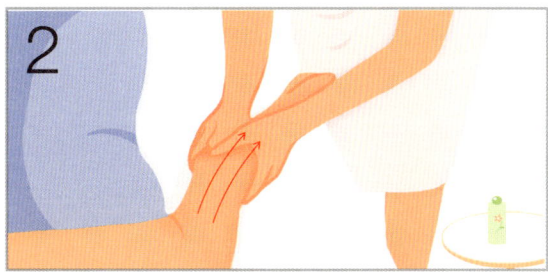

손바닥에 적당한 오일을 바르고 양 손바닥으로 밀면서 위로 쓸어 올린다.

내려올 때는 손바닥 밑으로 훑으면서 내려온다.

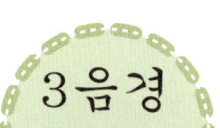

3음경

2식　　어깨 관절 풀기

효과 | 오십견, 견비통, 관절통 등이 해소되고 림프 순환이 촉진되어 가슴과 팔 비만에 도움이 된다.

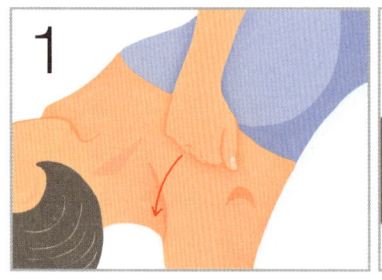

어깨를 90°로 올린 후 맛사지하는데 어깨가 떠 있으면 안 된다. 유방 위의 흉근에서 어깨 뒤쪽으로 주먹을 쥐고 진동을 주면서 충분히 풀어준다.

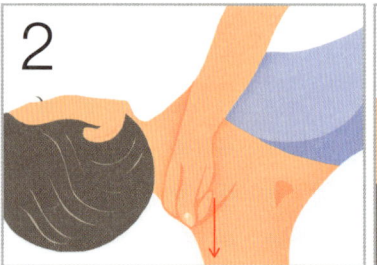

팔이 잘 올라가지 않을 경우에는 팔을 위로 뻗게 하고 팔꿈치 쪽으로 주먹으로 진동을 주면서 맛사지한다.

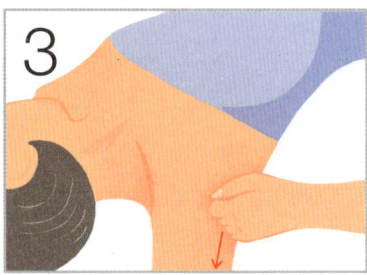

함몰된 부분에서는 손날을 이용해 팔꿈치 쪽으로 진동을 준다.

3식　　팔뚝 맛사지

효과 | 팔의 각종 통증과 팔뚝 비만을 해소하고 폐와 심장기능을 향상시킨다.

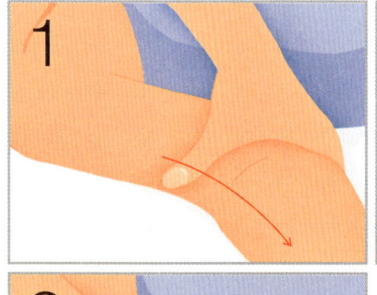

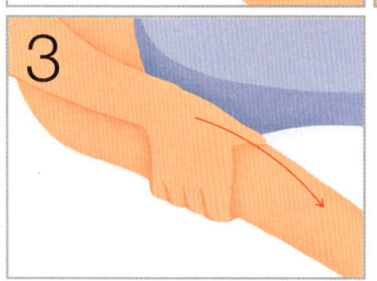

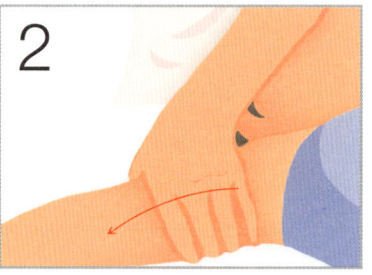

① **폐경 맛사지** 엄지손가락 쪽의 폐경을 가슴에서 밑으로 훑어내린다.
② **심포경 맛사지** 팔 중앙의 심포경을 밑으로 훑어내린다.
③ **심경 맛사지** 새끼손가락 쪽의 심경을 밑으로 훑어내린다.

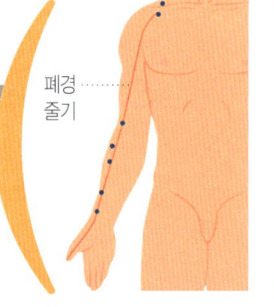

폐경
줄기

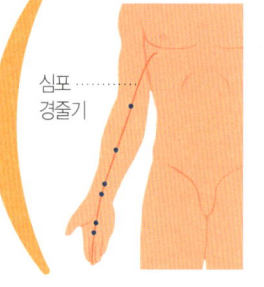

심포
경줄기

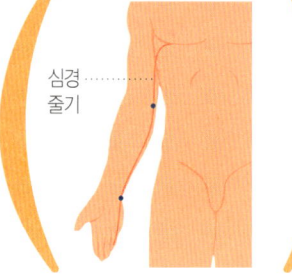

심경
줄기

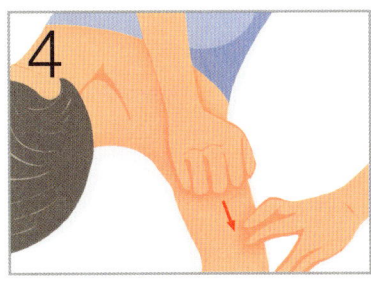
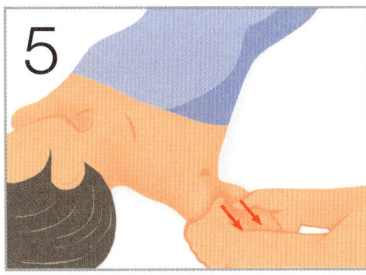

④ 주먹이나 괄사경락을 이용할 수도 있는데 계속해서 팔꿈치까지 독소를 빼주면서 맛사지한다.

⑤ 주먹 각권으로 팔의 3음경을 충분히 풀어주고 양 엄지로 팔꿈치를 훑어주면서 정리한다.

4식　팔꿈치 오금 맛사지

효과 | 오금을 맛사지하면 테니스 엘보우 등 각종 팔 관절 질환에 도움이 된다.
　　 | 소해혈은 신경쇠약, 정신분열증에 효과가 있으며 대장경의 곡지혈은 피부병, 상지통, 고혈압 등에 효과가 있다.
　　 | 가운데 있는 곡택혈은 주비통, 수전증, 심교통 등에 효과가 있다.

〉〉 엄지손가락으로 소장경의 소해, 곡지, 곡택 등 팔의 오금을 쓸면서 충분히 풀어준다.

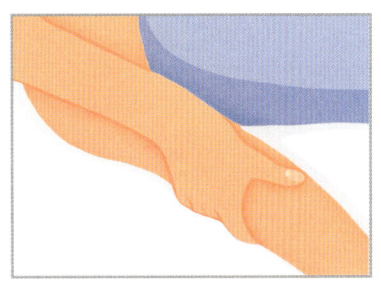

5식　아래팔 맛사지

효과 | **폐경 맛사지** 폐장 질환에 효과적이며 흉통, 급성 해열, 치질, 해수, 인후 종통, 숨이 차고 기운이 없는 질환에 효과적이다. 또한 재채기, 복창, 견비통 등에도 효과적이다.
　　 | **심경 맛사지** 각종 마음병, 신경쇠약, 건망증 등에 효과가 있다.
　　 | **심포경 맛사지** 이 줄기를 풀어주면 당뇨병에 큰 효과가 있다. 또한 관상동맥을 확장시키고 신경과 정신 계통이 조절된다.

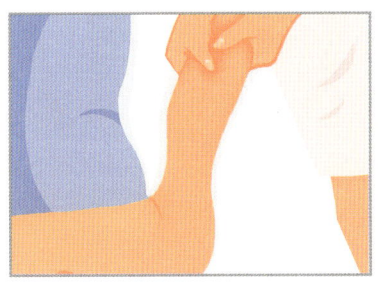

① **폐경 맛사지** 오금의 척택혈부터 공최혈, 태연혈까지 풀어준다.

② **심경 맛사지** 팔꿈치의 소해혈부터 손목의 신문혈까지 풀어준다. 손목혈 주변의 경줄기는 꼼꼼히 풀어주어야 한다.

③ **심포경 맛사지** 팔오금의 곡택혈부터 척골과 요골 사이의 극문, 간사 내관을 거쳐 손목의 태릉혈까지 촘촘히 풀어준다.

6식   손목 관절 맛사지

효과 | 손목 관절과 관련된 질환에 효과가 좋다. 특히 손목 중앙의 태릉혈은 팔목 삔 데 효과적인 혈로 발모관절연조직 손상, 과관절 타박상, 족근통, 족지통, 완관절 합병증, 완고성 불면증에도 효과가 있다.

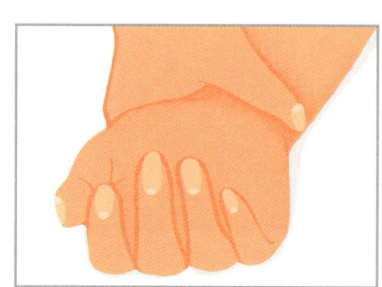

》 엄지로 손목에 있는 선 위쪽을 충분히 풀어준다. 심경의 신문혈, 폐경의 태연혈, 심포경의 태릉혈을 집중적으로 풀어준다. (116p 그림 참조)

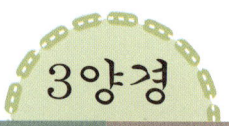

7식   손목 관절 맛사지

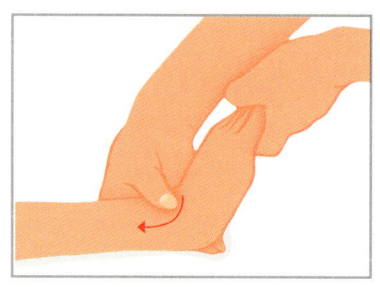

효과 | 손목 관절과 관련된 질환에 효과적이다. 양계혈은 두통, 이농과 이명에 효과적이며 양로혈은 완통, 황달, 담낭염에 효과적이다. 양지혈은 이농, 완관절 부질환, 견비통 등에 도움이 된다.

》 손목을 90°로 젖히고 손등에서 손목까지 연결하여 훑어올리면서 풀어준다. 대장경의 양계, 소장경의 양로, 삼초경의 양지혈을 집중적으로 풀어준다.

8식   아래팔 맛사지

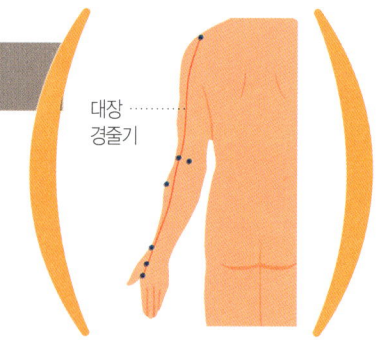

대장
경줄기

효과 | **대장경 맛사지** 대장 기능을 개선하고 통증 완화, 급성 해열, 주비연통에 효과적이다. 수삼리혈은 중풍, 얼굴마비, 두통, 수족마비 등에 효과가 있다.

| **삼초경 맛사지** 요골과 척골 사이가 풀어지면서 관상동맥이 확장돼 혈압이 내려가거나 높아지며 신경과 정신 계통이 조절된다. 또한 흉부와 관련된 각종 질환을 치료할 수 있는데 흉부연조직 손상, 늑간신경통, 흉막염, 심교통, 월경 전 긴장증에도 큰 효과가 있다.

| **소장경 맛사지** 안면마비, 낙침, 정신병, 어깨와 목의 통증 해소에 효과적이다.

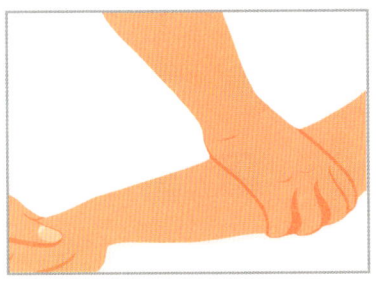

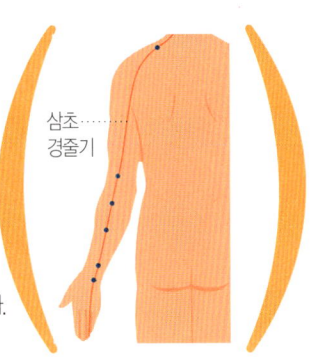

삼초 경줄기

① **대장경 맛사지** 손목의 양계혈에서 팔꿈치의 곡지혈까지 풀어준다. 수삼리부터 곡지혈을 집중적으로 풀어준다.
② **삼초경 맛사지** 손목의 양지혈부터 팔꿈치의 천정혈까지 삼초경줄기를 풀어준다.
③ **소장경 맛사지** 손목의 양로혈에서부터 팔꿈치의 소해혈까지 뼈를 느끼면서 줄기를 풀어준다.

9식 　팔꿈치 맛사지

효과 | 테니스 엘보우 등 주관절통에 효과가 있으며 곡지혈은 상지통, 고혈압, 발열, 피부병 등에 도움이 된다.

》 먼저 팔꿈치 관절을 풀어준다. 그리고 엄지손가락으로 곡지혈을 통증이 없어질 때까지 충분히 풀어준다.

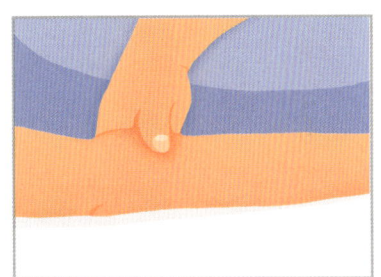

10식 　팔뚝 맛사지

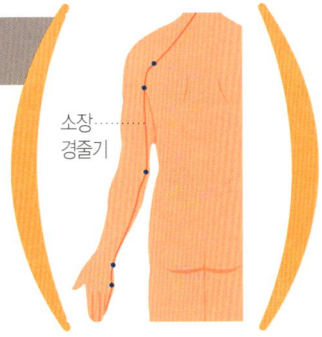

소장 경줄기

효과 | 대장과 소장 기능이 좋아지고 팔뚝 비만에 효과가 있다.
　　 | 늑막염, 각혈, 눈병, 견비통, 중풍, 고혈압, 견관절통, 두통, 갑성선 질환, 고혈압, 다한증에 효과가 있다.

① **대장경 맛사지** 팔꿈치의 곡지혈에서 어깨의 거골혈까지 맛사지한다.
② **삼초경 맛사지** 팔꿈치의 천정혈에서 어깨의 견료혈까지 풀어준다.
③ **소장경 맛사지** 팔꿈치의 소해혈에서부터 겨드랑이의 견정혈까지 풀어준다.
④ 어깻죽지뼈를 엄지로 돌리면서 풀어준 후 팔을 반대쪽 어깨로 올리고 주먹의 각 권을 이용해 3양경 전체를 쓸어올리면서 풀어준다.

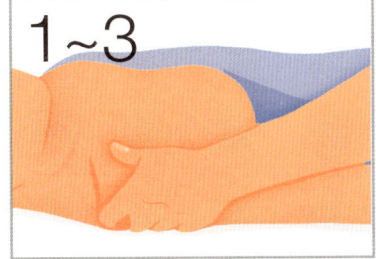

1~3

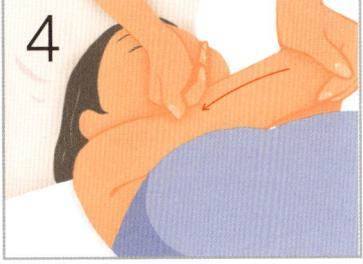

4

손 경락 맛사지

손은 말초 신경과 모세 혈관이 집중 분포된 곳으로 손 맛사지만으로도 전신의 간접 맛사지 효과를 얻을 수 있다. 또한 손의 반사 이론에 의하면 손의 각 부위는 인체의 축소판으로 인체의 각 부위와 연결되어 있다고 한다. 손등은 등, 손바닥은 배에 해당하고 가운뎃손가락은 머리, 검지와 약지는 팔, 새끼손가락과 엄지손가락은 다리와 연결되어 있다. 이러한 반사구는 어느 정도 효과가 인정되므로 반사구를 이용하여 맛사지하는 것도 효과적인 방법이라고 할 수가 있다. 손 맛사지는 손등과 손바닥을 전체적으로 고루 맛사지하고 손가락을 하나하나 주무르고 비틀어 막힌 경락을 뚫어준다.

1식　손바닥 맛사지

효과 | 각종 손바닥 질환을 치료하는 한편, 신체 여러 장기의 반사구를 자극해 오장육부의 기능이 좋아진다.

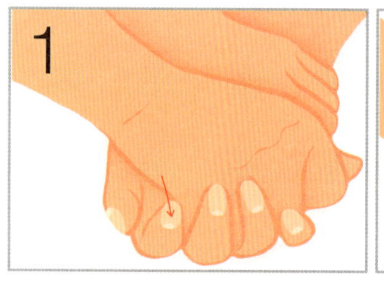
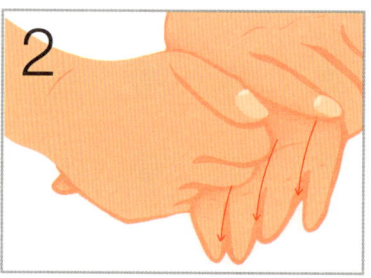

① 손바닥 전체를 주먹으로 풀어준다.
② 손바닥 각권으로 손가락 사이사이를 풀어주는데 엄지부터 시작해 새끼손가락까지, 손목에서부터 손가락 사이까지를 연결해 촘촘히 풀어준다.

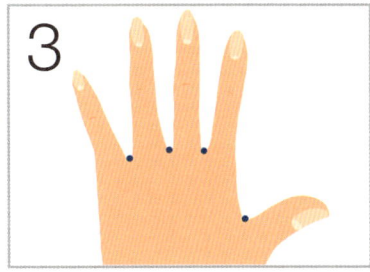

③ **팔료혈 풀어주기** 각 손가락 사이의 경결을 충분히 풀어준다.

④ **내장 반사구 풀어주기** 복부, 대장, 생식기, 척추 등 각 반사구를 풀어준다.

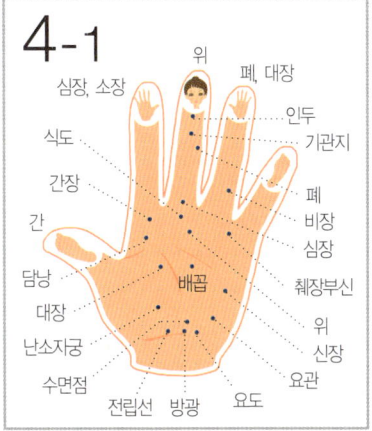

위
폐, 대장
심장, 소장
인두
식도
기관지
간장
폐
간
비장
심장
담낭
췌장부신
배꼽
대장
위
난소자궁
신장
수면점
요관
전립선 방광
요도

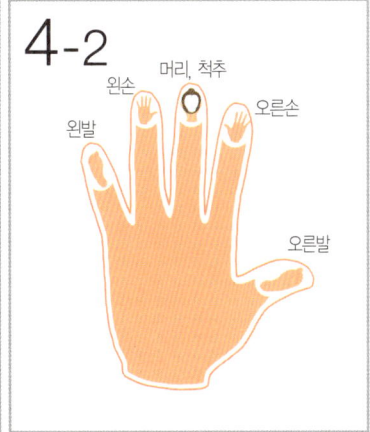

머리, 척추
왼손
오른손
왼발
오른발

2식　　손등 맛사지

효과 | 손등과 손가락의 각종 질환을 치료한다. 손등의 새끼손가락과 약손가락 사이를 풀어주면 어깨 부위의 합병증, 낙침, 요통, 팔이 저린 증세가 개선된다. 엄지손가락과 검지손가락 사이의 합곡혈은 인후통에 특효가 있다.

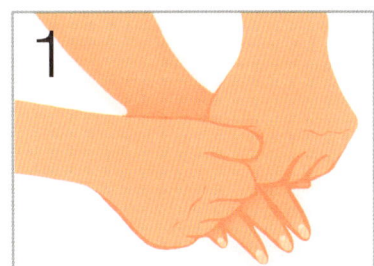

손등 전체를 주먹으로 풀어준다.

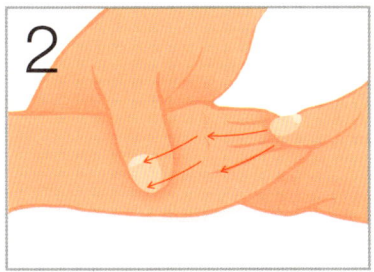

손등의 손가락 각 마디를 위로 쓸어올리면서 풀어준다.

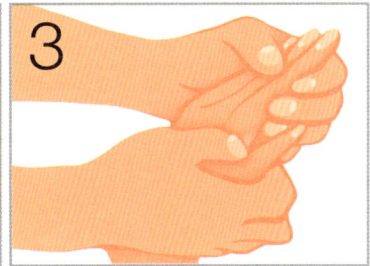

손가락 사이의 팔료혈을 누르면서 응어리를 해소시킨다.

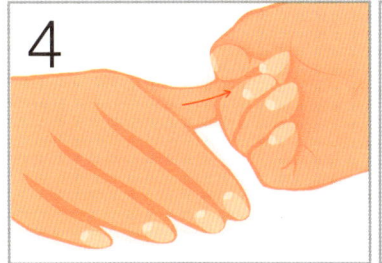

검지와 중지에 손가락을 끼워서 다섯 손가락을 쓸어 내린다.

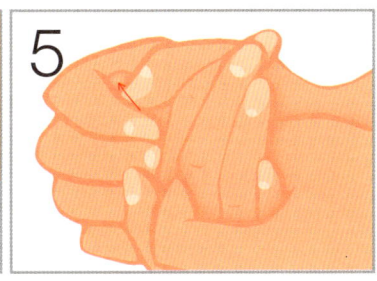

손끝을 엄지손톱으로 가볍게 밀어낸다.

복부 경락 맛사지

현대인들의 뱃속은 적취(체증이 오래 되어 뱃속에 덩어리가 생기는 것)나 칼퀴로 가득 차 있기 십상이다. 복부는 인체의 뿌리라 할 수 있지만 한편으로는 모든 질병의 뿌리이기도 하다.

복부를 맛사지할 때는 복부 중앙에 흐르는 임맥의 복직근을 충분히 풀어주고 장부가 위치한 간담 구역, 명치 구역, 비위 구역, 폐·대장 구역, 방광 등 생식기 구역, 배꼽을 중심으로 한 소장 구역을 집중적으로 풀어준다. 그러면 인체에 많은 변화가 일어나는 것을 직접 체험할 수 있을 것이다.

장기 진단의 중요성

장기를 진단하는 일은 치료를 위해 가장 중요하다. 어느 장기에 이상이 있는지를 알면 시술하는 시간을 절약할 수 있을 뿐 아니라 정확하게 치료할 수 있기 때문이다. 장기를 진단하는 방법에는 여러 가지가 있으나 경락 맛사지에서는 배꼽과 해당 장기의 반사 구역을 중심으로 진단한다. 배꼽은 각 장기와 연결되어 있어 장기의 나쁜 기운을 배출함과 동시에 우주 에너지가 들어오는 문 역할을 한다. 진단할 때는 배꼽이 당기는 형태나 모양을 보고 해당 장기의 이상을 판단할 수 있다.

복부 반사구를 이용할 때는 손으로 만져서 판단하는데 만지는 대상은 피부, 근육, 해당 장기 등이다. 만질 때 에너지 과부족, 결절, 꼬임, 엉킴, 칼퀴, 종양, 비만, 팽창, 부기 등을 느껴야 하므로 손의 느낌을 키우는 것이 중요하다. 숙달되면 해당 장기의 오라를 만지는 느낌으로도 장기의 상태를 판단할 수 있게 된다.

배꼽으로 진단하는 방법

① **위로 당겨짐** 장 문제, 월경 문제, 변비, 전립선 문제, 심장 과열, 호흡 문제, 불면증,

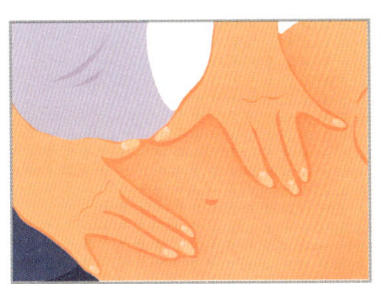

기침 등을 유발한다.

② **왼쪽 위로 당겨짐** 오른쪽 엉덩이 아랫부분과 오른쪽 다리, 위장, 비
장에 영향을 미치고 소화 문제를 일으킨다.

③ **왼쪽으로 당겨짐** 오른쪽 신장, 장에 영향을 미친다.

④ **왼쪽 엉덩이로 당겨짐** 배꼽의 오른쪽 윗부분에 긴장과 통증을 유발
한다. 간, 담낭, 십이지장, 오른쪽 신장에 영향을 미친다. 때때로 요
추신경총이나 왼쪽 다리에 통증을 유발한다.

⑤ **아래로 당겨짐** 장 문제, 정신 문제, 악몽, 월경 문제, 전립선이나 방광 문제를 유발한다.

⑥ **오른쪽 엉덩이로 당겨짐** 배꼽의 왼쪽 윗부분에 긴장을 유발한다. 췌장, 위장, 비장, 왼
쪽 신장에 영향을 미친다. 때때로 요추신경총이나 오른쪽 다리에 영향을 미친다.

⑦ **오른쪽으로 당겨짐** 왼쪽, 신장, 장에 영향을 미친다.

⑧ **오른쪽 위로 당겨짐** 간과 담낭, 왼쪽 엉덩이 아랫부분, 왼쪽 다리에 영향을 미치고 장
문제를 유발한다.

복부의 내장 반사구로 진단하는 방법

내장 반사구는 해당 구역을 손으로 만져서 느껴지는 통증이나 근육 상태로 해당 장부
를 진단하는 방법이다. 가장 일반적으로 사용되면서 진단 결과도 정확하다.

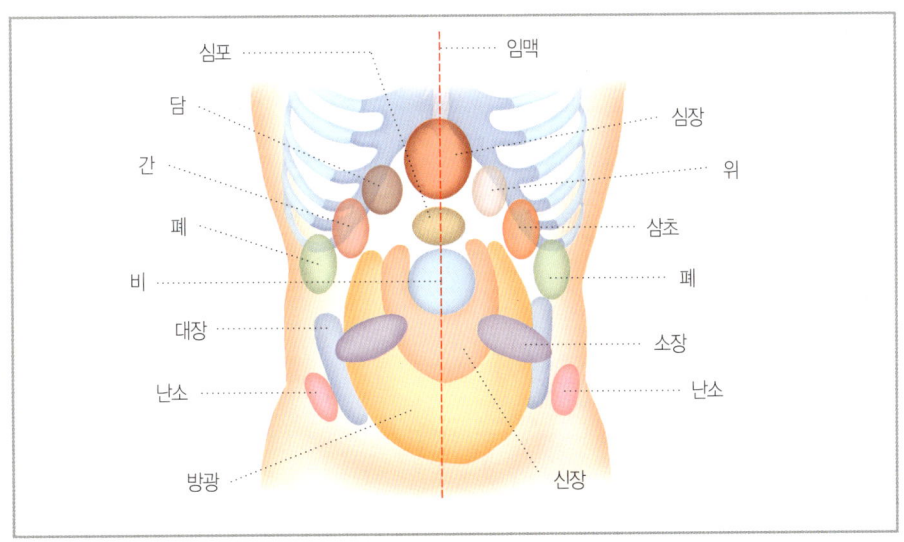

1식 복부 준비 맛사지

손으로 오라 쓸어내리기

》 삼초를 의미하는 '히' 소리를 내면서 배 주위의 오라를 여러 번 쓸어내린다.

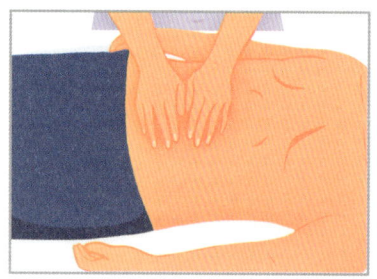

손 얹기

》 손 얹기는 숨을 더욱 깊이 쉴 수 있게 한다. 손 얹기와 병행해 손바닥으로 약간 좌우로 흔들어주고 배를 살짝 때려주면 피술자는 더욱 안정감을 느끼게 된다.

배 중앙 복직근 지압(임맥)

》 왼손을 밑에 받치고 오른쪽 손바닥으로 누르는데 명치 부근에서 시작해 배꼽 아래 치골까지 서서히 지압하고 다시 밑에서부터 시작하여 명치 부근까지 지압한다. 지압을 할 때는 천천히 2~3초간 누른다. 임맥을 지압하면 내분비선을 촉진시키는 효과가 있으며 특히 지압을 멈출 때는 몸속에 많은 변화가 일어난다.

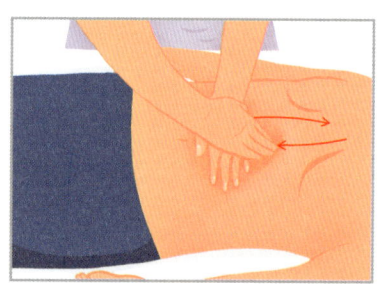

양 엄지로 복직근 지압

》 양 엄지로 복직근(위경)을 위에서 밑으로 지압하는데 치골 위까지만 지압한다. 지압을 하다 보면 맥이 뛰는 것을 느낄 수 있게 된다.

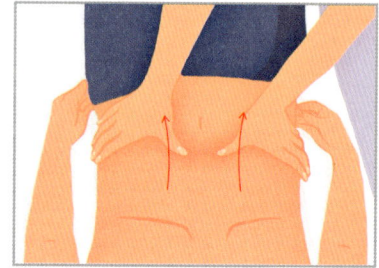

2식 | 배꼽 에너지 통로 열기

배꼽은 우주 에너지, 인간 에너지, 땅 에너지를 모아 생명 에너지로 변형시켜 각 장기에 공급하는 기능을 하며 각 장기에서 발생하는 독소를 외부로 배출하는 기능을 한다. 따라서 배꼽 주변이 막혀 있으면 내부와 외부의 에너지 교환이 중단되어 건강에 치명적인 영향을 미친다.

배꼽의 문을 열어주는 것은 집의 굴뚝을 청소하는 것과 같다. 굴뚝이 막혀 있다면 연기가 밖으로 나가지 못하는 것처럼 배꼽의 문이 막혀 있다면 각 장기의 독소가 밖으로 나가지 못해 장부의 변형 등 여러 가지 질병을 일으킨다. 따라서 복부 맛사지에서는 배꼽을 가장 먼저 열어주고 활성화시키는 것부터 시작한다.

효과 | 각 장기와 연결된 독소 배출 통로가 열려 장기로부터 생산되는 독소가 체외로 배출된다.
| 자율신경이 조절되고 신경 조절, 혈관 확장, 갱년기 장애, 당뇨병, 만성간염, 간 경화, 만성기관지염, 과민증, 차 멀미, 배 멀미, 어지럼증 등에 효과가 있다.

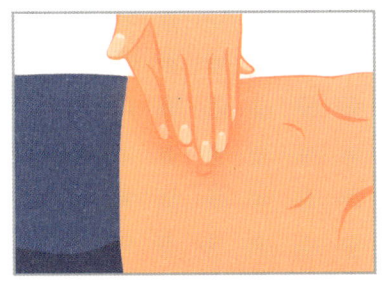

배꼽 주변 풀어주기

》 주변을 충분히 풀어준다. 손바닥으로 주무르거나 손두덩이를 이용해 충분히 지그시 주무른다.

단전과 서혜부 풀어주기

① 배꼽 및 단전 혈관의 노폐물을 씻어내는 역할을 한다. 맥박을 누른 후 슬그머니 떼는데 엄지손가락, 팔꿈치, 손날, 손두덩이, 발로도 가능하다. 맥박이 더 뛰는 쪽을 더 세게 눌러주면 맥박이 조절된다.
② 서혜부를 엄지손가락이나 양손, 발을 이용해 압력을 가한다.

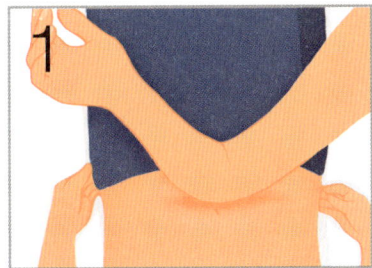
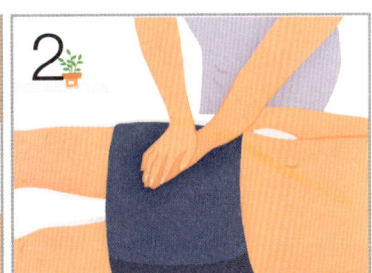

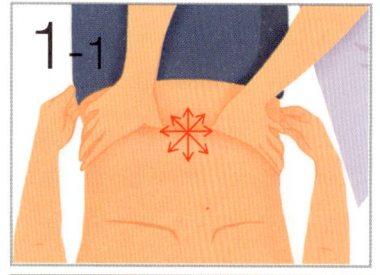

배꼽 사기 통로(배꼽 테두리) 열기

① 엄지손가락으로 열기

배꼽 사기(나쁜 기운) 통로 열기는 엄지손가락 한 손가락으로 팔방을 지그시 누르면서 열어주는 방법이 있다. 하지만 시간이 많이 걸리므로 양 엄지를 이용해 배꼽링 주변의 팔방을 이방, 사방, 육방, 팔방 순으로 지압하면서 풀어주는 방법이 효과적이다. 이때 누르는 강도는 뱃속의 맥박이 느껴지는 정도이며 누르는 시간은 15초 정도가 적당하다.

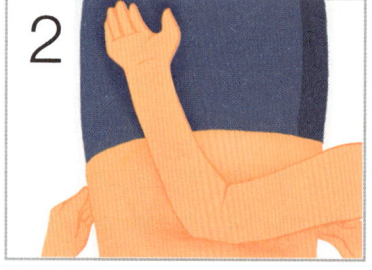

② 검지와 팔꿈치를 이용해 푸는 방법

배꼽을 여는 다른 방법으로는 팔꿈치를 이용하거나 검지를 이용해 돌리면서 열어주는 방법이 있다. 배가 너무 커서 접근하기가 힘든 경우에는 발뒤꿈치를 이용하는 방법이 효과적이다.

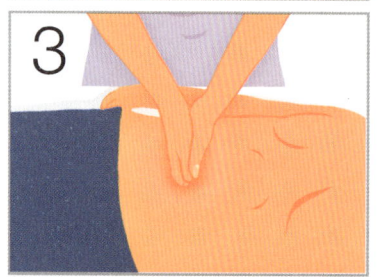

③ 수장으로 배꼽침 놓기

배꼽은 신쇠혈이라고 해 신경쇠약이 있는 사람에게 매우 효과가 있는 혈이다. 배꼽침을 놓을 때는 일반적인 침을 놓는 것이 아니라 양 손바닥을 모아 수장으로 만든 다음 배꼽을 지그시 누른 상태에서 한 번 더 밀어넣어 수장침을 놓는다. 보통 6회 정도 반복하면 효과적이다.
또한 자궁근종이 있는 경우에는 파스를 동전 크기로 만들어 잠잘 때 붙여 놓은 후 깨어날 때 다시 떼는 방법으로 7일 정도 반복하면 신기하게 없어지는 경우도 있다.

④ 배꼽을 연 다음 기쓸기를 통해 나쁜 기운을 발 밑으로 쓸어준다. 그런 다음 배꼽에서 굴뚝을 만들어 나쁜 기운이 모두 없어질 때까지 독소를 위로 뽑아준다.

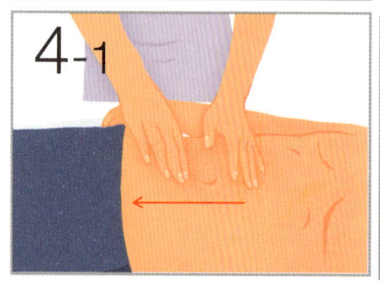

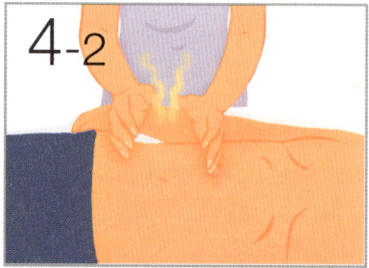

3식　명치 구역 맛사지

　명치는 복부에서 가장 중요한 부분으로 옛 선가에서는 명치 끝에 복부 안의 자율신경을 관할하는 복뇌가 있다고 생각했다. 그래서 이 복뇌를 중간 거점으로 해 복뇌를 자극하여 개발하면 태식(도교에서 행하는 호흡법의 한 가지로 숨을 쉬어서 기운이 배꼽 아래에 미치게 하는 방법이다) 등의 특수 능력을 갖게 된다고 하였다.

　명치 구역은 간, 대장, 위장, 비장, 신장, 동맥과 정맥 등이 중첩되는 곳으로 구조적으로 에너지가 잘 정체되도록 되어 있다. 또한 이 구역은 심장을 진단하는 구역인 동시에 복부에서는 배꼽과 더불어 가장 중요한 구역이다. 명치 부위가 막히면 여러 가지 문제가 생기는데 특히 명치 속에 있는 동맥과 정맥이 막혀 심장 문제를 일으키기도 한다.

명치의 중요성

　명치의 오른쪽에는 간이 있어 이곳에 이상이 있을 경우 간과 관련된 문제도 일어날 수 있고 위장도 근처에 있어 소화불량 등 소화기 계통에도 치명적인 영향을 미친다.

　명치를 잘 풀어주면 교통 정체가 해소되듯이 에너지 소통이 원활해져 복부의 문제가 대부분 해결될 수 있다. 하지만 이곳은 여러 장기가 중첩되어 있어 풀어주기가 힘든 곳이기도 하다. 그래서 일부 침술사들은 중완혈에 장침을 놓아 이곳을 풀어주는 방법을 사용하고 있지만 이는 매우 위험한 방법으로 잘못 시술했을 경우 사망하는 사례도 있으니 침 사용은 피하는 것이 좋다.

명치 구역에 이상이 있을 때 발생하는 질병

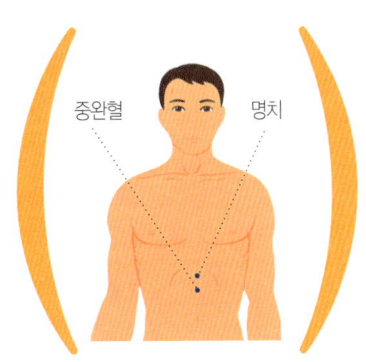

중완혈　　명치

　① 가슴앓이, 불안과 초조 등 심장에 문제가 생긴다.

　② 명치 구역에 심하게 통증이 생기면 위암을 의심해야 한다.

　③ 지방간 등 간장 질환이 생긴다.

　④ 췌장, 비장 관련 질환, 동맥경화 등이 생긴다.

　⑤ 수승화강장애로 기혈 순환이 막히게 된다.

　⑥ 혈액이 탁해지면서 위쪽의 압력이 못 내려오기 때문에 뇌출혈을 일으킬 수 있다.

통증의 원인에 따라 달라지는 증상

명치끝이 아픈 데도 여러 가지 이유가 있을 수 있는데 아픈 사람의 이야기를 들어보면 대략 어느 장기에 이상이 생긴 것인지 알 수 있다.

열이 나고 구토를 하면서 명치끝이 아프며 배의 오른쪽 아래로 통증이 퍼졌다면 맹장염일 가능성이 크다. 하지만 같은 아랫배의 통증이라도 10대 여자 아이라면 배란에 따른 통증일 가능성이 크다. 속이 비었을 때 통증이 와서 음식을 먹으면 사라지고 새벽 빈속에 속이 아파 깬다면 십이지장궤양일 가능성이 크다. 똑같은 통증이라도 빈속에는 괜찮고 식사 후에 생긴다면 위궤양이나 위염으로 오는 통증일 가능성이 크다.

명치 구역 맛사지

효과 | 명치 구역을 맛사지하면 간, 심장, 비장, 위장, 대장 기능이 좋아진다. 또한 얼굴색이 맑아지고 임맥이 소통되어 소주천 수련에 도움이 된다.

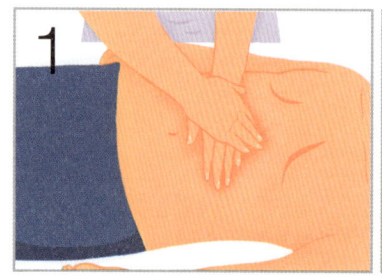
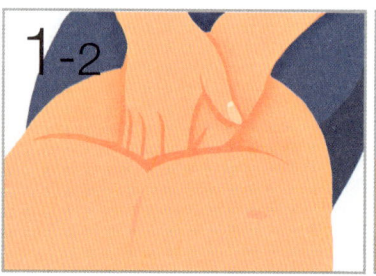
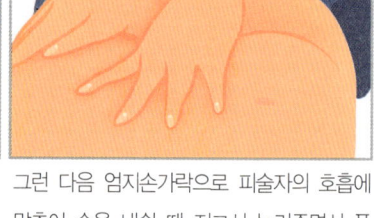

명치 구역을 한 손날이나 양 손날을 겹쳐 지그시 누르면서 풀어준다.

그런 다음 엄지손가락으로 피술자의 호흡에 맞추어 숨을 내쉴 때 지그시 눌러주면서 풀어준다. 발로 시술할 때는 의자 2개를 이용해 힘을 조절하면서 시술한다.

4식　　소장 맛사지

소장은 흉추 11번에 위치한 유문에서 시작되는데 췌장액, 담즙 등을 이용해 소화를 시키는 역할을 한다. 또한 위즙과 소화액을 혼합시키는 분절 운동과 영양분을 흡수하는 기능을 한다.

소장은 약 2,500억 개의 상피세포로 덮여 있으며 세균의 독소를 흘려보내기 위해 많은 양의 장액이 나오는데 이로 인해 식중독에 걸렸을 때 설사를 하기도 한다. 또한 소장은 뇌나 척수와 독립되어 독자적인 활동을 하므로 작은 뇌라고도 불린다.

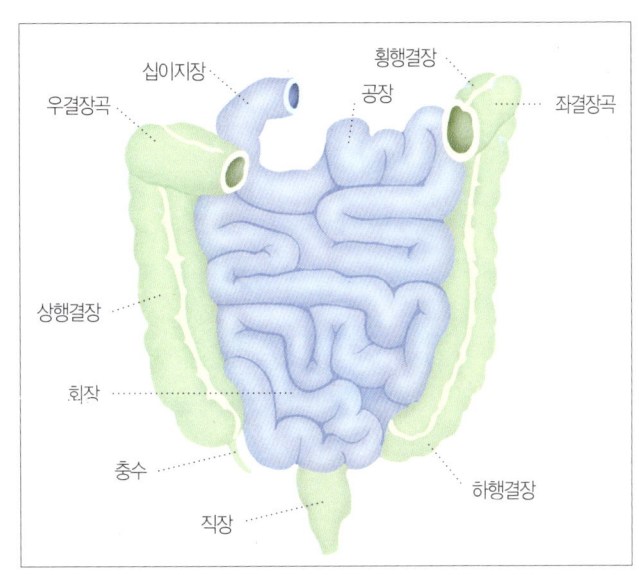

소장에 이상이 있을 때 나타나는 증상

① 소장은 잘 굳어지는 장기로서 다른 장기에 비해 감정의 영향을 많이 받는다. 소장이 하수되면 나타나는 증상은 비뇨기나 생식기 이상 때와 유사하며 스트레스나 잘못된 습관으로 발생하게 된다. 증상은 배가 불편하고 꽉 낀 옷을 입기가 힘들며 하복부 통증을 유발시키는 동시에 호흡곤란 현상이 나타난다.

② 소장은 감정들의 소화도 담당한다. 분노는 간 근처 소장의 오른쪽을 긴장시키고, 근심은 왼쪽 상부 비장 근처에 영향을 준다. 초조와 불안은 소장 맨 꼭대기에 영향을 주고, 슬픔은 양쪽 옆구리에 영향을 미치며, 공포는 복부 아래쪽 가장 깊숙한 곳에 영향을 준다.

③ 소장이 노폐물로 가득 차 정상적인 상태보다 늘어나면 아래로 처져 복부 아래쪽의 혈액순환을 방해한다. 그래서 정맥을 압박해 치질과 노장 정맥이 생기며 여성의 경우 호르몬의 불균형과 월경장애가 생기기도 한다. 결국 척추를 잡아당기고 그렇게 되면 등 아래쪽이 지나치게 휘어지고 가슴이 활 모양으로 굽게 된다.

또한 소장에 쌓인 노폐물은 그 무게로 인해 천골의 신경총과 요추의 전달 센터와 신경을 압박하게 된다. 이로 인해 하복부와 장기들에서 오는 신경 전달이 마비되고 중요한 정보가 뇌에 전달되지 못하게 된다.

소장에서는 결정과 엉킴 등이 많이 발생하는데, 소장 맛사지를 할 때는 아주 안정되고, 차분하고, 편안하고, 이완된 상태가 되어야 된다. 감정이 그대로 전달되기 때문이다.

소장 풀어주기

효과 | 소화 기능이 좋아져 마른 사람의 경우 정상적인 체형으로 변하게 된다.

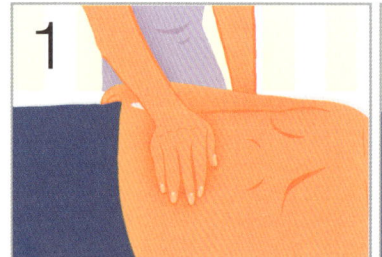

손바닥으로 소장을 느껴본다.

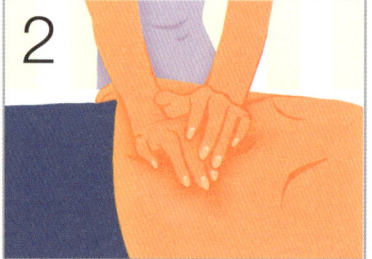

손바닥으로 흔들어도 오장이 진정되는데 배에 손바닥을 대고 좌우상하로 가볍게 흔든다. 깊이 넣어 흔들면 주무르기가 된다. 배가 크면 양손으로, 작으면 한 손으로도 충분하며 움직이는 것만으로도 호르몬이 분비되는데, 특히 굳은 부분은 집중해서 풀어준다.

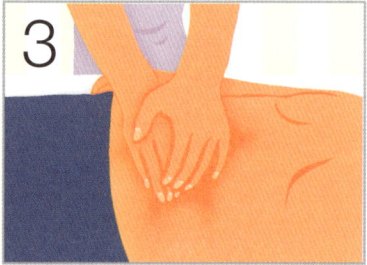

손가락을 깊숙이 넣어 깊은 결절을 풀어 준다.

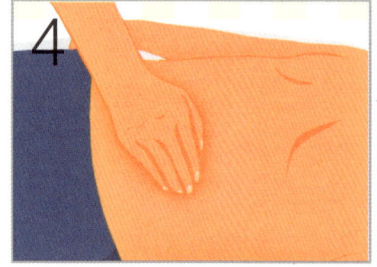

소장 전체가 굳은 경우는 손두덩으로 소장의 U자 모양 사이를 느끼면서 풀어준다. 굳은 부위를 눌러 힘을 준 후 숨을 들이마실 때 밀고 내쉴 때 흔들어서 풀어준다.

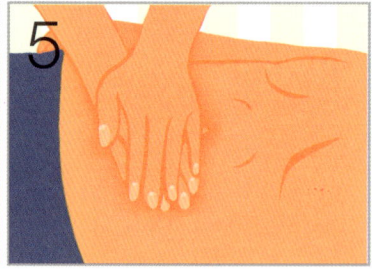

양 손바닥으로 소장 부위를 누른 다음 숨을 들이마실 때 밀어 5초간 멈추고 내쉴 때 풀어준다.

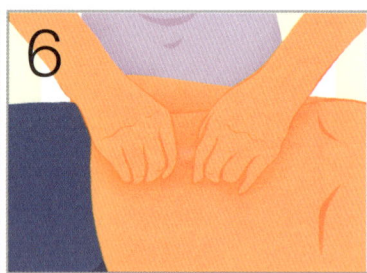

장이 말라 있는 경우 뱃가죽을 잡아 진동을 준 후 풀어준다. 꼬집어서 비틀면 지방질이 분해된다. 마지막으로 손바닥으로 소장을 가볍게 두드려주면서 마무리한다.

5식 　대장 맛사지

대장의 전체 길이는 1.5m, 지름은 5~6cm이고 충수, 결장(상행, 횡행, 하행, S형)으로 나뉘어져 있으며 항문 도관, 직장, 그리고 맹장을 포함한다. 소화되지 않는 음식과 분비물들은 결장을 통과하는데 결장은 수분, 영양분, 비타민 등 흡수할 수 있는 것은 무엇이든지 흡수하고, 흡수되지 않는 것들은 대소변으로 배출한다. 맹장에서 직장까지는 장의 세로 근육과 원형 근육의 수축에 의해 짧은 시간에 격렬한 연동 운동이 일어난다.

대장은 항상 찌꺼기로 가득 차 있어 인체의 하수 처리장이라고 볼 수 있다. 이곳에서 찌꺼기를 잘 처리하지 못할 경우는 자가중독(자기 몸 속에서 만들어낸 유독 물질로 인해 이상을 초래하는 경우)이 나타날 수 있다.

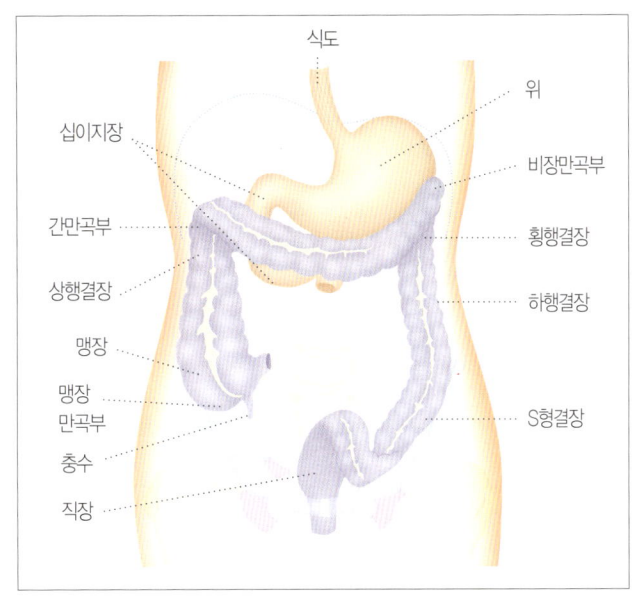

대장의 문제로 발생되는 질환

① 대장에 문제가 생기면 주로 변비, 설사 등이 나타나게 된다. 변비는 장이 수분을 지나치게 흡수해 내용물이 너무 건조해져서 정체되거나 장 근육 기능이 약해서 발생하기도 하기도 한다. 또한 장의 과도한 열도 변비의 주요 요인 중 하나이다.

② 대장에 가스가 가득 차면 갈비뼈 안에 있는 심장 부위를 압박하면서 불안감, 심장의 통증, 호흡곤란을 일으킬 수 있다.

③ 대장에 문제가 생기면 대장에서 흡수한 박테리아들이 내뿜는 독소에 의해 만성적인 질환이 생기게 된다. 결장이 깨끗하고 정상적일 때 건강한 생활을 할 수 있는데, 결장이 침체되면 그곳에서 썩고 부패해 발효된 독들이 증류되어 혈액 속으로 침투해 뇌와 신경 조직을 오염시킨다. 그러면 우울증에 빠지게 되고 화를 잘 내는 성격으로 변하게 된다.

또한 그 독들은 심장을 오염시켜 기운이 없거나 행동을 굼뜨게 만들고, 폐를 오염시켜 호흡곤란을 일으키며, 소화 기관을 오염시켜 피부를 창백하게 하고 혈색을 나쁘게 만든다. 한마디로 인체의 모든 기관을 오염시켜 빨리 늙게 한다. 그리고 관절이 뻣뻣하고 아파오며 신경염이 생기고 눈이 침침해지면서 뇌의 기능도 둔해진다.

④ 대장에 내용물이 정체되면 독소나 가스 발생으로 인해 두통이 생기고 그 독이 간으로 침투해 간염을 발생시키기도 한다. 대장은 모든 장기와 연결되어 있어 다른 장기에 영향을 미친다. 그러므로 대장이 깨끗해야 머리가 맑아지는 것이다.

⑤ 대장염 – 대장염은 장이 염증을 일으킨 상태로 정신적 스트레스와 관련된 경우가 많다. 공포, 노여움, 우울, 긴장, 불안, 강박관념 등은 몸속의 섬세한 구조, 특히 소화와 배설 기능을 어지럽게 만든다.

⑥ 게실증 · 게실염 – 게실증과 게실염은 섬유질 부족으로 근섬유 중 약한 곳에 헤르니아(체내의 장기가 본래의 부위에서 일탈한 상태)가 생기고 혹 같은 작은 자루가 생기는 질환이다. 이 속에는 변이 쌓이기 쉬워 세균이 번식해 감염과 염증이 생길 수 있다. 변비는 그 중 가장 큰 원인으로 이렇게 생긴 혹이 한 군데라도 터지면 목숨을 잃을 수도 있다.

⑦ 대장의 협착 – 협착의 원인은 장의 염증으로 장이 좁아지거나 대장암, 폴립이 장을 덮어버려 좁아지기 때문으로 대장염 등 염증성 병이 조직을 손상시킨 후에 생긴다. 변은 장의 협착된 곳 바로 앞에 쌓여서 복부 팽만과 구역질을 발생시키고 동시에 협착 개소에서 앞부분을 좁게 만든다.

⑧ 궤양 – 염증, 마모, 병원균 감염, 근육 조직의 내부 또는 표면에 독소가 집중적으로 정착하여 생긴다. 또한 치질처럼 상처가 벌어져서 생기기도 하는데 출혈과 심한 통증을 동반한다. 변에 혈액, 점액, 고름 등이 생기는 점혈변과 설사가 주된 증상이며 S형 결장과 직장에서 주로 발생된다. 근본 원인으로는 자가중독과 변비를 꼽을 수 있다.

⑨ 대장에 이상이 있을 경우 땀을 많이 흘리게 된다. 장의 상부에 이상이 있을 경우에는 상체, 장의 중간 부분에 이상이 있을 경우에는 몸통, 장의 아랫부분에 이상이 있을 경우에는 하체에 땀을 많이 흘리게 된다.

대장 풀어주기

효과 | 대장 속의 각종 노폐물을 물리적으로 제거해주며 숙변, 변비, 독소 등을 해소하는 데 도움이 된다. 대장 맛사지로 대장의 기능이 좋아지면 모든 장기 기능이 동시에 좋아질 수 있다.

① 간 만곡부와 비장 만곡부를 손가락으로 누르면서 풀어준다. 그 다음에는 양손으로 허리를 감싸면서 간 만곡부와 비장 만곡부를 흔들면서 풀어준다. 정체되어 있는 노폐물을 움직일 수 있는 공간을 만들기 위해 반드시 비장 만곡부와 간 만곡부의 정체를 먼저 풀어주어야 한다.

② 맹장 만곡부를 풀어준다. 배꼽의 1/3지점에 맹장이 있으므로 맹장을 느껴본다. 맹장을 충분히 풀어준 다음 오일을 이용해 오른손날로 장골 사이를 충분히 풀어준다. 맹장 부위의 긴장이나 정체가 풀리면 전체가 뚫리고 깨끗해지는 것을 느낄 수 있다.

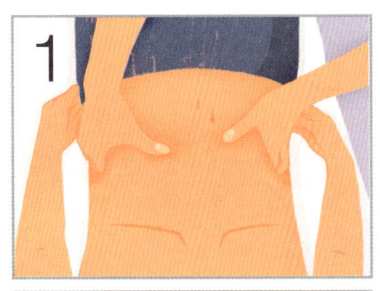

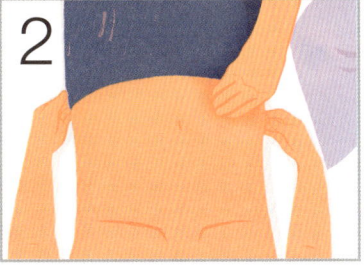

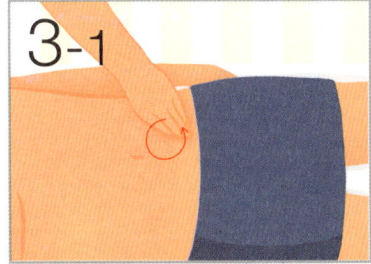

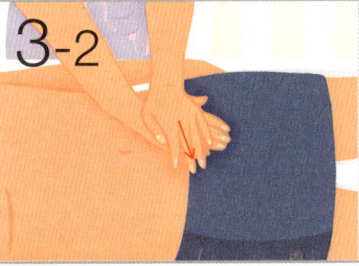

③ S형결장을 열어주는데 먼저 손으로 느껴본다. 손두덩이를 항문 쪽으로 충분히 밀면서 맛사지한 후 항문을 향해서 펌핑해준다. 이때 반드시 항문에서 반응이 와야 한다.

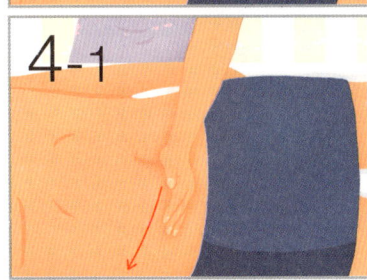

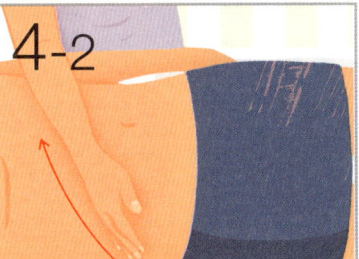

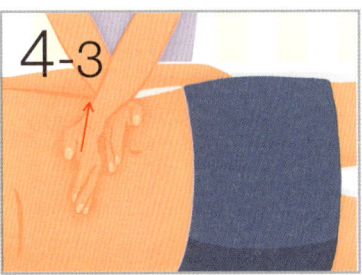

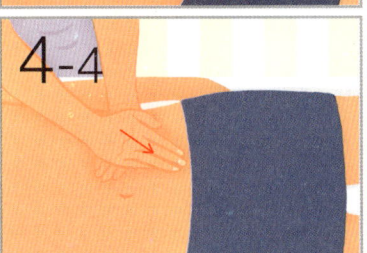

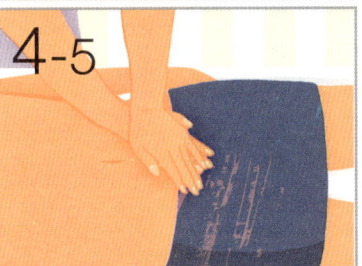

④ **대장정화 맛사지** 왼손날로 맹장 만곡부를 밀고 오른손날로 교차하면서 상행결장을 풀고 횡행결장으로 와서 S형결장으로 밀어주는 동작을 여러 번 한다.

6식　간 맛사지

간은 4개의 조각(우엽, 좌엽, 부채꼴엽, 꼬리엽)으로 형성되어 있으며 무게는 500~ 1000g 정도로 1.5kg의 혈액을 저장한다. 분노는 주로 꼬리엽에 많이 쌓인다.

간은 주로 인체 내의 모든 독소를 제거하는 일과 글리코겐이라는 영양분을 생성하여 혈액 속에 저장하는 등 생명을 유지하는 데 중추적인 역할을 하는 장기다. 사람의 혈색과 기운을 조정하고 인체 활동의 에너지를 만드는 것이 모두 간의 역할이다.

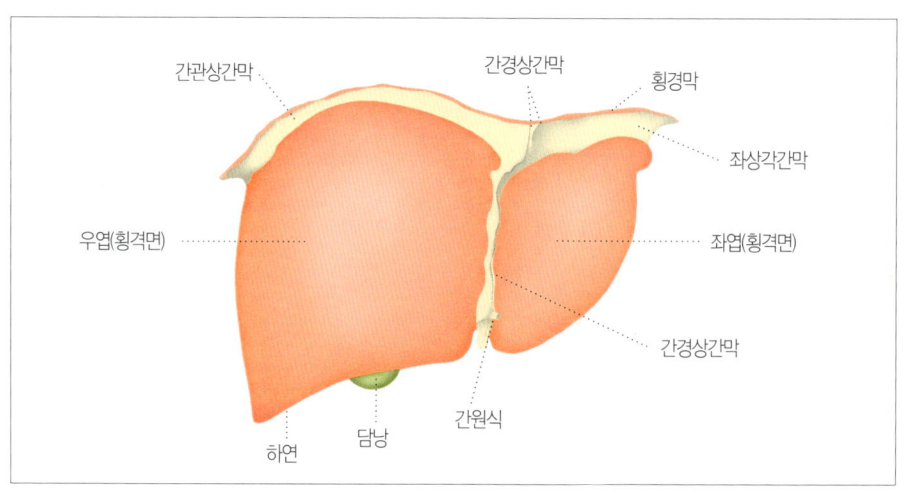

간의 주요 기능

간의 기능에는 대략 50여 가지가 있는데 주로 해독 작용과 영양분 합성, 저장, 분배 기능을 담당한다. 그리고 간은 호흡할 때 조금씩 움직이는데 보통 호흡으로 2cm가량 중앙 하단으로 움직이고 복부 호흡으로는 5cm 정도 움직인다.

간은 많은 양의 혈액, 미네랄, 비타민 등을 저장한다. 동시에 탄수화물을 당분으로 분해시키고 단백질과 아미노산 생산을 책임지며 지방, 항체, 그리고 대부분의 혈장 단백질을 생산한다. 간은 재생능력이 높아 7할까지 잘라내도 기능을 하지만 간의 움직임이 둔화될 때는 피로가 오게 된다.

또한 간은 담즙을 생산하는데 담즙은 담낭에 의해 소장으로 전달되어 소장이 지방을 흡수하도록 도와준다. 담즙은 많은 독소와 화학물질을 저장하는 기능도 한다. 하지만 독소를 너무 많이 저장하고 있으면 소화 작용을 비롯해 다른 기능을 제대로 수행할 수 없다. 그러면 결국 담낭의 담즙 분비가 감소되어 담석이 생긴다.

간에 이상이 있을 때 발생하는 질병

① 몸이 마르고 전신이 피로해지며 양치질하면 구역질이 나는 현상이 발생한다.

② 간과 담에 열이 발생하면 백내장과 녹내장이 온다.

③ 엄지발가락으로부터 시작하는 통풍과 빈혈, 긴장성 고혈압 등이 발생한다.

④ C형 만성 간염을 방치하면 70%는 암이 된다.

⑤ 혈액이 탁해지며 신진대사 기능이 저하된다.

⑥ 지방분해가 저하돼 비만을 일으킨다.

⑦ 간암 발생 징후

　- 오른쪽 상복부에 덩어리가 만져진다.

　- 오른쪽 상복부에 둔한 통증이 일어난다.

　- 극도의 피로감을 호소한다.

　- 기존 간질환의 악화, 기억력 감퇴 등이 나타난다.

　- 황달 증세가 발생한다.

한번 맛사지를 받는데 적당한 시간

　맛사지를 한번 받는데 걸리는 시간은 맛사지 하는 사람의 능력에 따라 다르다. 맛사지를 오래 받는다고 해서 효과가 높은 것도 아니고 맛사지가 금방 끝난다고 해서 효과가 없는 것도 아니다.

　대체로 전신 맛사지를 받을 경우는 1시간 이내가 적당하다. 부분적으로 받는 경우는 10~30분 정도면 충분하다. 1시간 이상 맛사지를 받는 경우 과도한 치료가 될 수 있다.

　고질적인 질병을 치료하기 위해서는 연속 10회 정도를 받은 다음에 서서히 맛사지 받는 주기를 늘려 가는 것이 좋다. 또한 일상적인 질병을 치료하고 피로 회복이나 건강은 예방을 하기 위한 차원이라면 1회 정도 꾸준히 관리를 받으면 도움이 된다.

간 풀어주기

간을 맛사지할 때는 왼쪽을 받쳐 약간 올린 후 만져보아 딱딱한 부위를 지그시 맛사지하는데 주변을 충분히 풀어준 상태에서 한다. 또한 맛사지 전에 비장, 췌장, 갈비뼈, 횡경막을 정화해서 공간을 만들어야 간에 접근할 수 있다. 복부가 굳으면 뇌의 일부분이 막히게 되므로 잘 풀어주도록 한다.

효과 | 간장의 기능이 좋아져 혈액이 맑아지고 신체가 깨끗해진다.

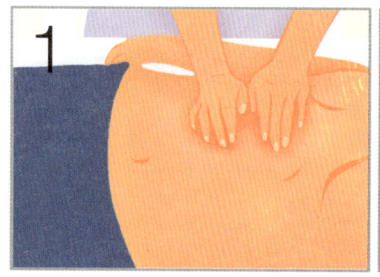

양 손으로 갈비뼈 위를 누르면서 펌핑해 독소를 정화한다. 피술자가 호흡을 내쉴 때 지그시 누른 후 한 번 더 눌러서 독소를 제거한다.

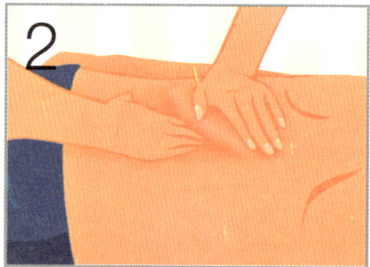

갈비뼈 사이를 양 손날을 이용해 풀어준다. 단단한 곳이 발견되면 부드러워질 때까지 충분히 맛사지한다. 너무 많은 독소를 한 번에 배출하지 않도록 주의한다.

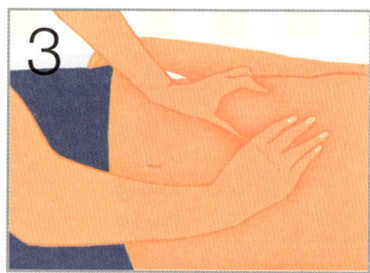

밑에서 양 엄지를 이용해 깊숙이 넣어 맛사지한다.

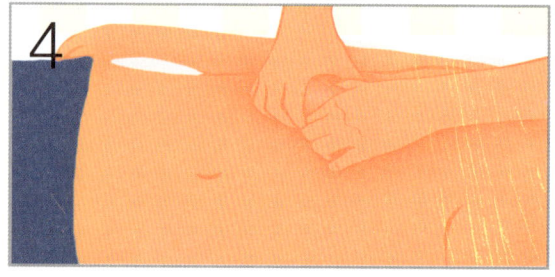

다음은 갈비뼈 위쪽에서 손가락을 넣어 갈비뼈를 당기면서 풀어준다. 발가락으로 지그시 누르면서 맛사지를 할 수도 있다.

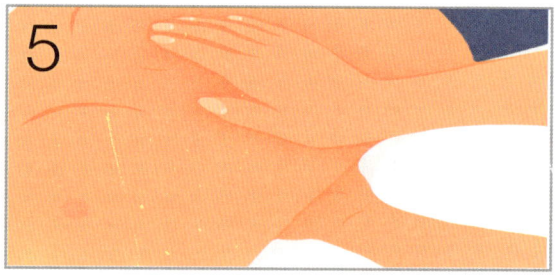

초록색을 상상하면서 양손으로 담낭에 기를 보낸다.

7식 담 맛사지

담은 우엽과 부채골엽 중앙에 위치한 길이 10cm, 직경 3cm의 장기로 주요 기능은 소장에 담즙을 분배하는 역할을 한다. 소장이 비어 있으면 담즙을 5~10배로 농축해서 저장해 두었다가 필요할 때 십이지장에 분배한다. 과식을 하면 담즙이 너무 많이 분비되어 담즙이 굳거나 담석이 발생하기도 한다. 또한 음식물이 있으면 간에서 바로 담즙이 내려가 음식의 지방을 분해해준다.

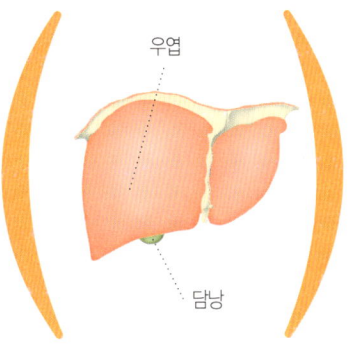

우엽

담낭

담의 이상 시 발생하는 문제

담낭의 가장 큰 문제점은 담즙염으로, 담즙이 과도하게 울혈이 되거나 박테리아가 침입해 생기게 된다. 박테리아가 침입하면 담즙이 박테리아를 고립시켜 주위에 진주 같은 담석을 형성하는데 일반적으로 정상적인 담낭은 간보다 더 딱딱하다. 그런데 작은 담석이나 응고된 담즙염과 같은 자극으로 충혈되면 담낭이 부드럽게 느껴질 수도 있다. 또한 종종 담석들이 너무 많이 생겨 담낭관을 막는 경우도 있다.

담낭이 제대로 작동하지 않으면 쉽게 두통이 생기면서 나태해지고 성격이 우유부단해진다. 보통 40세 이상에서는 15~20명에 한명 꼴로 담석을 갖고 있다.

담낭 풀어주기

효과 | 담즙 분비 기능이 좋아져 소화 기능이 향상된다.

① 담은 간 밑에 있기 때문에 직접 손으로 만져지지 않는다. 담낭의 위치는 배꼽과 간의 중앙에 위치해 있으므로 손날이나 엄지를 이용해서 배꼽 쪽으로 J자형으로 맛사지해준다. 맛사지를 할 때는 시계 방향과 반시계 방향으로 반원을 그린다. 그리고 나서 담낭과 담간을 인체의 중앙선과 배꼽 쪽으로 짜내는 것처럼 밀어 여분의 담즙은 소장으로 보낸다. 이렇게 하면 십이지장으로 이어진 곳의 정체를 푸는 데 도움이 된다.
② 맛사지를 끝마칠 때는 피술자의 담낭과 기로 시술자의 손가락을 힘껏 밀어내게 한다.

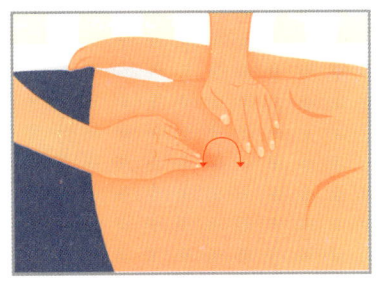

8식   위장 맛사지

위장은 경추 6번부터 경추 11번까지 식도와 연결되어 있으며 모양은 J자형을 이루고 있다. 보통 200mg의 위액과 염산을 분배하는데 위장의 안쪽 내벽에는 보호 점액이 있어 위액에도 견딜 수 있다.

음식물이 위에서 머무르는 시간은 평균 4시간으로 음식물의 종류에 따라 조금씩 차이가 난다. 위장의 활동을 더디게 하는 것은 냉기로 냉기가 들어가면 위장은 정상 온도가 37°로 될 때까지 활동이 중지된다.

위는 식도로부터 음식물을 받아들여 모았다가 소장의 입구인 십이지장으로 보낸다. 위에는 단백질 분해를 돕는 효소와 소화액이 들어 있는데 그것이 단백질을 미즙이라 불리는 엷은 유동체로 변화시킨다. 이 유동체는 소장으로 보내지고 소장에서 영양분을 흡수한다. 즉, 에너지와 피를 생산하는 일련의 과정은 위에서부터 시작한다고 볼 수 있다.

위장에 이상이 있을 때 발생하는 질병

① 위에 이상이 오면 활동적인 신체 반응이 저하돼 크게는 만사가 귀찮아지며 일에 의욕이 없고 두통이 겹쳐 항상 짜증스러운 상태를 유발하게 된다.

② 위하수를 일으킨다. 위가 밑으로 처져 음식 찌꺼기가 장시간 위에 머무르게 되며 과도한 음식 섭취로 비만을 일으키게 되는 주범이다.

③ 위장은 감정에 가장 민감하게 반응하는 장기다. 얼굴이 빨개지면 위도 빨개지고 얼굴이 창백해지면 위도 창백해진다. 또한 흥분하면 위가 격렬한 수축 운동을 해 위액 분비가 3배로 늘어나기도 한다.

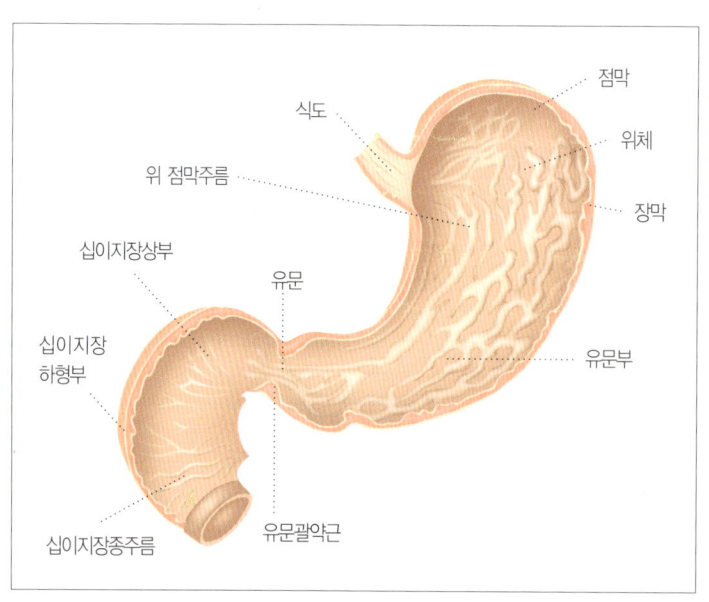

식도
점막
위체
위 점막주름
장막
십이지장상부
유문
십이지장하행부
유문부
십이지장종주름
유문괄약근

④ 식도 괄약근의 기능이 저하되어 위에서 나오는 강한 산이 역류하면서 속쓰림이 생긴다. 또한 식도가 좁아지거나 움직임이 나빠지면 음식물이 식도를 통과하기 어려워진다.

⑤ 식욕 부진이나 복부 팽만감은 유문에서 십이지장으로 내보내지 못해서 발생한다. 건강한 사람은 보통 음식물을 4시간 정도면 섭취한 음식물을 소장으로 보내지만 위하수나 위장 기능에 문제가 있는 사람은 12시간이 소요되기도 한다.

스트레스도 그 원인 중 하나로 스트레스를 받게 되면 자율 신경계의 지배가 흐트러지면서 위의 운동에 영향을 미친다.

⑥ 긴장된 생활은 위산의 분비를 촉진해 궤양을 일으키게 할 수 있다.

⑦ 위암을 일으키게 된다. 다음은 위암을 의심해볼 수 있는 증세이다.

-음식물을 삼키기가 어렵고 소화 능력이 떨어져 체중이 급격히 줄어든다.

-위암 부위의 출혈로 빈혈 문제를 일으킨다.

-명치가 아프다. 식사 전후와 상관없이 명치가 아픈 경우는 특히 주의를 해야 한다.

-바늘로 꼭꼭 찌르는 듯한 통증이 있으며 위에 덩어리가 느껴진다.

위장 풀어주기

효과 | 위하수, 소화기 장애, 혈액순환 장애, 손떨림, 산후풍 등이 해소된다.

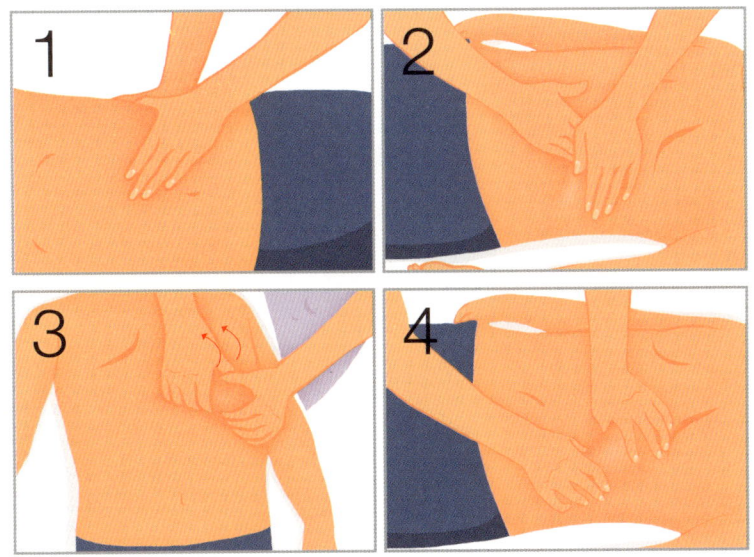

① 양손을 위장 구역의 갈비뼈 위에 올리고 옆으로 여러 번 누르면 가스 빠지는 소리가 난다. 그런 다음 갈비뼈가 부드러워질 때까지 지그시 누르면서 펌핑해준다.
② 한 손바닥으로 왼쪽 가슴뼈를 누르고 오른손 날로 갈비뼈 밑의 위장을 풀어준다.
③ 양손으로 가슴 방향으로 맛사지해주는데, 위에서 거꾸로 끌어올리면서 한다.
④ 위문을 풀 때는 양 엄지를 이용해 밑에서 해준다. 정체나 긴장, 통증이 사라질 때까지 맛사지하면 장애물이 제거되어 비장을 맛사지하기가 더 쉬워지고 림프 조직의 배출도 원활해진다. 위하수는 옆구리 대맥을 위로 끌어올리는 맛사지를 하면 해소된다.

9식　췌장 맛사지

　췌장은 요추 1, 2번 정도에서 10~15cm의 크기로 위장 밑의 배꼽 바로 위에 옆으로 위치해 있어 손으로 만질 수 없다. 인슐린과 췌장액을 분비하는 것이 주요 기능이다.

　췌장액은 소장으로 흘러 들어가서 소화를 도와준다. 췌장액은 강한 알칼리성으로 담낭의 담즙과 결합되어 위산의 균형을 잡아준다. 또한 내분비 기능을 가지고 있는데 인슐린을 혈액 속으로 방출해 혈액의 당분이 세포 속으로 흡수되도록 해준다. 당분이 흡수되지 않는 상태를 당뇨병이라고 한다.

　췌장의 머리는 비장 쪽에, 꼬리는 십이지장 쪽으로 위치하고 있어 췌장액을 십이지장으로 분비한다. 십이지장에 음식물이 있을 경우 1200ℓ 정도의 췌장액이 분비된다.

　췌장은 맛사지를 할 때 부드럽게 해야 하는데 딱딱하면 딱딱할수록 더욱 더 부드럽게 해야 한다.

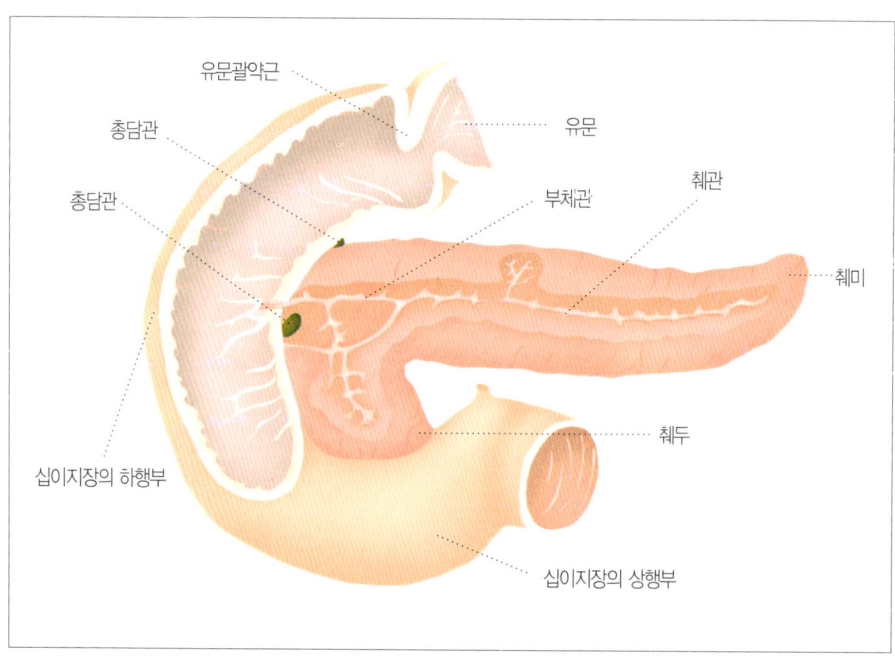

췌장의 기능에 장애가 생길 때 발생하는 질병

　① 인슐린 생산 기능 장애로 당뇨병을 일으킨다.

　② 급성 췌장염-십이지장으로 연결되는 도관은 간 및 담낭과 같이 사용하기 때문에
도관이 부실해지면 급성 췌장염에 걸릴 수 있다.

　③ 췌장암에 걸릴 수 있다.

　④ 췌장에 이상이 있을 때는 상복부에 심한 통증이 느껴진다.

췌장 풀어주기

효과 | 췌장 기능이 좋아져 인슐린 분비가 정상화됨으로써 당뇨병을 예방하고 치유하는 효과가
　　　있다.

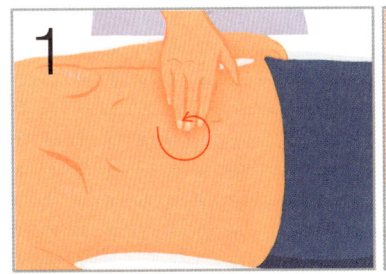

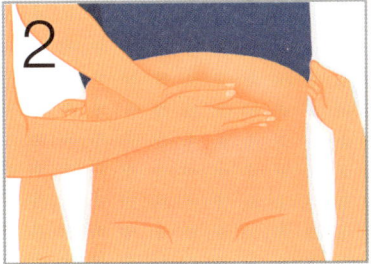

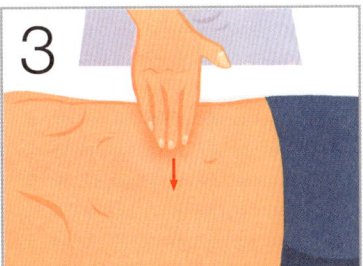

맛사지를 하기 전 주변 조직을 충분히 풀어준다. 알코올 중독자나 당분 중독자의 경우 매우 아프다.

피술자가 숨을 내쉴 때 오른손날이나 양손을 사용해 췌장 꼬리에서 머리 방향으로 배 깊숙이 파도처럼 맛사지한다. 특히 인체의 중앙 부위에 있는 췌장의 머리 부분을 깊이 누른다.

손바닥 끝과 손가락을 굴리면서 결석이나 결절이 비장으로 들어가지 않도록 중앙선 쪽으로 민다.

10식　비장 맛사지

　비장은 적혈구를 파괴하거나 생산하며 몸의 노폐물을 걸러준다. 하지만 늑골 깊숙이 위치해 있기 때문에 손으로 만지기 어렵고 이상이 있을 경우에만 잘 만져진다. 간이 나빠도 그 영향으로 잘 만져진다.

　비장은 주변의 늑골, 대장, 위장을 맛사지하면서 간접적으로 맛사지를 해야 효과적이며 부드러운 장기이기 때문에 맛사지를 할 때 조심해야 한다.

비장 풀어주기

효과 | 혈액 순환이 좋아져 복부 비만에 탁월한 효과가 있다.

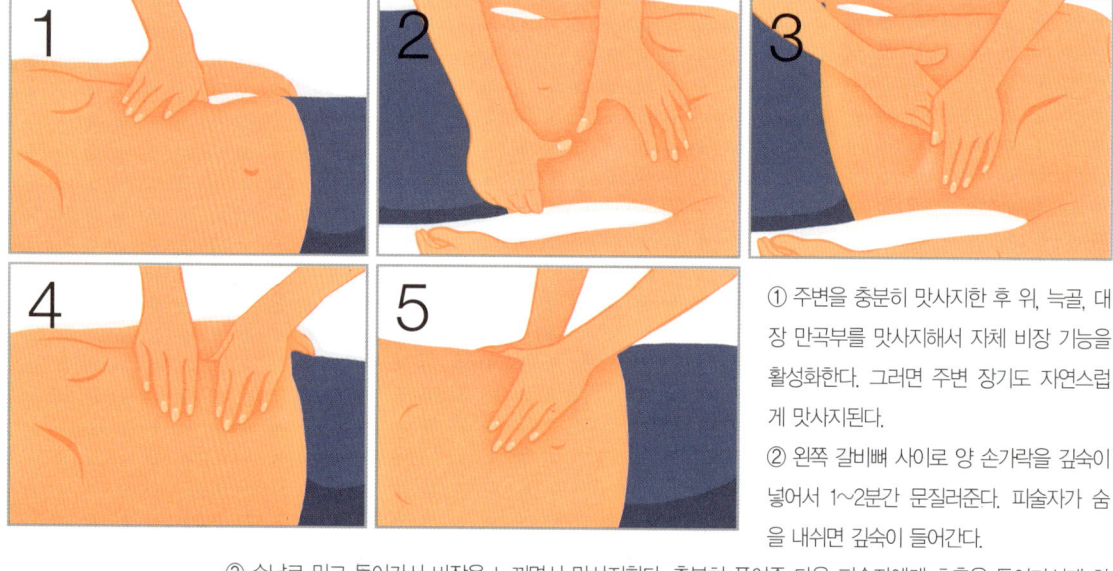

① 주변을 충분히 맛사지한 후 위, 늑골, 대장 만곡부를 맛사지해서 자체 비장 기능을 활성화한다. 그러면 주변 장기도 자연스럽게 맛사지된다.

② 왼쪽 갈비뼈 사이로 양 손가락을 깊숙이 넣어서 1~2분간 문질러준다. 피술자가 숨을 내쉬면 깊숙이 들어간다.

③ 손날로 밀고 들어가서 비장을 느끼면서 맛사지한다. 충분히 풀어준 다음 피술자에게 호흡을 들이마시게 하고 내쉬면서 손가락을 밀어내도록 한다.

④ 양 엄지손가락을 옆구리에 대고 손바닥은 배 위에 올려놓은 다음 옆으로 튕겨주면서 여러 번 밀어준다. 이때 비장의 소리인 '후' 소리를 내면서 튕겨주면 효과적이다.

⑤ 마지막으로 황금빛을 연상하면서 양손으로 비장을 감싸고 에너지를 보낸다.

11식　　요근 맛사지

　　요근은 몸의 기둥 역할을 하는 곳으로 정서나 감정 상태에 민감하게 반응해 스트레스를 받거나 놀라면 긴장하게 되고 이상이 있을 경우는 허리, 다리 위까지 영향을 미친다. 양쪽 요근의 장력이 불균형을 이루면 척추가 휘고 엉덩이 위치가 이상해지며 한쪽 다리가 다른쪽 다리보다 짧아질 뿐 아니라 좌골신경통이 생길 수 있다. 그러므로 양쪽의 요근들을 풀어주고 늘리고 균형을 맞추는 일은 매우 중요하며 반드시 양쪽 요근을 같이 맛사지해야 한다. 요근들을 정상으로 만들면 많은 정서적인 문제들, 특히 우울증을 해결하는 데 도움이 된다.

요근 풀어주기

효과 | 요통과 정신적인 스트레스, 다리의 통증, 저림 등이 해소된다.
　　　 | 서혜부가 뚫리면 배의 가스가 빠지면서 헛배 부른 것이 해소된다.

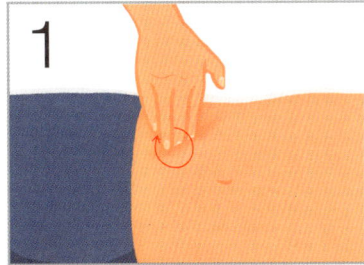

① 허리와 요근 주변, 하복부, 골반 쪽을 손날로 시계 반대 방향으로 돌리면서 결절을 충분히 풀어준다.

② 장골에서부터 손을 잡고 내려가면 걸리는 근육이 있다. 다리를 움직여 보면 잡았는지 알 수 있다. 만져지면 양 손날로 나란히 잡은 후 손날을 깊게 넣으면서 풀어준다.

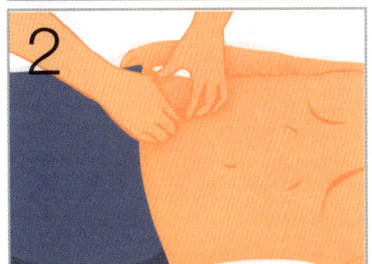

③ 한 손은 앞골반뼈 아래의 요근 부위에 손날을 넣고 한 손은 다리를 잡은 후 피술자에게 다리를 올릴 때 숨을 마시게 한다. 그런 다음 내쉴 때 올린 발을 좌우로 움직여 흔들면서 호흡을 내쉬고 다리를 펴면서 풀어준다.

④ 다리를 떨어뜨리고 양손으로 요근을 누른 후 올리라고 한다. 이때 요근이 늘어난다.

⑤ 손날을 이용해서 서혜부를 가볍게 시계 반대 방향으로 돌리면서 응어리를 풀어준다.

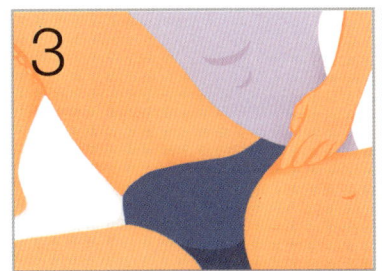
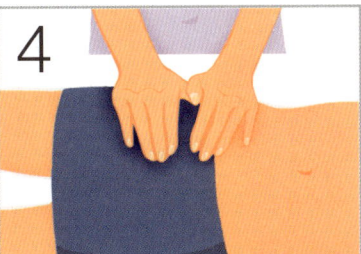
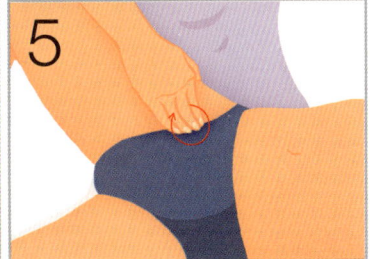

12식   신장 맛사지

신장은 요근 위에 신발 모양으로 위치해 있어 요근이 굳을 때 영향을 받는다. 깊숙이 자리하고 있어 만지기 어려우며 요근 위에 놓여 있기 때문에 자유롭게 움직인다. 신장에 이상이 생기면 자리 이탈과 관련된 문제가 가장 많이 발생하는데 요도, 방광과 연결되어 있어 감염도 많이 된다. 주요 문제는 흉추나 요추에 영향을 미치며 특히 흉추 11~12번에 많이 발생한다.

하지만 신장은 몸 뒤에서도 근육과 뼈를 8cm 정도 통과해야 하고 앞에서도 근육 1.5cm, 내장 10cm 정도 위치해 있어 만지기가 어렵다. 그러므로 배를 충분히 풀어준 뒤에 맛사지를 해야 한다.

신장의 기능

신장은 소변을 걸러주고 소변을 만들며 독소를 동시에 배출하는 기능을 한다. 그리고 피를 걸러주고 정화해서 치명적일 수 있는 노폐물을 혈액에서 제거한다.

또한 신장은 선천지기와 성 에너지를 저장했다가 필요에 따라 인체의 모든 부분에 중요한 에너지를 공급해 준다. 즉, 신장은 정력과 수명을 결정하는 데 매우 중요한 기능을 해 생명의 뿌리라고도 불린다. 생식기나 성적인 기능 부진의 원인이 신장 때문에 발생하기도 한다.

신장은 등 아래쪽의 통증을 다스리며 골격 체계와 뼈, 치아 역시 책임을 지고 있다. 오른쪽 신장은 냉기를 담당하고 왼쪽 신장은 화기를 담당한다. 화기를 담당하고 있는 왼쪽 신장에 이상이 오면 몸이 항시 으스스 춥고, 냉기를 담당하는 오른쪽 신장에 이상이 오면 몸이 뜨거워진다.

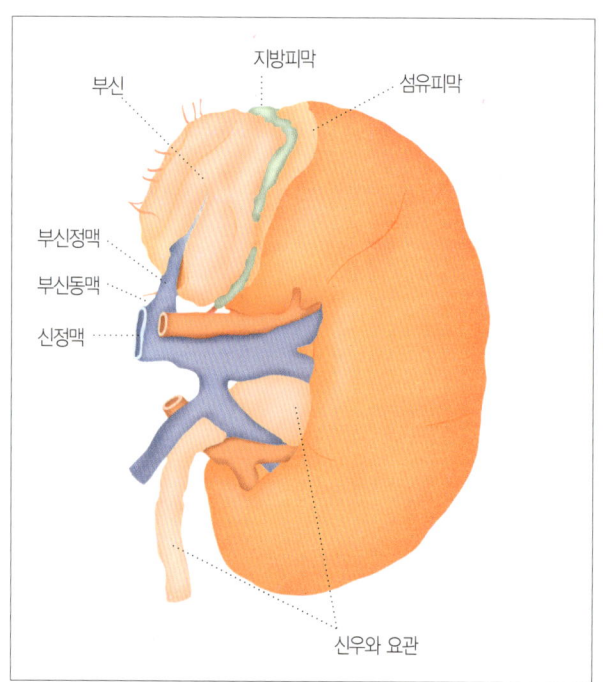

부신
지방피막
섬유피막
부신정맥
부신동맥
신정맥
신우와 요관

신장에 이상이 있을 때 발생하는 문제

① 몸에 화기와 냉기의 조화가 불균형을 이루게 된다.

② 신장결석은 소변이 지나치게 농축되어 생기는데 칼슘, 염분, 요산이 지나치게 농축된 나머지 결정체로 변하게 되는 것이다. 결석은 콩알에서 귤만 한 크기로 변하기도 한다.

③ 여과 조직인 네프론 손상을 입게 돼 세균감염의 우려가 있다.

④ 노화 과정의 일부로 나타나는 동맥경화로 인해 피를 세척하는 능력이 떨어진다. 그래서 여과 능력이 상실돼 유독성 노폐물이 쌓여도 노폐물을 걸러줄 수 없게 된다.

신장 풀어주기

효과 | 신장 기능이 좋아져 신부전증 환자에게 도움이 되고 혈액이 맑아져 신진대사 기능이 좋아진다.

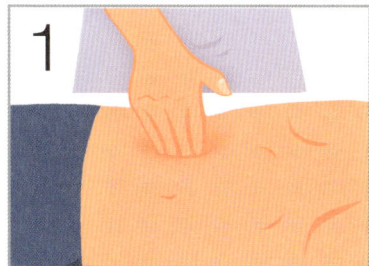

배꼽과 옆구리 중앙의 신장 구역을 손날을 넣어 충분히 풀어준다.

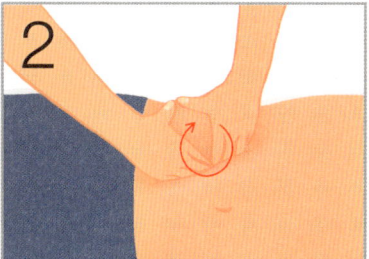

대장과 소장을 헤쳐가면서 양 손날을 깊숙이 넣는다. 그러면 볼을 만지는 느낌이 드는데 1~2분 동안 시계 반대 방향으로 돌리며서 풀어준 다음 숨을 내쉬면서 양 손날을 밀어내게 한다.

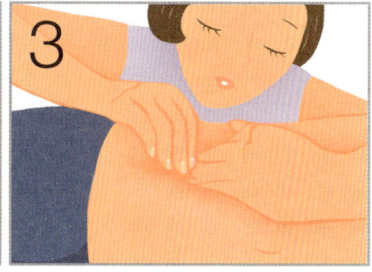

양 손날로 살을 헤집고 신장에 통로를 만든 다음 입김으로 신장의 목소리인 '후' 하는 소리를 내면서 신장을 일깨워준다.

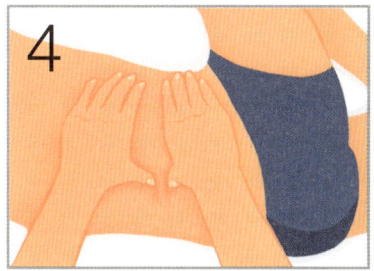

옆으로 눕게 한 후 허리 신유혈을 이용해서 양 엄지로 밀면서 신장을 풀어준다.

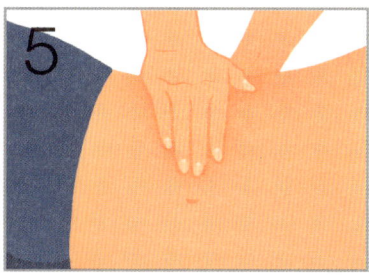

그런 다음 양손으로 신장을 감싸면서 신장에 우주의 기운을 넣어준다.

✳ 비뇨 생식기 계통

    하반신 냉증으로 혈액순환이 나빠지면 아랫도리가 춥고 저리며 부어오르게 된다. 게다가 하반신에 위치한 대장, 방광, 자궁 등의 장기 기능이 떨어지기 때문에 변비, 소변부족, 부종, 생리불순 등의 증상이 나타난다. 특히 불임증을 갖고 있는 여성들은 대부분 아랫배가 냉장고처럼 차므로 꾸준히 맛사지를 하는 것이 중요하다.

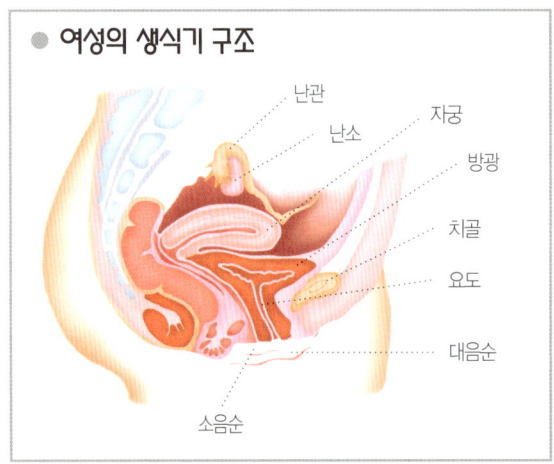

● 여성의 생식기 구조

난관 / 난소 / 자궁 / 방광 / 치골 / 요도 / 대음순 / 소음순

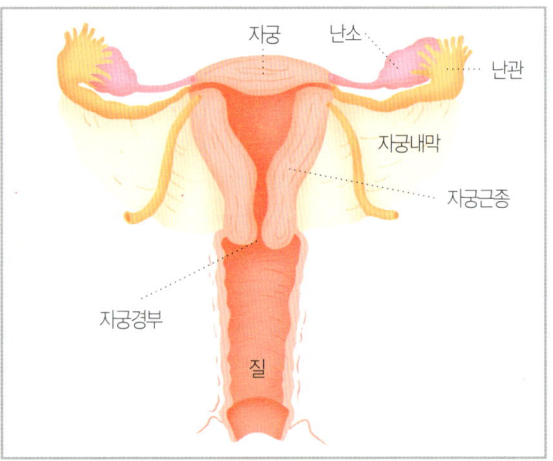

자궁 / 난소 / 난관 / 자궁내막 / 자궁근종 / 자궁경부 / 질

13식   방광경 맛사지

    방광은 소변을 저장했다 몸 밖으로 배출시키는 역할을 한다. 방광에는 불필요한 수분(소변)이 저장되었을 때 뇌신경으로 전달하는 스위치 역할을 하는 방광막이 있는데 신장이나 수분혈에 이상이 있을 경우 방광막은 아래로 처지게 된다. 그래서 소량의 소변이 저장되어도 자주 배설하려는 신호를 뇌신경에 전달하게 되며 이를 다뇨증이라고 한다.

방광의 구조

    남자의 경우는 방광이 치골과 서혜부 바로 위에 위치해 있고 여성은 자궁 아래 골반뼈 바로 위에 있다. 골반관에 있는 장기들은 잘 움직이지 않고 호흡할 때 방광만 약간 움직인다. 방광 경락은 신체의 거의 모든 기능과 연결되어 있으며 척추 근처를 지나가면서 교감 신경계에 영향을 준다.

방광과 관련된 문제

방광과 관련된 주요 문제 중 하나는 방광이 밑으로 처지는 현상으로 변비나 위, 자궁이 눌려서 처지거나 잦은 출산에 의해서 발생된다. 괄약근 이상으로 요실금이 생기기도 한다. 또는 치골 인대가 수축하고 긴장할 때 위로 확장되지 못해 밑으로 처지거나 회음부가 약할 때 소장이 처지기도 하는데 회음부는 복잡하고 정교한 근육으로 형성되어 있으므로 괄약근 운동 등을 하는 것이 좋다.

방광과 관련된 또 다른 문제로 여성의 경우 감염 등을 들 수 있다. 방광은 천골, 요골, 미골에 많은 영향을 미치는데 감염이 되면 치골을 눌렀을 때 통증이 온다. 요실금에 걸렸을 때는 요추 2~3번에 압통이 온다.

방광경 풀어주기

효과 | 요실금, 소변 불량, 잔뇨, 불임, 생식기 기능 등이 좋아진다.

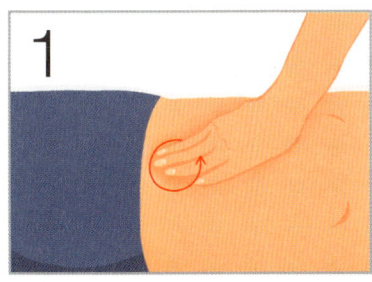

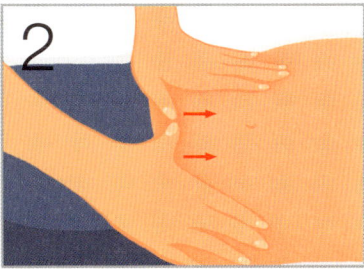

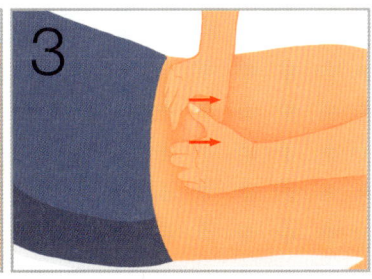

맛사지 전 먼저 소변을 비운다. 임신, 피임 기구 사용 시에는 맛사지를 해서는 안 되며 월경이 끝난 후에 한다. 우선 치골 주변을 손날을 이용해서 충분히 풀어준다.

양 엄지로 방광을 만지면서 위로 밀어주면서 풀어준다.

위에서 양손으로 방광을 끌어올리면서 맛사지한다.

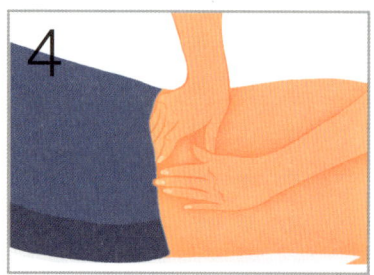
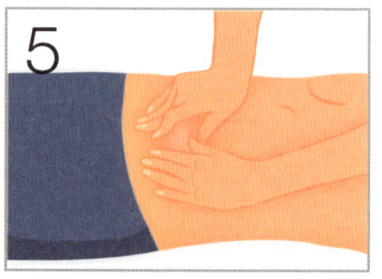

치골 위로 방광을 직접 잡고 피술자에게
양쪽 다리를 굽히라고 한다.

하나, 둘, 셋 할 때 양쪽 다리를 밑으로 신속
히 펴게 한다. 다리를 펼 때도 방광이 움직이
지 않도록 꼭 잡아야 한다. 이 맛사지는 처진
방광을 효과적으로 올려주는 방법이다.

14식　　자궁 맛사지

　　배꼽에 양 엄지를 대고 역삼각형 모양을 만들었을 때 검지가 닿는 부분이 자궁 경부
에 해당한다. 모양은 서양 배와 비슷하며 결장, 직장, 방광의 내용물에 의해 위치가 자
주 변한다. 자궁의 움직임은 방광과 같다.

　　자궁과 관련된 문제는 응어리 문제로 자궁근종, 내막염이 발생하거나 생리통, 불임
등이 발생하는 경우이다. 위치상 미세한 바이러스에 감염될 수도 있다. 자궁이 처지기
도 하는데 잦은 임신과 분만 시 기구 사용, 다른 소화기 계통의 장기가 처진 경우에서
발생한다. 그러므로 자궁을 맛사지할 때는 응결된 부분과 처진 부분을 올리는 데 주안
점을 둔다.

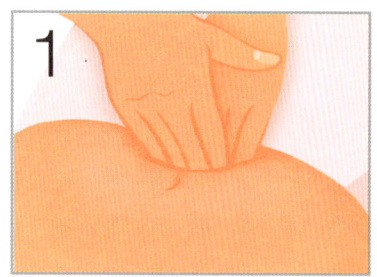
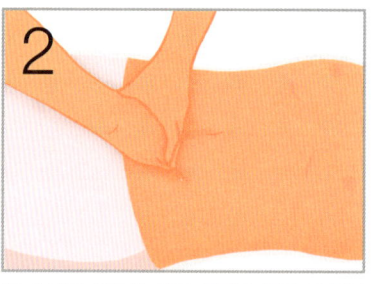

자궁 풀어주기

효과 | 자궁 물혹, 자궁근종 등 자궁
의 각종 난치병 질환에 도움
이 된다.

치골 위의 자궁부위를 양 손날을 이용해
충분히 풀어준다.

양 손날을 깊숙이 넣어 자궁을 들고 흔들어
준다. 응어리가 있을 때는 충분히 풀어준다.

15식 | 난소 맛사지

난소는 골반 양쪽에 있으며 양손을 역삼각형으로 만들었을 때 새끼손가락이 닿는 부위에 자리하며 난소 인대에 의해 자궁과 연결되어 있다. 일반적으로 나이가 많을수록 많이 처지며 난소가 골반 바닥에 떨어진 경우도 있다. 이처럼 난소의 위치가 이동하면 생리통 및 불임이 발생한다. 정상적인 난소의 위치는 양쪽 두 난소가 수평이 되는 것. 어긋나도 여기서 불임의 원인이 된다. 이 밖에 소장, 방광, 직장과 유착되어 난소가 꼬이는 경우도 있다.

난소 풀어주기

효과 | 여성의 불임에 도움이 되고 난소 기능을 정상화시킨다.

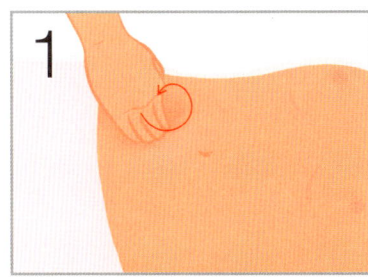

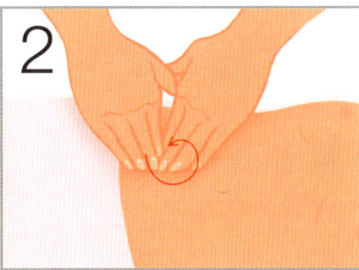

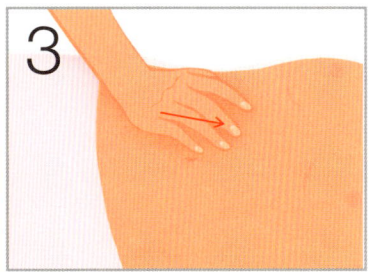

난소 주변을 손날을 이용해 시계 반대 방향으로 돌리면서 충분히 풀어준다.

양 손날을 모두 난소 부위에 깊게 넣어 난소를 느끼면서 결절이 풀릴 때까지 충분히 맛사지한다.

손바닥으로 처진 난소를 위로 밀어올려주는 맛사지를 한다.

16식 　전립선 맛사지

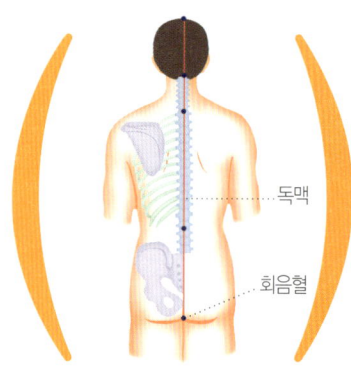

독맥

회음혈

　전립선은 방광 밑의 회음 부위에 위치하고 있으며 전립선액이 정액의 60%에 해당한다. 전립선은 임맥의 늑골혈을 중심으로 좌우 12개씩 24개의 선으로 늑골과 연결되어 있다. 그래서 늑골에 이상이 생기면 전립선에 영향을 미치고 전립선이 나빠지면 늑골에도 영향을 미치게 된다. 또한 육장 육부와도 상호 연결되어 있다.

전립선의 기능과 문제

　전립선액은 정자의 운동을 촉진시켜주고 산성액을 희석시켜 정자를 보호하는 역할을 한다. 전립선과 관련된 질환으로는 염증, 암, 비대 등이 있는데 생식을 위한 성호르몬이 분비되는 장소이므로 정체가 많이 온다. 그러므로 맛사지를 통해 정체를 풀어주어 에너지를 순환시켜야 한다.

　성생활을 하기 전에는 생식기 주변을 맛사지해야 에너지가 잘 소통되므로 고환 두드리기 등 고환 맛사지와 음낭, 페니스 스트레칭 등을 하는 것이 좋다.

　전립선염은 대체로 세균으로 인해 염증이 발생하거나 전립선이 비대해지는데 그러면 제일 먼저 만성피로와 함께 배뇨가 불편해진다. 또한 고환이 부어 통증이 오기도 하며 성욕이 감퇴하면서 사정할 때 아프고 정액에 피가 섞여 나오기도 한다.

전립선 풀어주기

효과 | 생식기, 비뇨기 계통의 질환, 조루증, 전립선 질환에 도움이 된다.

>> **회음혈 풀어주기** 방광 옆이나 회음혈에 손가락 2마디를 넣어서 맛사지한다. 회음혈은 항문과 음부 사이에 있는 혈로 이곳이 막히면 생식기 질환, 비뇨기 질환, 조루 등이 발생한다. 회음혈이 막히면 임맥과 독맥이 흐르지 않아 전신건강에도 나쁜 영향을 미치게 되는데 민감한 부위이므로 자가 맛사지를 하는 것이 좋다.

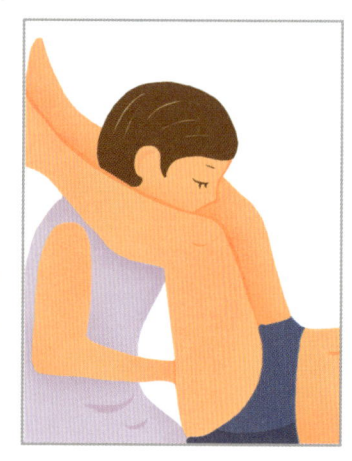

17식 | 서혜부 맛사지

효과 | 장골능이 조정되고 서혜부의 임파 순환을 촉진시켜 하반신과 생식기의 여러 질환을 좋게 한다.

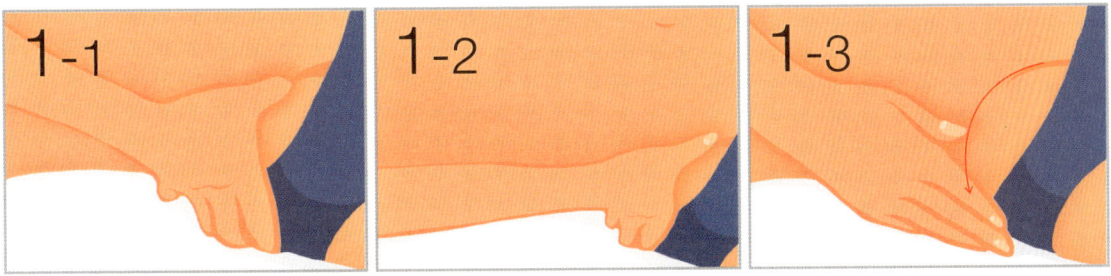

엄지손가락으로 서혜부에 올라와 있는 뼈의 능선을 따라 아래쪽으로 풀어준다.

18식 | 복부 비만에 효과적인 맛사지

효과 | 복부 비만 해소에 도움이 된다.

뱃가죽 잡고 비틀어주기

>> 뱃가죽을 양손으로 잡고 비틀거나 흔들어준다. 지방 분해에 효과적인 맛사지로 비만 세포는 강한 자극을 주면 쉽게 분해가 된다.

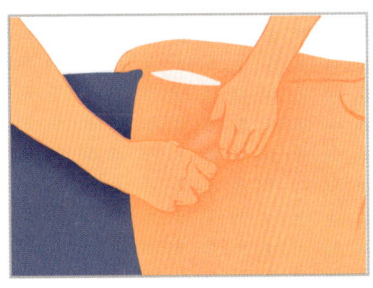

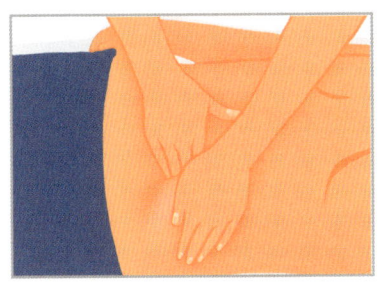

뱃가죽 풀어주기

>> 한 손으로는 뱃가죽을 누르고 다른 한 손은 배에 길게 밀어넣으면서 배 전체를 골고루 풀어준다. 복부의 지방이 쉽게 제거된다.

대맥 풀어주기

〉〉 대맥은 배꼽에서 가로로 이어져 등 뒤의 명문혈까지 연결된 경락이다. 대맥이 막히면 상체와 하체의 기가 교류되지 않아 상체와 하체가 부조화를 일으키게 된다. 엄지손가락을 배꼽의 왼쪽과 오른쪽에 끼고 등 뒤까지 쓸어내렸다가 올려주는 맛사지를 해서 대맥의 경락 흐름을 원활하게 한다.

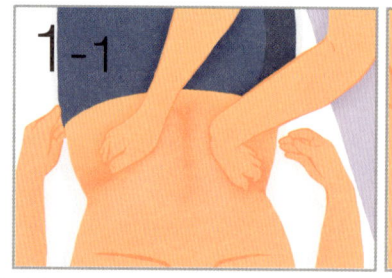

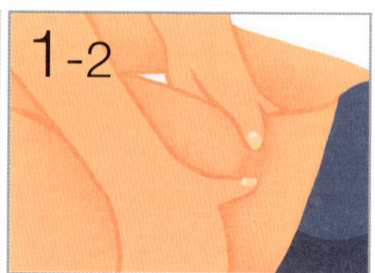

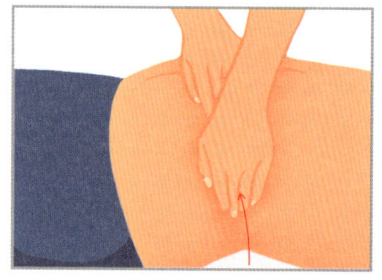

허리 날씬하게 하기

〉〉 양손을 교대로 반대쪽 허리의 명문혈까지 넣은 다음 끌어당겨주는 맛사지를 한다. 허리가 가늘어지는 효과가 있다.

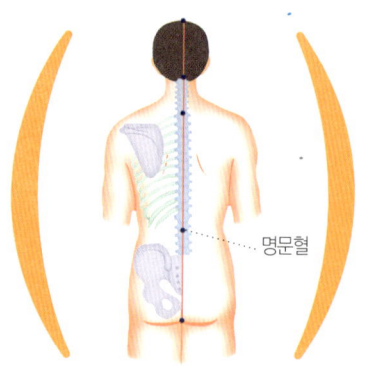

명문혈

19식　복부 마무리 맛사지

효과 | 복부의 기혈을 진정시키고 맛사지 효과가 오래 남도록 한다.

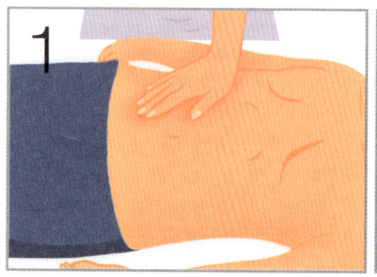

복부 전체를 손바닥으로 가볍게 두들겨 준다.

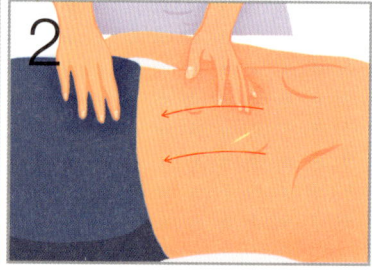

복부의 나쁜 기운과 독소를 밑으로 쓸어 내린다.

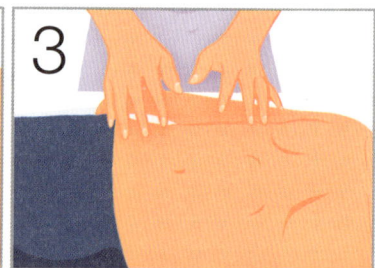

우주의 에너지와 연결한 후 복부에 손바닥으로 시계 방향으로 36회 돌려준다. 그런 다음 양 손바닥 노궁으로 에너지를 충전시켜준다.

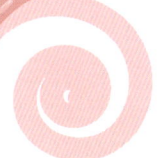

몸의 병을 쉽게 찾아내는 5가지 방법

● 관찰법

– **얼굴(경피)** 안색이 매우 창백하다. 붉다. 누렇다. 검다. 푸르스름하다. 표정이 몹시 굳어있다. 눈이 충혈되어 있다.

– **피부(경피)** 피부가 몹시 거칠거나 윤기가 없다. 좁쌀처럼 도톨도톨 돋아 있다. 기미, 검은점, 발진, 부스럼 등이 돋아 있다.

– **근육(경근)** 전체적으로 비틀어지고 굳어 보인다. 턱이 나와 있다. 목과 어깨가 한쪽으로 기울어져 있거나 비틀어져 있다.

– **손톱과 발톱(경맥)** 오그라져 있다. 갈라져 있거나 굵은 줄이 서 있다. 빛깔이 몹시 창백하거나 검푸르다. 누르면 아프다.

● 손으로 만져서 진단하는 방법

〉〉 손으로 만져서 느껴지는 이상

– **피부(경피)** 몹시 차거나 뜨겁다. 민감하거나 둔하다. 긴장되어 있거나 물렁물렁하다. 부석부석하게 또는 벌겋게 부어 있다.

– **근육(경근)** 몹시 긴장되어 있거나 굳어 있다. 이완되거나 위축되어 있다. 멍울이나 응어리가 있다. 심한 압통이 있다.

– **근육 갈피(경맥)** 누를 때 압통이 있다. 찌르르하거나 저린 느낌이 든다. 철사처럼 뻣뻣한 줄이 느껴진다.

– **복부(내장구)** 몹시 긴장되어 있거나 경직되어 있다. 너무 물렁물렁하거나 팽창되어 있다. 매우 수척하다.

〉〉 움질일 때 나타나는 이상

– **관절(경근)** 관절이 굳어서 잘 굽혀지거나 펴지지 않고 돌아가지 않는다. 움직일 때 아프다. 인대가 덜거덕거린다.

– **근육(경근)** 팔다리, 손발, 목, 허리 등을 움직일 때 아프다. 근육이 몹시 당기거나 이완된 느낌이다.

● 인체의 체온을 이용해 진단하는 방법

장기를 손의 노궁(손바닥의 가운데 부분)으로 진단할 때는 명상 상태에서 한다. 일반적으로 심장은 따뜻하며, 신장은 차갑다. 위는 평온하며 기타 인체의 장기는 따뜻하다. 노궁으로 진단할 때는 일반적으로 20~30cm의 거리를 두고 측정한다.

● 차크라와 오라 진단법

해당 차크라에서 손바닥을 20cm정도 떨어뜨려 진단한다. 병기는 차가움, 따가움, 찌르는감 등으로 나타난다. 기를 보는 단계에 도달하면 눈으로 오라를 관찰하여 병 부위를 진단할 수 있다. 병 부위는 흑색과 회색, 건강한 부위는 백색 오라로 보인다.

● 손바닥으로 두드려서 진단하는 방법

손바닥으로 등을 일정한 강도로 두드렸을때 병기가 있는 곳은 둔탁한 소리가 들린다.

다리 경락 맛사지

다리 앞면에서는 전양경의 위경, 전음경의 비경, 측양경의 담경, 측음경의 간경을 맛사지하기가 쉽다. 맛사지할 때는 발, 발목, 종아리, 무릎, 허벅지 등 5개 부분으로 나누어 발목, 종아리, 무릎, 허벅지를 먼저 맛사지한 후 발을 마지막으로 끝낸다.

경락의 흐름을 보면 발의 안쪽인 음경락은 발바닥에서 서혜부 쪽으로 흐르고 양경락은 옆 골반에서 다리 쪽으로 흐른다.

다리는 온몸을 지탱하느라 항상 피곤하고 스트레스가 쌓여 있는 곳이다. 다리 경락이 막혀 있다면 하체 비만을 일으키게 되고 좌골신경통, 다리 부종, 오자 다리, 발 변형 등 각종 질병을 유발시킬 수가 있으므로 수시로 맛사지를 하는 것이 좋다.

건강한 발을 위한 맛사지

다리를 쭉 뻗고 똑바로 누었을 때 양쪽 발의 모양이 각각 45° 로 'V' 자가 돼야 건강한 발인데, 한쪽 발이 바닥에 닿도록 벌어진 경우라면 고관절이 너무 이완되었거나 탈구되었다는 것을 의미한다. 보통 이런 경우는 신경이 자극되어 다리에 쥐가 많이 나거나 좌골신경통, 중풍 등이 올 수 있다. 또한 무릎의 슬개골이 움직이지 않는 경우도 다리가 경직되어 있다는 것을 의미한다.

다리 앞면의 경락 맛사지는 이러한 모든 증상을 말끔히 해소시켜 주며 피로에 지친 다리에 활력을 넣어 아름다운 다리, 건강한 다리로 변화시킨다. 특히 잠자리에 들기 전 맛사지를 해주면 피로도 회복되면서 숙면을 취할 수 있다.

1식   서혜부 임파절(림프) 뚫어주기

효과 | 다리 전체의 막힌 동맥과 정맥을 순식간에 뚫어주는 효과가 있다. 또한 각종 모세혈관까지 혈액이 흐르게 한다.

>> 손을 겹쳐 서혜부에 대고 체중을 이용해 지그시 누르면서 치골 쪽으로 풀어준다. 손날을 서혜부에 대고 몸무게를 이용해 지그시 20초 정도 눌러주고 서서히 뗀다. 그러면 임파절뿐만 아니라 막힌 혈관과 경락이 일시적으로 뚫리는 것을 느낄 수 있다. 다리가 막힌 사람의 경우는 미약하게 느끼다 여러 번 반복하면 발끝까지 뜨거운 열기가 퍼지는 것을 느낄 수 있을 것이다.

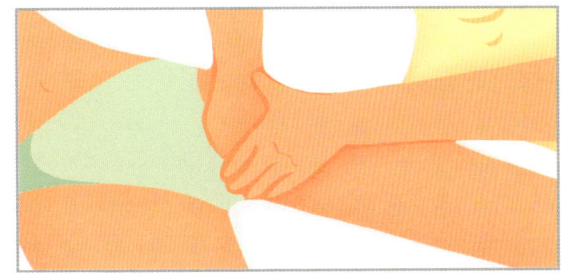

2식   오일 바르기

효과 | 오일을 피부에 스며들게 하여 맛사지를 할 때 마찰을 줄여주고 다리의 혈행을 좋게 한다.

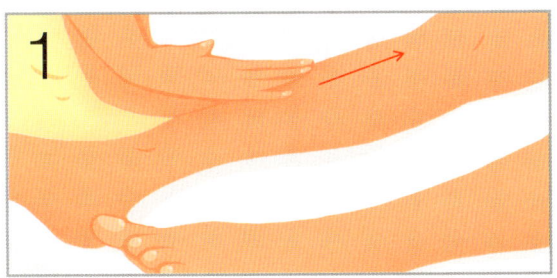

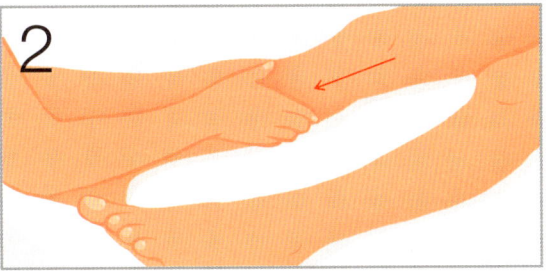

손바닥에 오일을 바른 후 양쪽 손바닥으로 발목에서부터 서혜부까지 양경락을 따라 쓸어올린다.

내려올 때는 발을 감싸 안으면서 발까지 쓸어내린다. 3회 반복한다.

3식 발목 맛사지

효과 | 발목 관절을 부드럽게 하고 다리의 림프 순환을 촉진시킨다. 해계혈을 풀어주면 복부 비만 해결에 효과가 있다.
| 발목은 손목 관절 치료와 완관절 연조직 손상, 소변 곤란, 요통, 간 질환, 과관절 통증에도 효과적이다.

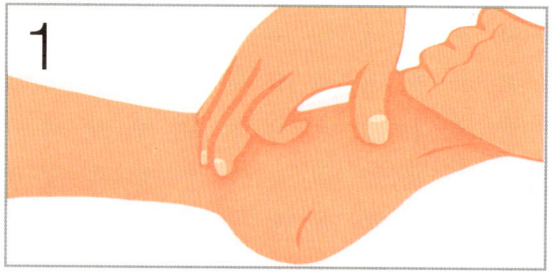

안쪽 복사뼈 밑의 뼈 마디마디를 누르면서 복사뼈 쪽으로 중지와 약지를 이용해 복숭아뼈의 사방을 풀어준다.

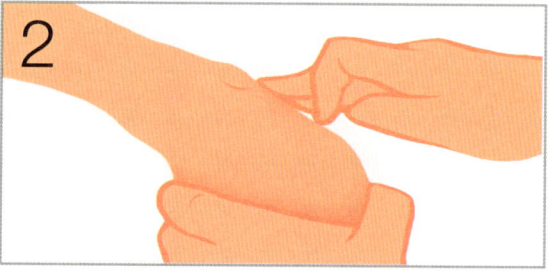

그런 다음 파동을 주면서 바깥쪽 복숭아뼈의 교맥을 복사뼈 안쪽으로 모아가며 풀어준다.

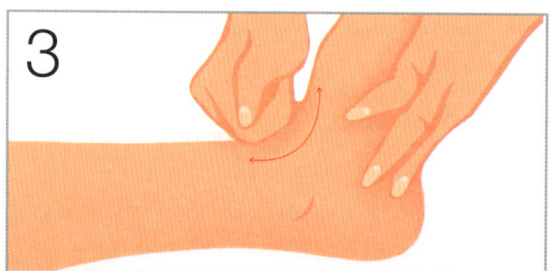

그 다음에는 해계혈을 풀어주는데 이 부분은 임파와 관련이 있다. 해계혈 부위는 발목을 90°로 세워서 위아래로 풀어주면 빨리 풀린다.

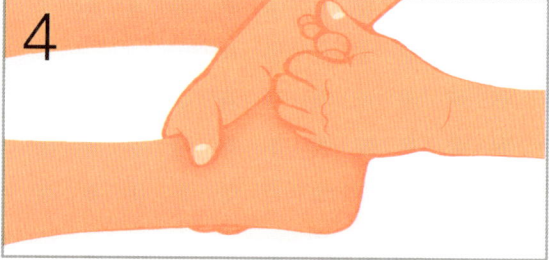

한 손으로 발가락을 잡고 다른 한 손의 엄지손가락으로 발목 주변에 압력을 가하면서 경결을 충분히 풀어준다.

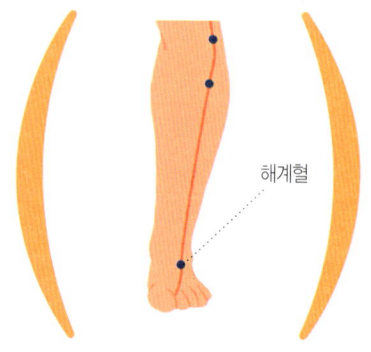

해계혈

4식 아랫다리 맛사지

효과 | 다리 안쪽의 삼음교혈은 신장 질환에 효과적이다.
　　　 | 불규칙한 월경, 생리통, 신장염, 음경통, 신경쇠약, 피부소양증이 예방되고 치유된다.

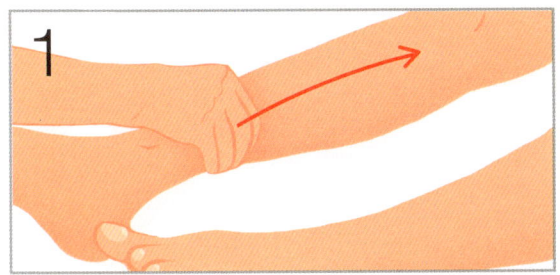

손바닥을 컵 모양으로 만들어 발목부터 무릎 아래까지 쓸어올린다.

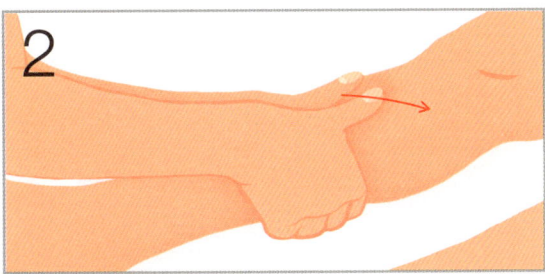

양쪽 엄지손가락을 교대로 정강이뼈를 맛사지한다.

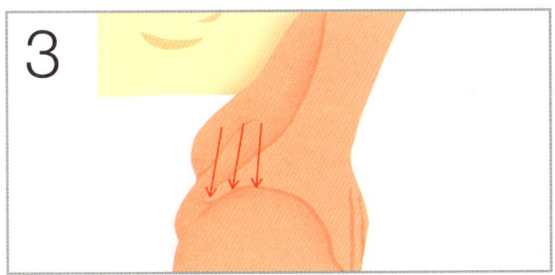

정강이 안쪽의 비경, 간경, 신경의 각 줄기를 발목에서부터 무릎 안쪽까지 엄지손가락으로 밀착하여 훑어올린다. 특히 삼음교와 음릉천을 집중적으로 풀어준다.

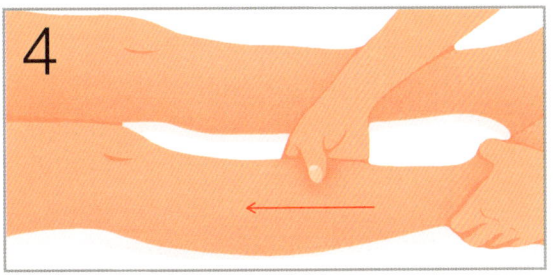

정강이 바깥쪽의 위경 줄기와 담경 줄기를 엄지손가락으로 훑어올리면서 풀어준다. 특히 족삼리혈을 집중적으로 풀어준다.

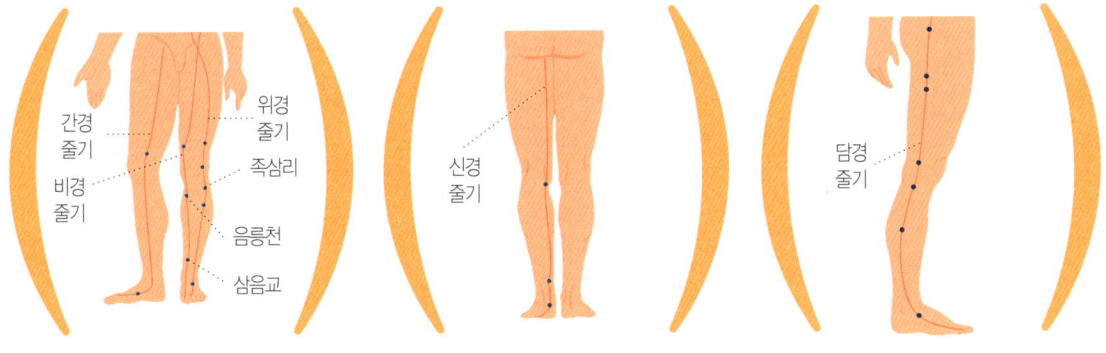

간경 줄기　위경 줄기　비경 줄기　족삼리　음릉천　삼음교　신경 줄기　담경 줄기

5식 　 휜 다리 바로잡기

효과 | 자극을 준 쪽의 뼈 밀도를 높여주고 휜 다리를 교정시켜준다.

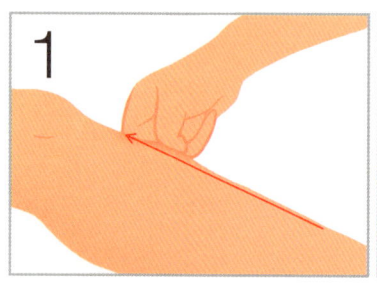 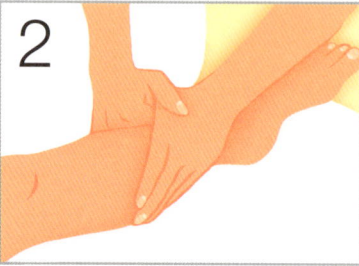

① 경골의 바깥쪽 위경 라인을 각권을 이용해서 풀어준다. 해계혈부터 족삼리까지 풀어준다. (157p 그림 참조)
② 안쪽의 경골 쪽은 힘을 빼고 바깥쪽 비골 쪽은 주먹으로 뼈를 낀 상태에서 무릎까지 여러 번 파동을 주면서 풀어준다. 다리가 휜 쪽의 반대 뼈를 자극하면 휜다리가 교정된다.

6식 　 무릎 맛사지

효과 | 무릎을 맛사지하면 무릎 관절 질환에 효과가 있으며 하반신 통증, 좌골신경통, 중풍 예방에 도움이 된다. 무릎 슬개골 밑의 바깥쪽은 팔꿈치 질환에 효과적이다. 또한 주관절 연조직 손상, 테니스 엘보, 슬관절 연조직 손상, 골성 슬관절염, 과관절 타박상에 매우 효과가 좋다.

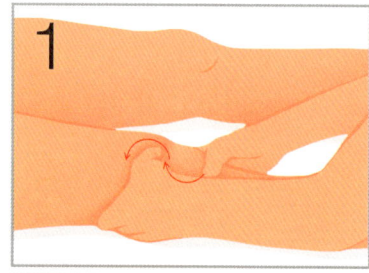 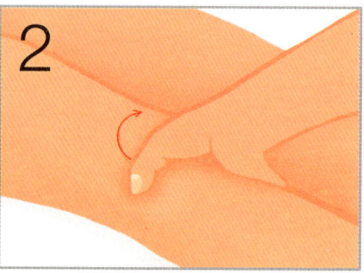 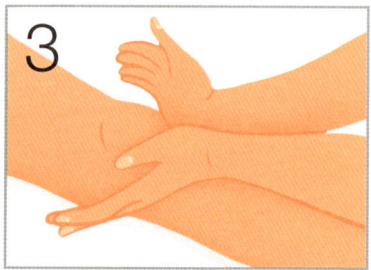

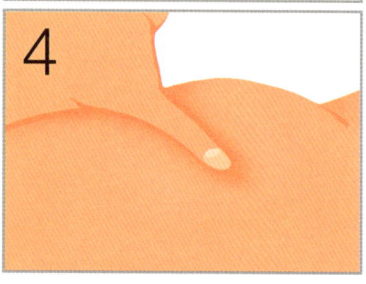

① 무릎 전체를 잡고 위로 파동을 주면서 촘촘히 훑어올려준다.
② 한 손으로 무릎을 고정시키고 다른 손 엄지로 무릎을 훑어올리면서 풀어준다. 무릎뼈가 잘 움직이도록 풀어주는 것이 중요하다.
③ 무릎 밑 부분의 V라인을 위쪽으로 파동을 주면서 풀어준다.
④ 무릎 위의 응어리를 엄지를 이용해 골고루 풀어준다.

7식　허벅지 맛사지

효과 | 허벅지의 기혈 흐름을 원활하게 하고 소화기의 기능과 비장 기능을 좋게 해 허벅지 비만을 해소시킨다.

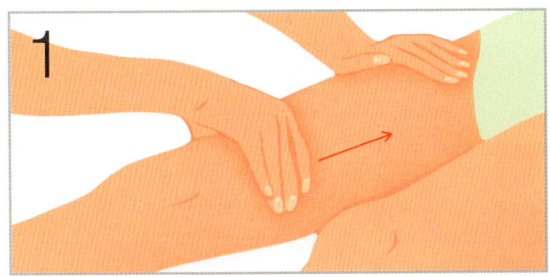

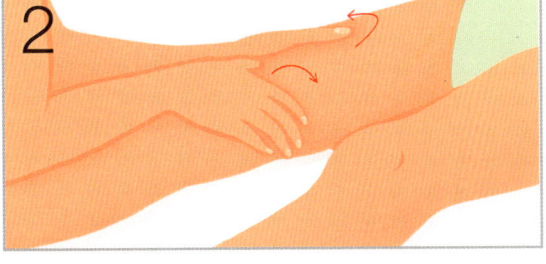

손으로 컵 모양을 만들어 들어올리면서 맛사지한다.　양 엄지를 교대로 주무르면서 풀어준다.

8식　허벅지 안쪽 맛사지

효과 | 비장, 간, 신경 기능을 좋게 하고 남성의 성기능 장애와 여성의 불임증에 도움이 된다.
　　| 혈해혈을 풀어주면 습진, 과민성 피부염, 급성 알레르기, 불규칙한 월경, 월경이 흘러내리는 봉루를 치유할 수 있다.

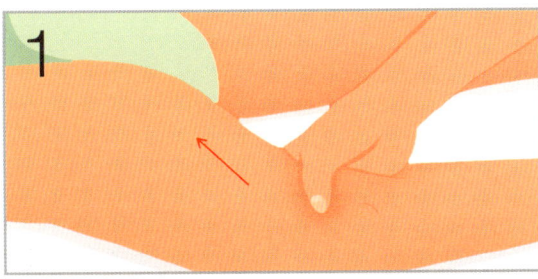

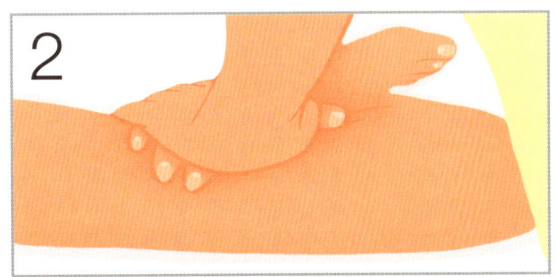

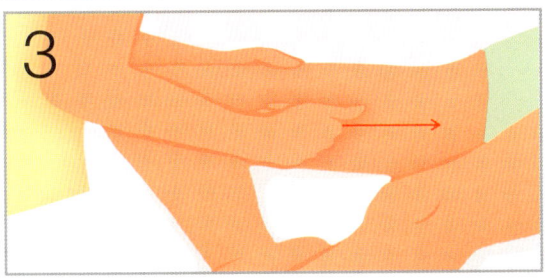

① 다리를 안쪽으로 구부려 V자 모양으로 만든 다음 손바닥을 오금에 끼우고 엄지손가락으로 무릎 옆과 혈해혈을 충분히 풀어준다.
② 서혜부의 튀어나온 뼈 위를 능선을 따라 연결시켜 풀어준 뒤 넓적다리 안쪽을 손바닥을 밀착시켜 눌러주면서 풀어준다.
③ 엄지손가락으로 비경, 간경, 신경 줄기를 위로 밀면서 풀어준다.
(157p 그림 참조)

9식 서혜부 뒤쪽 맛사지

효과 | 고관절이 이완되고 다리가 부드러워진다.
　　　 | 좌골신경통과 골반 질환이 좋아지고 엉덩이 라인이 살아나면서 탄력이 붙는다.

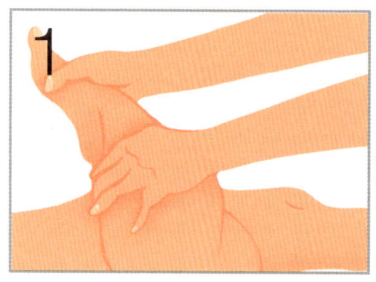
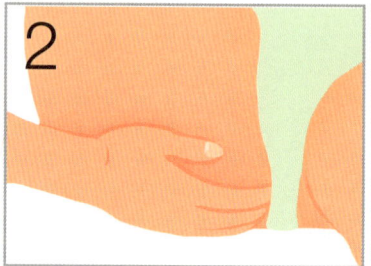
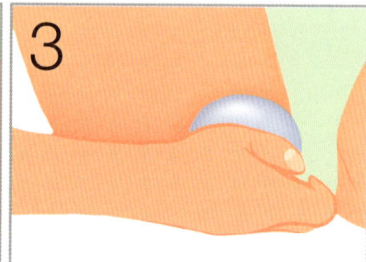

피술자의 한쪽 다리를 접어 양반다리 자세를 취하게 한 다음 피술자의 반대쪽 손으로 다리를 잡게 한다.

올린 다리의 무릎은 한 손으로 잡고 다른 손으로 서혜부부터 항문 쪽까지 훑어내리면서 풀어준다.

같은 방법으로 약기를 이용하여 훑으면서 풀어준다.

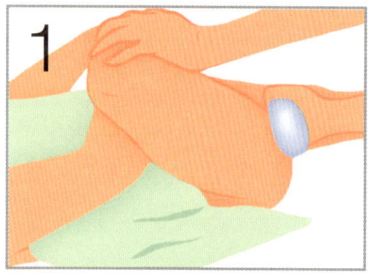

넓적다리 뒷면에 골이 파진 경우는 약기를 이용하여 가로 방향으로 풀어준다.

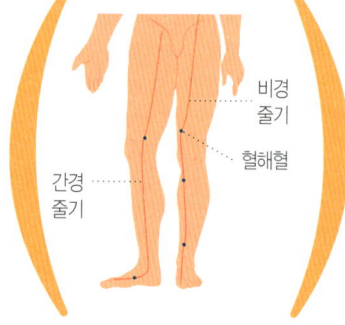

비경
줄기

혈해혈

간경
줄기

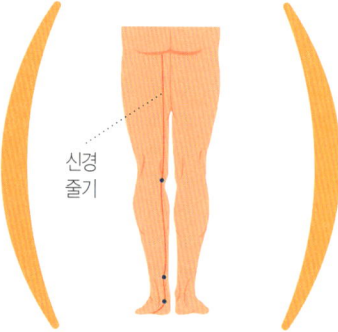

신경
줄기

10식   서혜부 앞쪽뼈 맛사지

효과 | 복부의 에너지 통로를 열어주어 복부의 가스가 없어지고 생식 기능이 좋아진다.

| 서혜부의 튀어나온 뼈를 들어가게 하여 골반을 교정하는 효과가 있다. 골반이 교정되면 척추가 바로 서고 엉덩이 모양이 아름답게 된다.

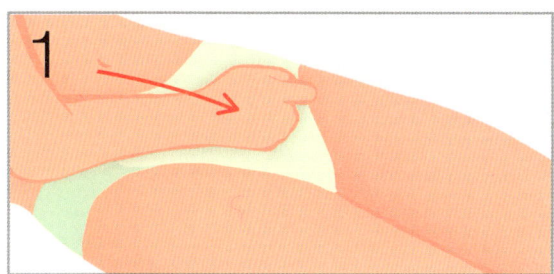

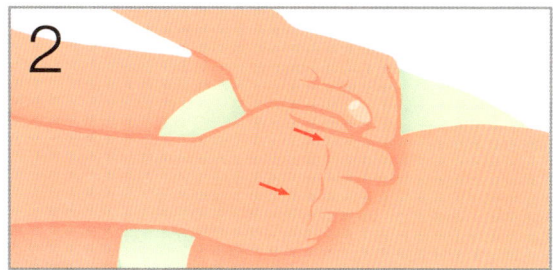

피술자를 바른 자세로 눕게 한 뒤 약기로 배 라인에서 음부 쪽으로 직선으로 쓸면서 밀어준다.

서혜부의 튀어나온 뼈를 다리 쪽으로 짧게 쓸어 내린다.

11식   허벅지 바깥쪽 맛사지

효과 | 좌골신경통, 하반신 마비에 효과가 있다.

| 풍시혈을 풀어주면 귀와 관련된 질환이 좋아진다.

| 신경성 이명, 신경성 외이염, 급성 알레르기 등이 치료된다.

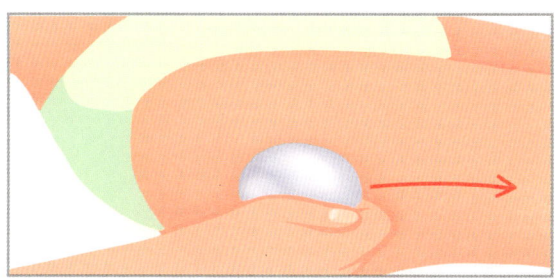

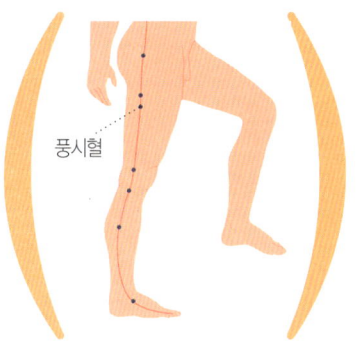

풍시혈

허벅지 측면 담경락을 약기나 주먹의 각권을 이용해 무릎 쪽으로 쓸어내리면서 풀어준다. 특히 고관절, 풍시혈을 집중적으로 풀어준다.

12식 허벅지 양경 줄기 맛사지(비경, 위경, 담경)

효과 | 비장, 위장, 담의 기능을 좋게 하고 허벅지 비만을
해소시킨다.

》 엄지손가락이나 각권을 이용해 비경, 위경, 담경 줄기를 촘촘히
풀어준다.

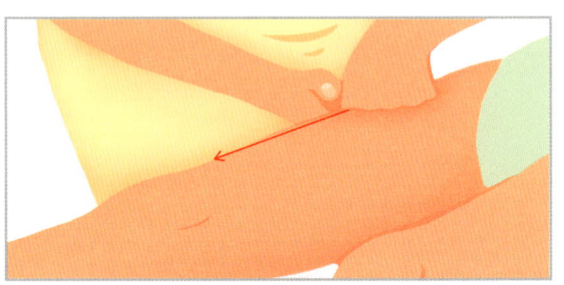

13식 무릎 풀어주기

효과 | 무릎의 관절 질환에 아주 좋으며 위경과 비경의 흐름을 원활하게 한다.

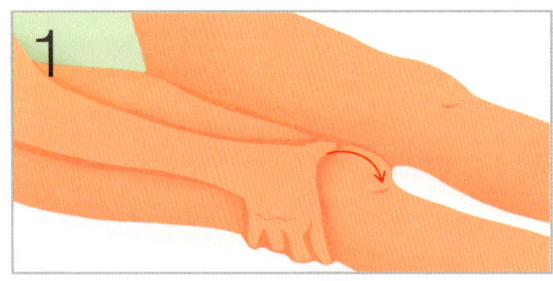

무릎 안쪽 뼈를 엄지로 촘촘히 풀어준다.

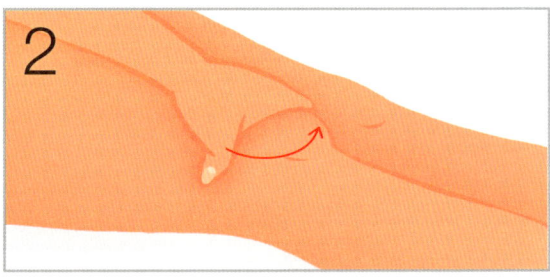

무릎뼈 바깥쪽 뼈를 엄지로 훑어내리면서 풀어준다.

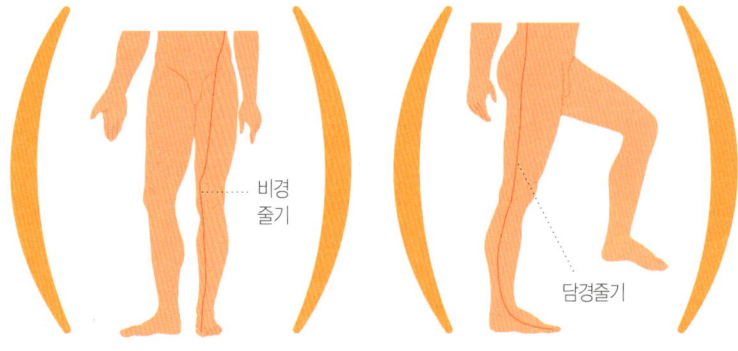

비경
줄기

담경줄기

14식   아랫다리 양경락 풀어주기(위경, 담경)

효과 | 위와 담기능을 좋게 한다.

    | 발 밑의 위경 줄기는 오십견, 급성 복통, 간질에 효과적이다.

    | 족삼리 아래 족중평혈은 항암치료에 사용되는 혈로 견주염, 견관절 연조직 손상, 경추병, 낙침, 편두통, 고혈압, 담낭염, 이명 등에 효과가 있다.

    | 또한 족삼리 밑의 족중평혈은 급성 복통에 효과가 있으며 다리 중앙은 간질병에 효과적이다.

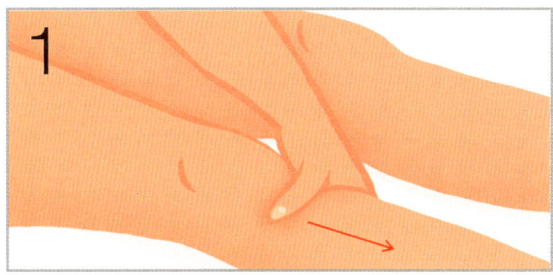

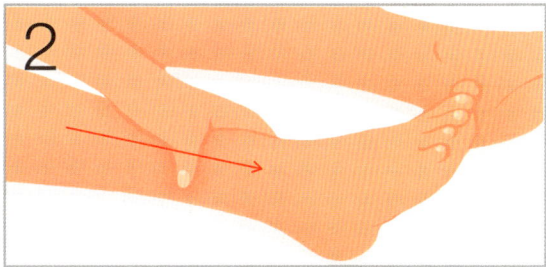

엄지손가락을 이용해 무릎부터 발목까지 위경줄기를 풀어준다. 특히 족삼리혈을 집중적으로 풀어준다.

엄지손가락을 이용해 담경줄기를 풀어준다.

15식   양경락 전체 쓸어내리기

효과 | 발 양경락의 흐름을 원활하게 해 다리의 각종 질환을 치유해준다.

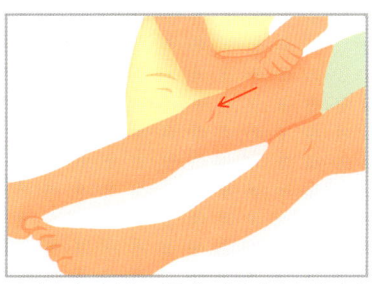

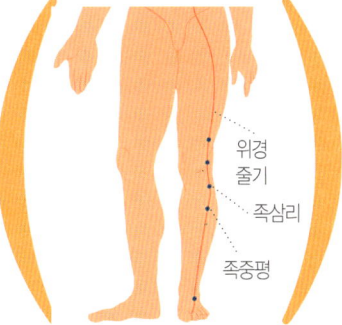

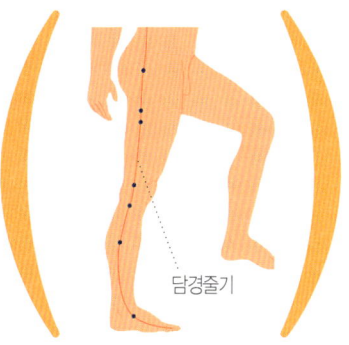

팔이나 손바닥을 이용해 허벅지부터 발까지 여러 번 쓸어내리면서 경락의 흐름을 원활하게 한다.

위경
줄기

족삼리

족중평

담경줄기

16식 피하지방 제거하는 거미 기법

효과 | 림프 순환을 촉진시켜 독소를 배출시키며 피하 지방을 제거하여 다리의 비만을 관리해준다.

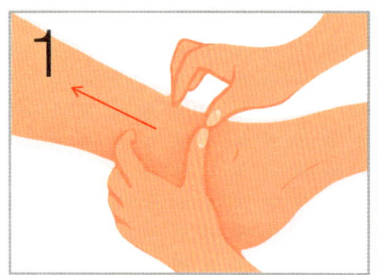 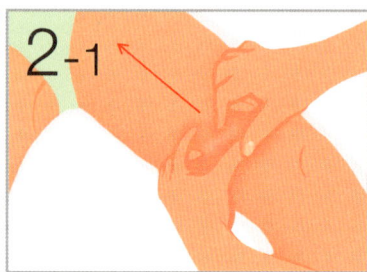

거미 기법을 이용해 발목 안쪽을 발목 위 부터 서혜부까지 맛사지한다.

마지막에는 서혜부를 눌러 독소를 제거해준다. 거미 기법은 양 엄지손가락을 마주대고 지그시 누른 상태에서 양손 검지와 중지를 이용해 거미가 기어올라가듯이 맛사지하는 기법을 말한다.

17식 다리 군살 제거하는 나비 기법

효과 | 다리의 군살을 제거해주고 다리 모양을 예쁘게 만들어준다.

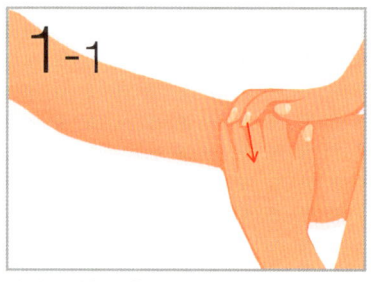 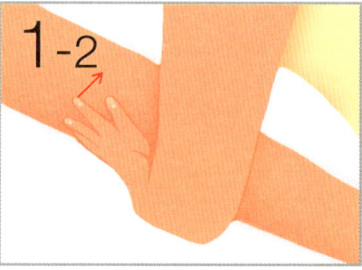 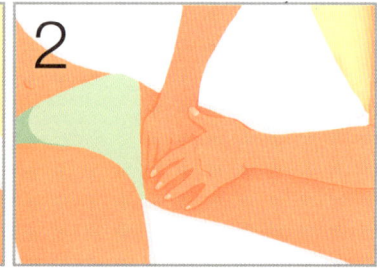

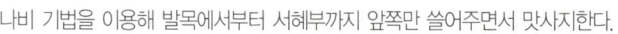

나비 기법을 이용해 발목에서부터 서혜부까지 앞쪽만 쓸어주면서 맛사지한다.

마지막에는 서혜부를 눌러준다.

✳ 발 경락 맛사지

발은 모세 혈관이 가장 많이 분포된 곳으로 전신과 연결되어 있다. 혈액순환이 잘되게 하려면 모세 혈관과 말초 신경이 원활해야 한다. 특히 발 맛사지는 전신 피로해소에 탁월한 효과를 인정받아 최근 발 맛사지를 전문적으로 하는 곳이 늘어나고 있다.

발 맛사지를 할 때는 발등을 양 엄지로 충분히 쓸어주고 발바닥의 반사구가 뼈에 닿도록 깊이 자극을 준다. 또한 발가락 사이사이를 풀어주고 발가락을 비틀어주는 맛사지를 한다.

18식   발 맛사지

효과 | 전신의 기혈 순환을 원활하게 하고 피로를 풀어준다.

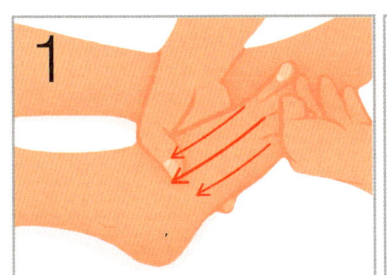

한 손으로 발가락을 잡고 다른 손으로 발가락부터 발목까지 연결된 골을 따라 촘촘히 훑으면서 풀어준다.

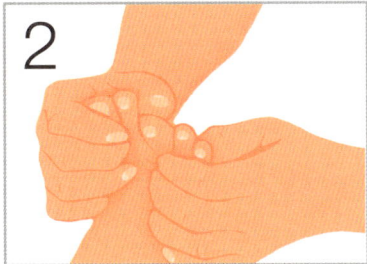

그런 다음 발가락 사이의 골을 촘촘히 풀어준다. 양손으로 발가락 사이의 굳은살이 풀리도록 맛사지한다.

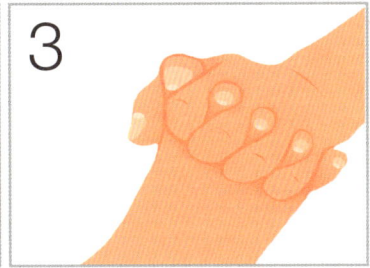

발가락에 사이사이에 손가락을 끼우고 자극을 준다.

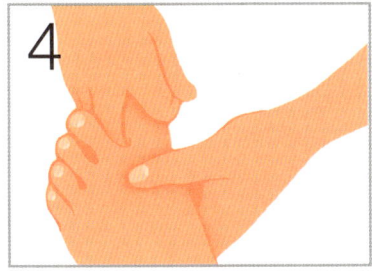

발가락 하나하나를 잡고 위로 당기면서 빼준다.

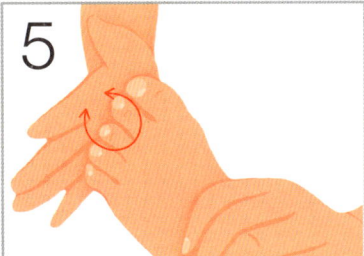

그런 다음 손바닥에 발끝 전체를 밀착시켜 시계 방향과 시계 반대 방향으로 여러 번 돌려준다.

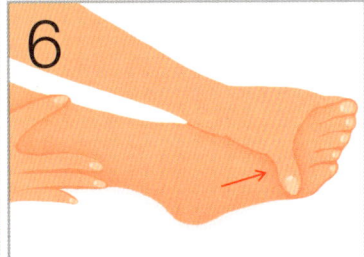

손바닥으로 발등 전체를 쓸어준다.

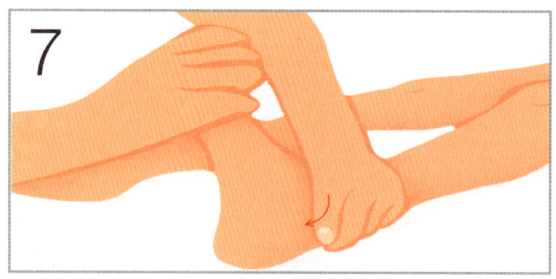

한 손으로 발목을 잡은 상태에서 발가락을 잡고 돌려 풀어준다.

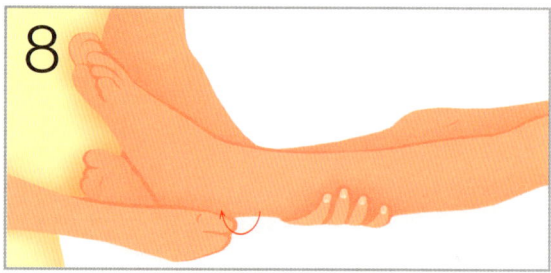

그런 다음 발뒤꿈치를 잡고 돌리면서 풀어준다.

19식　　오라 쓸어주기

효과 | 몸 속의 모든 독소와 나쁜 기운을 제거하고 복부에 에너지를 넣어 원기를 북돋아준다.

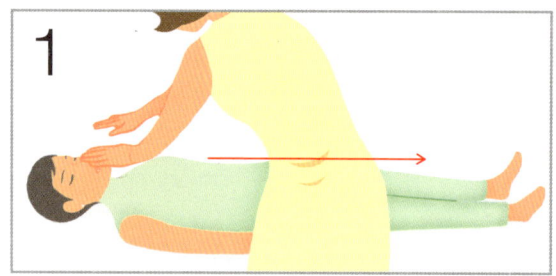

양손을 이용하여 얼굴부터 발까지 오라를 쓸어준다. 12회 반복한다.

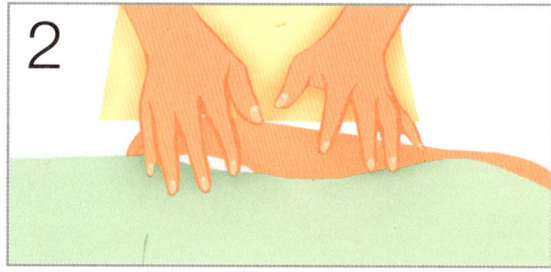

복부에 손바닥을 대고 시계 방향으로 여러 번 돌려 소용돌이를 만든 다음 양손으로 복부에 기를 넣어준다.

20식　　스팀타월로 마무리하기

효과 | 기혈의 흐름을 진정시켜주고 맛사지 효과를 증대 시켜준다.

》 온몸을 뜨거운 스팀타월로 감싸준 후 얼굴도 스팀타월로 닦아준 뒤 마무리한다.

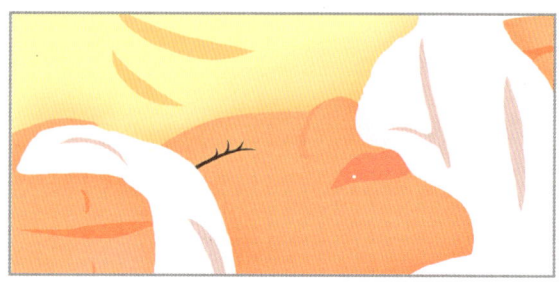

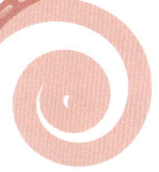

경락 맛사지의 효과를 높이는 방법

● 긍정적인 생각과 치유의 힘

생각이 가는 곳에 기가 간다라는 말이 있듯이 긍정적인 생각은 기의 흐름을 원활하게하고 맛사지 효과를 높인다. 긍정적인 생각은 강력한 치유에너지를 만들어 낼 수 있다. 예를 들어 통증을 유발하는 질환을 가지고 있는 경우 '나의 모든 통증이 경락맛사지와 함께 모두 없어진다' 라는 강한 생각을 가지고 맛사지 한다면 신기하게 통증을 완화하고 없애는데 크게 도움이 된다.

자궁근종이나 뇌경색 등 조양성질환의 경우도 마찬가지. '나의 몸속에 있는 종양이 모두 녹아 없어진다' 라는 생각을 가지고 경락 맛사지 한다면 크게 도움이 될 수가 있다. 기공치료는 대부분 생각의 힘을 이용해 치유에 활용하는 의학이다. 기공치유사들은 염증이 있거나 통증을 유발하는 환자 치유 시 '소염지통완쾌(消炎止通完快)' 라는 용어를 생각하면서 활동한다. 기공치료로 현대의학이 치유할 수 없는 불치병을 치유하는 사례가 많은 것을 보면 생각의 힘이 얼마나 중요한지 알수가 있다.

● 경락맛사지 시 에너지장을 높이는 법

인체의 에너지 흐름이 원활하고 건강한 상태에선 인체의 에너지장이 강하지만 병이 있는 환자는 에너지장이 약하다. 살아있는 싱싱한 식물이 죽은 식물보다 에너지장이 강한 것과 마찬가지다. 에너지장이 강하다는 것은 인체의 모든 세포가 활발히 움직이고 있다는 것을 의미한다. 따라서 경락맛사지 시 에너지장을 높여준다면 맛사지의 효과를 극대화 할 수 있다.

에너지장을 높이는 방법으로는 혀를 윗천정에 붙이는 방법이다. 혀를 윗천정에 붙이면 임맥과 독맥의 소주천 회로가 연결되어 에너지장이 증폭되게 된다. 다른 방법으로는 에너지장이 강한 명상이나 호수, 별, 해나 달 등을 상상하면 에너지가 증폭된다.

이렇게 에너지 장을 높이면 자신이 다른 사람을 맛사지 해줄 때도 효과가 높아지며 자가 맛사지를 할 경우 역시 더 큰 효과를 볼 수 있다.

● 맛사지를 받는 장소 · 환경의 중요성

맛사지를 받는 장소나 환경도 그 효과를 높이는 중요한 역할을 한다. 환경호르몬의 영향을 받지 않는 깨끗한 에너지가 있는 환경으로 만들어 준다면 맛사지 효과를 높일 수 있다.

아로마 에센셜오일은 파동이 높아 증상을 완화시키는데 효과적이다. 쉽게 구할 수 있는 아로마 램프향로와 라벤다, 티트리 등 몇 가지의 아로마 에센셜오일을 구입하여 평상시에 피워주면 오염된 공기를 정화하는데 도움이 된다. 또한 싱싱한 화초를 키우는 것도 병기나 독소를 제거하는데 효과적이다.

03

well being life

하나하나 짚어보는
증세별 경락 맛사지

나이, 성별, 직업 등에 따라 잘 걸리는 특정 질병이 있다.
이러한 질병 중에는 현대 의학으로 간단하게 치료되는 것도
있지만 그렇지 못한 것도 있다. 경락 맛사지의 특징은 해당
경락을 맛사지함으로써 특정 질병을 치유할 수 있을 뿐 아니라
예방까지도 가능하다는 점이다. 특히 감기나 두통, 변비 등의
일상 질환과 관련된 경락을 미리 익혀두면 약을 먹지 않고도
쉽게 치료할 수 있다.

성인 남자를 위한 맛사지

발기 부전

성에 대한 욕구는 인간의 자연스런 본능이며 만족스런 성생활은 행복한 결혼생활을 유지하는 데도 중요한 요소다. 인체의 경락 흐름이 원활하고 건강한 신체를 가지고 있다면 남성의 경우 80세 이상까지도 성생활이 가능하며 생식 능력도 보존할 수 있다. 하지만 최근, 여러 가지 원인으로 30대 중반부터 발기부전을 호소하는 사람들이 늘어가고 있다.

발기부전의 한의학적 용어는 '양위'와 '음위'다. 양위는 발기가 되지만 양기 부족으로 시들어버리는 것을 말하고 음위는 처음부터 발기가 되지 않는 질환을 말한다. 서양의학 용어로는 임포텐츠라고 한다.

발기부전은 정 에너지 부족과 혈액순환 장애 이외에 여러 가지 원인에 의해서 발생한다. 특히 40대 후반의 남성에게 흔히 발생하는 전립선염이 있는 경우나 지나친 음주로 인해 간기능이 저하된 경우, 비만으로 인한 당뇨병이 있는 경우, 신부전증과 같은 신장 질환이 있는 경우에는 발기부전이 뒤따르게 된다. 또한 심인성으로 각종 스트레스, 강박관념, 정서불안, 초조나 우울 등에 의해서 촉발되는 경우도 많이 있다.

발기부전 등 남성 고민은 경락 맛사지로 쉽게 치료가 가능하다. 특히 간, 신장병, 당뇨병, 비만증 등 질병이 있는 사람들은 해당 장기의 원인치료를 병행해야 효과가 있다. 원인치료를 하지 않고 약물만 복용해 일시적으로 해소하면 생명력을 약화시켜 건강을 크게 해치게 된다. 경락 맛사지의 효능은 원인치료까지 가능하다는 데 있다. 꾸준히 맛사지를 하면 잃어버린 남성의 건강과 자존심을 회복할 수 있을 것이다.

✚ 효과적인 경락 맛사지

① 다리에 흐르는 간경, 신경, 비경을 중점적으로 맛사지한다. 간경은 간의 기능을 회복해 혈액과 진액

의 흐름을 원활하게 할 뿐만 아니라 마음을 편안하게 하는 데 큰 도움이 된다. 신경은 잃어버린 신장 기능을 회복시켜 원기를 회복하고 생식 기능을 개선시킨다. 비경은 건강을 회복시키고 근육을 강하게 해 당뇨병을 개선시킨다.

② 서혜부를 맛사지한다. 양 손바닥의 노궁으로 서혜부를 마찰하여 뚫어준다. 서혜부를 뚫어주면 비경, 간경, 신경 맛사지의 효과를 높이고 생식기와 하체의 혈액순환을 원활하게 해준다.

③ 복부 맛사지로는 간, 비장과 위장구역을 충분히 풀어주고 배꼽 아래의 하단전과 치골 사이를 충분히 맛사지하여 풀어준다.

④ 허리와 엉덩이 뒤의 천골뼈를 충분히 마찰하여 풀어준다. 허리에서 내려온 생식기 신경줄기가 천골뼈의 8 요혈 중 차료와 연결되어 있으므로 생식기 관련 신경을 자극해 신경 기능을 활성화시킨다.

⑤ 스트레스 등 심인성일 경우에는 심포경과 심경을 맛사지한다. (183p 그림 참조) 이와 병행해 마음을 편안하게 하는 집안 분위기를 만들고 명상이나 규칙적인 운동 등으로 몸과 마음을 이완시킬 수 있도록 한다.

⑥ 정력이 약한 사람의 경우 골반뼈 윗부분을 매일 두드려주면 정력이 강해진다.

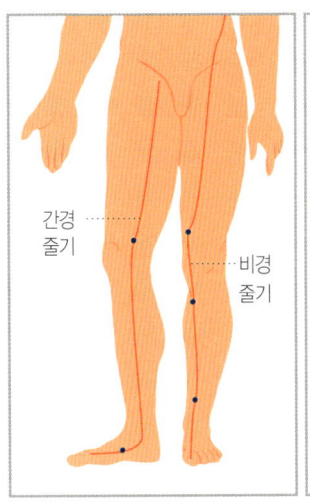
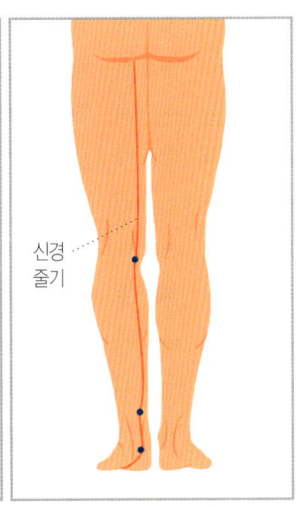

간경 줄기

비경 줄기

신경 줄기

비듬·탈모

두피의 각질이 과도하게 쌓여서 눈에 띌 때 비듬이라고 하는데, 비듬은 두피의 피지가 너무 적거나 많을 때 생긴다. 하얀 건성비듬은 피지가 적을 때 생기고 노란색을 띠는 지성비듬은 피지가 너무 많이 분비되면 발생한다.

탈모는 다양한 원인에 의해 발생하는데 유전적인 요소로 인한 안드로겐 탈모증이 대부분이다. 안드로겐 탈모증은 모낭 사이즈가 줄어들고 모발이 가늘어지면서 생기게 된다. 동의학에서는 머리가 빠지는 이유를 신장이 약하거나 혈액에 열이 있기 때문이라고 한다. 최근에는 여성들이나 젊은이들에게까지도 탈모 현상이 나타나고 있다.

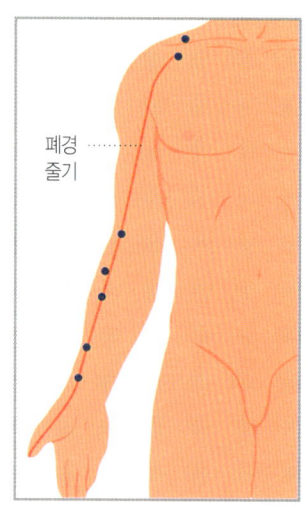

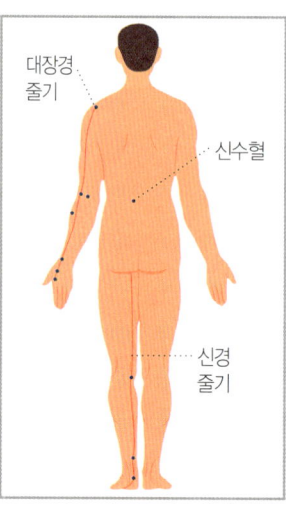

이런 유전적인 요인 외에도 스트레스나 심한 정신적 충격, 심각한 병으로 인한 수술이나 방사선 치료 후에도 발생할 수 있다. 비듬이나 탈모는 머리에 흐르는 경락을 뚫어주면 예방과 치료가 가능하다.

➕ 효과적인 경락 맛사지

① 피부의 경락인 폐경과 대장경 맛사지를 주기적으로 실시한다.

② 머리털을 주관하는 신장 경락인 신경과 허리 뒤의 신수혈 부근을 맛사지한다.

③ 오른쪽 가슴의 폐구역과 등 뒤의 폐반사구를 맛사지한다.

④ 목 주변을 맛사지하여 머리로 흐르는 경락 흐름을 원활하게 한다.

⑤ 머리를 손가락으로 수시로 두드려 경락을 자극한다.

⑥ 오렌지 오일, 샌달우드, 패출리, 티트리 등을 호호바 오일에 섞어 두피를 맛사지하면 비듬 해소에 도움이 된다. 또한 생강이나 마늘을 탈모 부위에 주기적으로 마찰시킨다.

⑦ 스트레스를 극복할 수 있는 운동 요법이나 명상 요법을 생활화한다.

전립선 질환

전립선 질환은 주로 40대 이후에 발생하는 생식기 질환으로 전립선염, 전립선비대, 전립선암 등이 있다.

전립선염은 사무직 근로자 등 주로 앉아서 일하며 스트레스와 피로에 시달리는 남성들에게 많이 발생한다. 전립선염에 걸리면 고환과 항문 사이, 성기의 끝 부분 등 하체에 불쾌감과 통증이 있으며 간혹 사정 시 통증을 느끼거나 정액에 피가 섞여 나오기도 한다. 제때 치료하지 못하면 발기력이 떨어지고 성 기능이 저하된다.

전립선비대는 40대부터 나타나기 시작해 50대 이상 남성의 절반이 고통을 호소하는 질환이다. 밤톨 만한 전립선이 달걀보다 커져 그 사이를 통과하는 소변 통로를 막기 때문에 요폐증, 야뇨증 등이 발생한다.

전립선암은 최근에 가장 증가하고 있는 질병으로 분류되고 있으며 50대 후반부터 시작해 60대가 넘으면 급격히 증가한다. 전립선 암은 다른 장기로 전이되는 특성을 가지고 있다. 소변을 보기 힘들어지는 증상은 전립선비대증과 같지만 소변과 정액에 피가 섞여 나오는 것이 구분된다. 전립선암은 지나친 금욕이나 반대로 문란한 성생활 등과 관계가 깊다. 전립선 질환이 발생하는 데는 이 외에도 여러 가지 원인이 있으나 기공의학 측면에서는 회음혈이 막혀서 발생하는 것으로 본다. 그러므로 회음혈과 생식기와 관련된 경락을 꾸준히 맛사지하면 치료된다.

✚ 효과적인 경락 맛사지

① 항문과 성기 사이에 있는 회음혈을 맛사지하여 혈도를 풀어준다.

② 다리 사이로 흐르는 신경과 간경, 비경을 맛사지한다.

③ 치골과 서혜부를 맛사지한다.

④ 엉덩이뼈와 천골과 꼬리뼈를 맛사지한다.

⑤ 의식을 회음혈에 두고 항문을 조였다 풀었다 하는 수련을 수시로 한다.

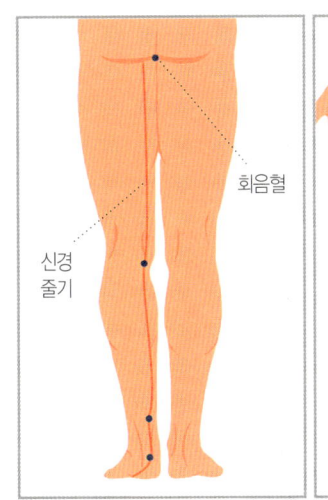

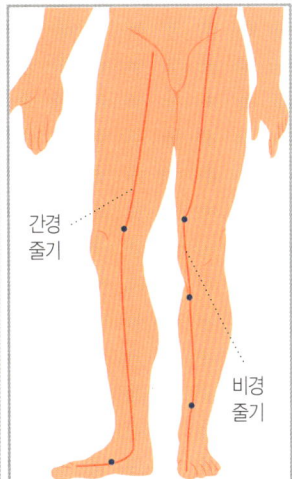

회음혈

신경 줄기

간경 줄기

비경 줄기

당뇨병

당뇨병은 췌장의 랑게르한스섬 세포가 기능장애를 일으켜 인슐린 호르몬의 분비가 저하돼 발생되는 성인병이다.

당뇨병의 주요 증상으로는 몸이 나른해지고, 쉽게 피곤해지며 목이 마르고 갈증이 생기므로 물을 많이 마시게 된다. 그래서 소변의 횟수가 많아지고 식욕은 평상시보다 좋지만 체중은 급격히 줄어든다. 당뇨병은 당뇨병 자체보다는 합병증이 더 위험하다. 당뇨병은 현대의학으로는 치료 방법이 없으나 경락 맛사지와 음식요법, 운동요법을 꾸준히 실시하면 좋아질 수 있다.

✚ 효과적인 경락 맛사지

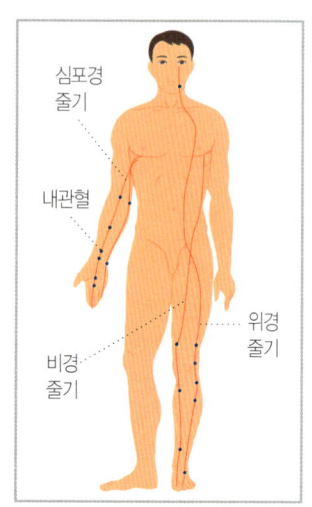

① 소화기 계통의 경락인 비경과 위경을 맛사지한다.

② 복부의 배꼽 위에 가로로 위치한 췌장을 만지면서 직접 맛사지한다.

③ 비만 체질인 경우 전신경락 맛사지를 30회 이상 꾸준히 해 체중을 조절한다.

④ 마음을 조절하는 심포경과 심경을 주기적으로 맛사지한다. 특히 심포경의 내관혈은 당뇨의 특효혈로 강하게 자극하면서 맛사지한다.

식이요법 & 운동요법

① 당분이 들어 있는 백미, 술, 고기류의 음식은 삼간다.

② 뽕나무 가지, 뽕나무 잎, 오미자, 연뿌리, 대나무 잎을 수시로 달여 먹는다.

③ 국선도, 명상 등 마음을 편안하게 하는 운동을 한 가지 선정해 꾸준히 한다. 스트레스는 뇌하수체와 부신에 문제를 일으키고 췌장을 압박해 췌장염이 생길 수도 있다.

④ 주기적인 운동을 통해 비만 체질을 개선하고 오장육부를 강화시킨다.

간 질환

간 질환에는 간경화, 간암, 지방간 등 여러 가지가 있는데 그중 성인 남성들에게 자주 발생하는 질환이 바로 지방간이다. 정상적인 간의 지방 함량은 간 무게의 5%를 차지한다. 하지만 여러 가지 원인으로 간 내에 지방이 비정상적으로 많이 축적되었거나 혹은 지방 함량이 정상적인 한도를 초과하였을 때 이를 지방간이라 한다.

특히 10년 이상 장기적인 음주 습성이 있는 경우는 대부분 지방간으로 나타난다. 또한 단백질결핍 종합증, 당뇨병 질환 등 내분비 문란, 약물 장기복용자, 임신기의 급성 지방간 등도 있다. 지방간을 포함한 간 질환은 경락 맛사지를 주기적으로 실시하면 확실한 효과를 볼 수 있다.

✚ 효과적인 경락 맛사지

① 간경과 담경을 주기적으로 맛사지한다.

② 복부 우측의 간 부위를 결절이 없어질 때까지 주기적으로 맛사지한다.

③ 술이나 약물을 삼가고 당뇨병 등 다른 질환이 있다면 함께 치료한다.

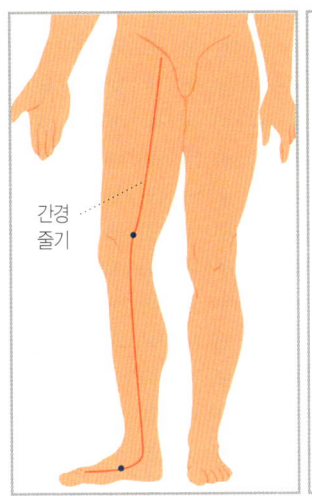
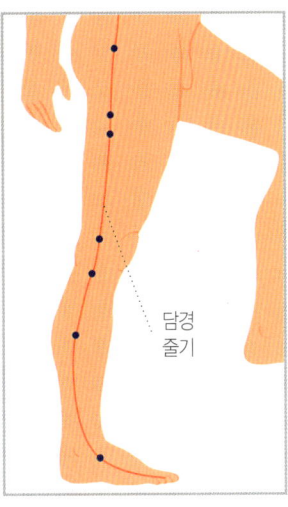

간경 줄기

담경 줄기

만성피로

현대인들의 생활 여건은 점점 향상되고 있지만 만성피로를 호소하는 사람은 오히려 늘고 있다. 점점 증가하고 있다. 어깨가 무겁고 눈이 침침하며 몸 여기저기가 뻐근해지며 낮에도 자리에 눕고 싶고 일에 능률이 오르지 않는다면 만성피로증이라고 할 수가 있다. 오래 방치하면 큰 질병으로 이어질 수 있으므로 사전에 예방하고 조기에 치료하는 것이 중요하다.

만성피로의 원인은 빈번한 야근 등 생체 리듬을 무시한 과도한 업무량, 잦은 술자리로 인한 간 기능 저하, 정신적인 스트레스로 인한 에너지 고갈 등을 들 수 있다. 이러한 피로의 요인들로 근육과 세포에 노폐물이 쌓이면 피로감을 느끼게 된다.

경락 맛사지로 세포에 쌓인 노폐물을 청소해주면 피로는 씻은 듯이 없어지게 된다.

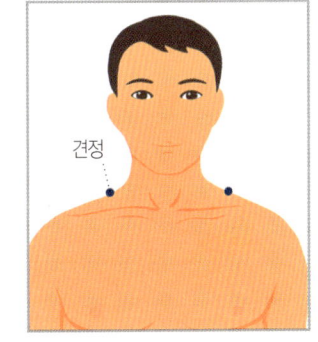

견정

✚ 효과적인 경락 맛사지

① 어깨와 목 주변을 충분히 풀어준다. 특히 어깨 중앙의 견정은 피로를 풀어주는데 탁월한 효과가 있는 곳으로 결절이 없어질 때까지 충분히 풀어준다.

② 간의 독소를 제거하기 위해 간경과 복부의 간구역을 만져서 통증과 결절이 없어지도록 충분히 풀어준다.

③ 신경을 맛사지해 원기를 회복시켜준다. (173p 그림 참조)

④ 발 전체를 뼛속 깊은 곳까지 잘 풀어준다. 발을 잘 풀어주면 모세 혈관에 혈액순환이 촉진되어 피로를 회복하는 데 큰 도움이 된다.

동맥경화

동맥경화는 인체의 하수구라 할 수 있는 동맥에 탄력성이 없어져 굳어지면서 발생한다. 그대로 방치할 경우 고혈압과 중풍, 심근경색으로 이어지는 무서운 질병 중 하나다.

동맥경화 원인은 유전적이거나 과도한 스트레스로 근육을 긴장시킨 경우, 지나친 담배와 술, 고당질, 고단백질을 과다 섭취한 산성 체질, 당뇨병 환자들에게 자주 발생한다.

경락 맛사지는 동맥경화에 탁월한 효과를 나타낸다. 인체의 12경락과 혈관을 직접 만지면서 마치 하수도 청소를 한 것처럼 직접 혈도를 청소하고 뚫어주기 때문이다. 동맥경화를 예방하려면 주기적인 경락 맛사지가 생활화되어야 한다. 또한 동맥경화를 치료하기 위해서는 주기적인 경락 맛사지와 운동요법, 식이요법을 병행하는 것이 좋다.

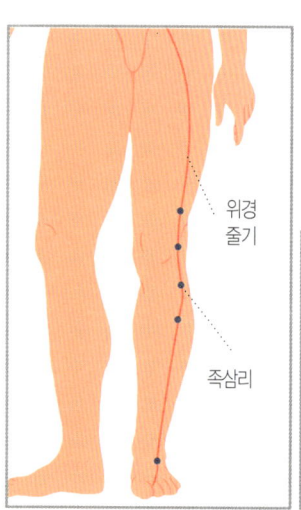

위경
줄기

족삼리

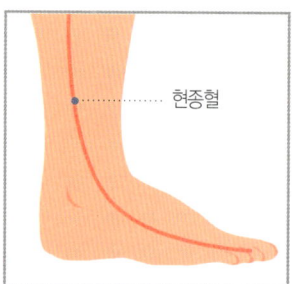

현종혈

✚ 효과적인 경락 맛사지

① 전신 경락 맛사지를 20~30회 실시한다.

② 동맥경화가 진행된 주변의 경락을 깊숙한 곳까지 맛사지한다.

③ 다리 아래의 위경인 족삼리와 현종혈이 막히지 않도록 자주 맛사지한다.

식이요법&운동요법

① 혈액을 맑게 하고 청소해주는 구연산이 함유된 식품 섭취를 생활화한다. 특히 매실, 오렌지, 식초, 야채, 과일, 산나물, 파, 마늘, 생강, 배추, 부추가 도움이 된다.

② 국선도, 명상, 걷기 등 유산소 운동을 생활화한다.

③ 몸을 차게 하지 않는다. 몸이 차면 혈관이 굳기 쉬우므로 겨울의 차가운 바람에 목 주위 등을 노출시키지 않도록 한다.

고혈압·중풍 (뇌졸중)

중풍은 일종의 풍병으로 신경이 기능장애를 일으켜 생기는 병이다. 고혈압은 중풍으로 이어지기 때문에 고혈압과 중풍은 밀접한 관련성이 있다. 고혈압은 혈관벽이 약해지거나 혈관 내부에 콜레스테롤이 쌓였을 경우, 혈액의 질, 특히 점조도가 높아졌을 때 발생한다. 고혈압으로 뇌가 상하면 중풍이 발생하고 심장이 상하면 심근경색, 눈이 상하면 실명, 폐가 상하면 천식, 장이 상하면 변비, 하지를 침범하면 하지동맥경화 등 다양한 질병을 일으키게된다.

고혈압에는 본태성 고혈압과 속발성 고혈압증이 있다. 고혈압 중 95%가 본태성 고혈압으로 심장, 혈관, 혈액의 문제로 발생하며 대부분 중풍을 만나게 된다. 원인으로는 유전적인 요인과 운동 부족, 지방질 음식의 과다섭취, 비만, 스트레스 등이 있다. 속발성 고혈압은 당뇨병, 뇌의 손상으로 뇌하수체질환, 갑상선기능항진, 임신 등이 원인이 돼 나타나며 이를 이차성 고혈압이라고 한다.

본태성 고혈압은 손발이 저리고 뒷목이 뻣뻣해지는 고혈압 경증, 계단을 오를 때 숨이 차는 증세가 있는 고혈압 중증, 갑자기 눈앞이 답답해지는 뇌졸중 전구증, 뇌졸중으로 쓰러지는 뇌졸중 위급증, 전신불수 언어장애 등을 일으키는 뇌졸중 후유증 등 5단계로 진행된다. 뇌졸중 전구증까지는 누구나 예방하고 치료할 수 있으나 이미 발생해 쓰러진 후에는 현대의학으로는 치료가 매우 힘들다.

고혈압과 중풍은 누구나 예방할 수 있다. 고지방식으로 식단이 바뀌고 스트레스가 증가하고 있는 현대인들은 특히 고혈압과 중풍 예방에 관심을 기울여야 한다.

경락 맛사지는 중풍 예방에 탁월한 효과가 있고 중풍으로 쓰러져 있거나 중풍 후유증으로 고생하는 사람들에게도 큰 도움이 될 수 있는 유일한 방법이다. 경락 맛사지는 경락이나 신경 자극을 통해 뇌까지 자극이 가능하며 특히 약손에서 나오는 기는 뇌까지 자극이 가능하다. 확신을 가지고 3~6개월간 꾸준히 관리한다면 확실한 효과를 볼 수 있다.

✚ 효과적인 경락 맛사지

① 마비된 반대쪽 뇌를 자극한다. 오른쪽이 마비되었다면 왼쪽 뇌부분을 악기 등으로 매일 맛사지해 준다. 또한 약손으로 노궁에서 기가 나온다고 생각하면서 풍을 맞은 머리 위에 손바닥을 얹고 30분 이상 기를 발사한다.

② 마비된 신체 부위를 경락 맛사지한다. 예를 들면 왼쪽 팔이 마비되었다면 왼쪽 팔에 흐르는 6개의 경락 전체를 매일 맛사지하여 경락과 신경을 자극시킨다. 그래서 간접적으로 뇌에 자극을 주고 기혈 소통을 원활하게 한다.

③ 전신 기 쓸어주기를 하루에 108회 이상한다.

④ 기타 전신 경락을 진단하여 막힌 경락이 있는 곳을 집중적으로 맛사지한다.

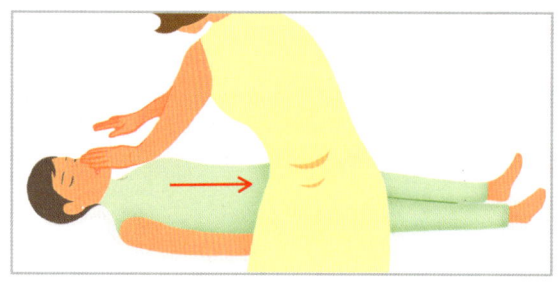

⑤ 매실, 살구, 레몬, 오렌지, 식초 등의 음식을 꾸준히 섭취한다. 구연산은 혈액의 혈전을 해소하는 데 효과가 크다.

⑥ 위와 같은 방법으로 꾸준히 관리하면 빠른 사람은 몇 회만으로도 좋아지며 늦은 사람은 6개월 이내에 대부분 호전된다.

오십견 · 견통

오십견은 오십 세가 되면 누구나 한 번씩 어깨 부위에 통증을 일으키는 질병이 생긴다고 해 이름 붙여졌다. 하지만 최근에는 각종 스트레스 증가와 사무직 근로자의 증가 및 운동 부족 등이 원인이 돼 삼십견, 사십견도 늘고 있는 추세다. 정상적인 팔의 가동 범위는 360°인데 성인의 경우 가동 범위대로 팔을 자유자재로 돌리는 사람들이 소수에 불과한 실정이다. 대부분의 사람들이 팔과 어깨 부위에 문제를 가지고 있다고 해도 과언이 아니다.

✚ 효과적인 경락 맛사지

① 어깨 주변으로 흐르는 소장경, 삼초경, 대장경, 담경을 맛사지한다. 통증이 있는 곳은 근육 속까지

맛사지하면서 충분히 풀어준다.

② 위경락 중에서 무릎부터 다리까지 촘촘히 풀어준다. 특히 오십견혈이 있는 족삼리 주변의 경락은 강한 자극을 주면서 풀어준다. 이곳으로 흐르는 신경에 자극을 주면 굳었던 팔이 올라간다.

③ 등 뒤로 흐르는 방광경 1선과 2선을 맛사지한다.

④ 팔을 뒤로 올리고 견갑골 사이의 뭉친 근육을 부드럽게 풀어준다. (180p 그림 참조)

⑤ 목 뒤와 어깨주변 근육을 부드럽게 될 때까지 반복해서 풀어준다.

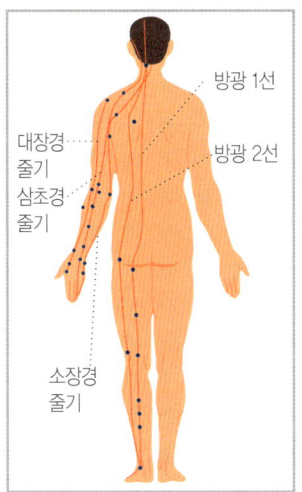
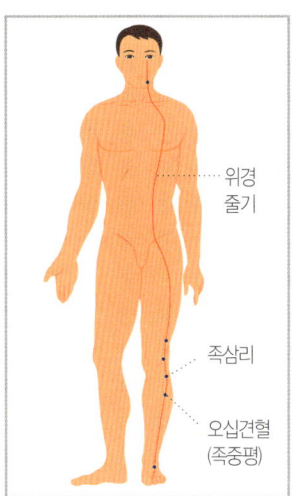

방광 1선
대장경
줄기
삼초경
줄기
방광 2선
위경
줄기
소장경
줄기
족삼리
오십견혈
(족중평)

염좌상

염좌상은 각종 운동 경기나 일상생활 중의 부상으로 다리나, 허리, 손목 등에 통증이 생기는 것으로 인체의 관절(이음쇠)에서 발생하는 뼈의 질환이라고 볼 수 있다.

염좌가 잘 발생하는 곳은 과관절(발목), 손목관절, 목, 요추, 어깨, 무릎관절이다. 염좌도 증상에 따라 경증(輕症)도, 중증(中症)도, 중증(重症)도로 구분한다. 경증도 염좌는 외형상 변화가 없으나 활동 기능에 장애를 일으키고 누르면 압통점이 발생한다. 중증(中症)도 염좌도 외형상으로는 큰 변화가 없지만 벌겋게 부어오르고 화끈화끈한 열과 자발통이 일어난다. 자발통은 약간만 움직여도 몹시 아프며 염증성 통증을 일으키는 경우다. 이런 경우에는 부기가 가라앉은 다음 치료해야 한다. 중증(重症)도 염좌의 경우는 심한 청자멍이 생겨 조금도 움직일 수가 없으며 잠을 못 잘 정도로 자발통이 심하다.

관절포(인대)가 심히 늘어났거나 끊어진 경우나 관절연골이 손상되고 뼈가 골절된 상태로 이런 경우 부목을 대어주고 고정시켜야 한다.

✚ 효과적인 경락 맛사지

① 경증도와 중증도의 경우 압통점을 찾고 어느 경락에 속하는가를 진단한 후 환부에서 분리된 경락

을 위주로 맛사지한다.

② 환부에 손바닥을 올려놓고 기를 발사한다. 그러면 관절 주변의 연부 조직에 흐르는 혈관과 신경, 림프 등을 활성화시켜 치유 효과가 매우 빨라진다.

③ 골절이나 인대가 끊어진 경우에 부목을 대어주면 한 달 안에 자연 치유력에 의해 뼈가 스스로 연결된다. 부목을 댄 후에도 손바닥으로 매일 기를 발사해주면 치유되는 속도가 빨라진다. 부목을 뗀 다음에는 해당 골절 주변을 지속적으로 맛사지하여 관절을 정상화해야 한다.

④ 부기가 있을 때 날감자나 알로에즙, 생지황, 약쑥 등을 갈아 붙이면 부기가 가라앉는다.

요통

허리의 통증은 여러 가지 원인에 의해서 올 수 있으나 일반적으로 원발성, 속발성, 반사성 요통으로 구분된다.

원발성 요통은 요추에서 직접 기인한 요통으로 운동이나 무리한 활동 시 허리가 삐끗하여 발생하는 급성 요부염좌와 요추 주변 근육긴장 및 이상 등으로 요추 사이에 있는 원판인 디스크가 탈출되어 주변의 신경을 압박하는 추간판 탈출증이 있다.

속발성 요통에는 신장 기능저하, 당뇨병, 척수종양, 장염, 변비, 여성의 냉대하 등 부인과 질환으로 오는 요통이 있다. 반사성 요통은 평발, 요추 전화, 노인성 척추 취약점, 8자 걸음 등으로 오는 요통으로 신체 구조의 이상으로 오는 경우가 많다.

다른 질병에 의해 발생하는 속발성 요통은 원인 치료가 필요하며 반사성 요통은 신체 구조를 교정해야 치료가 가능하다. 요통은 어떤 원인에 의해서 발생하든지 효과적으로 치료가 가능한데, 속발성 요통의 경우 해당 질병을 동시에 치료하면서 맛사지해야 한다.

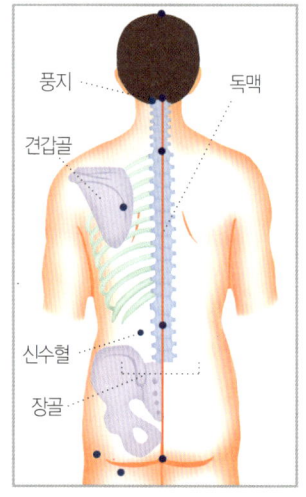

풍지
독맥
견갑골
신수혈
장골

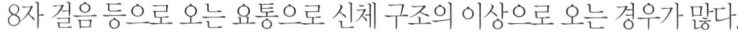

✚ 효과적인 경락 맛사지

① 허리 주변의 방광경락을 맛사지하는데, 방광경락 밑에 있는 기립근까지 충분히 풀어주어야 한다. 추간판 탈출은 대부분 기립근이 굳어서 발생한다. 이곳을 충분히 풀어주면 요추가 제자리로 돌아오게 된다. (179p 그림 참조)

② 허리와 엉덩이의 연결 부위인 장골능뼈 윗부분에서 서혜부까지 충분히 풀어준다. 대부분의 일상적인 요통은 이곳을 충분히 풀어주면 해소가 된다.

③ 독맥의 반사구인 후계혈을 자극하여 풀어준다.

④ 이마의 중앙에서 코 방향으로 맛사지한다. 이곳은 독맥을 자극하여 허리 근육을 풀어주는데 특효가 있다.

⑤ 복부 주변을 만져 결절이 있는 곳을 충분히 풀어준다.

⑥ 허리 뒤쪽의 신수혈 부근을 수시로 맛사지하여 신장기능을 개선한다.

치매와 예방법

치매란 알고 있었던 것을 잊어버리는 병으로 기억력, 판단, 이해, 사고, 자기 성찰 등 사고력이나 지능이 병적 과정으로 차차 없어지는 것을 말한다. 우리나라에서는 망령이라고 부르며 양의학에서는 알츠하이머병으로 알려져 있으며 현대의학으로 치료가 곤란한 난치병에 속한다. 우리나라 치매율은 2~10%를 육박하고 있는데, 60세 이상 노인 10명 중 1명이 치매환자인 셈. 그 수는 갈수록 늘어나고 있다고 한다.

치매는 뇌 자체에서 오는 진성 치매와 마음에서 오는 가성 치매, 매독성에서 오는 마비성 치매로 나뉜다.

진성 치매는 노인성 치매와 뇌동맥경화성 치매로 분류된다. 노인성 치매의 원인은 뇌의 노화로 인한 뇌기질의 위축성 변화로 인정하고 있으나 아직 정확한 원인과 치료법은 밝혀지지 않고 있으며 알츠하이머 박사에 의해 밝혀진 후 이름을 따서 알츠하이머 치매로 불린다. 이 질병은 뇌의 대뇌피질 중 연합령에 이상이 발생하여 발생하는 것이다.

뇌동맥경화성 치매는 뇌의 정신기능 구역에 중풍을 맞은 것으로 고혈압으로 인해 뇌에 출혈이 발생한 경우나 뇌동맥에 혈전이 쌓인 경우, 뇌가 굳어지는 경색이 온 경우에 발생한다. 대부분 중풍은 대뇌피질의 운동령에서 발생하는데 이 경우에는 사지를 움직일 수 없게 된다. 노인성 치매의 경우 사지에는 이상이 없고 정신에만 이상이 있어 서로 구별이 가능하다. 가성 치매는 심인성 치매로 마음의 변화나 갑작스런 환경 변화로 발생하게 된다. 마비성 치매는 각종 독성에 의해 뇌에 마비가 올 경우 발생하게 된다. 치

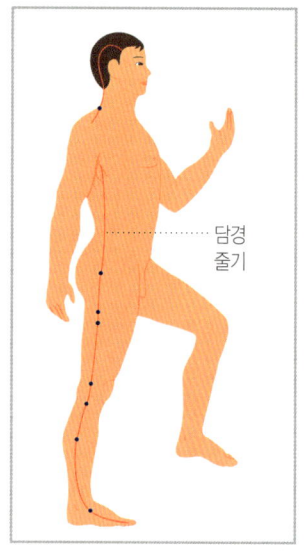

담경
줄기

매는 평소의 양생법을 실천하고 꾸준히 경락 맛사지로 관리하면 충분히 예방하고 치료할 수 있다. 반드시 기억해야 할 것은 치매는 치료보다 예방이 더 중요한 질병이라는 것이다.

➕ 효과적인 경락 맛사지

① 머리로 연결되는 독맥, 방광경, 담경을 집중적으로 맛사지한다. (179p 그림 참조)

② 머리를 손가락으로 두드리거나 두피 맛사지를 생활화한다.

③ 목을 충분히 풀어주고 뒷머리의 풍지혈을 수시로 자극한다. 풍지혈은 정맥이 위치해 있어 머리 밑으로 내려가는 하수도와 같다. 이곳을 풀어주면 하수도의 쓰레기를 제거하는 것과 같은 효과가 있다. (180p 그림 참조)

④ 심포경과 심경을 맛사지해 마음을 편안하게 한다. (183p 그림 참조)

⑤ 고혈압에서 해방되어야 한다.

⑥ 족삼리와 수삼리를 수시로 자극한다. 이 두 곳은 장수혈이다. (179p 그림 참조)

⑦ 하단전을 맛사지한다. 특히 관원과 기해혈은 신체를 젊어지게 하는 데 효과가 큰 혈이다.

심장질환

심장은 장부의 왕으로 24시간 일을 하기 때문에 암이 발생하지 않는다. 하지만 심장에 영양을 공급하는 관상동맥이 혈액순환 장애로 막히게 되면 협심증, 심근경색 등 무서운 질병이 발생하게 된다. 심장 질환은 급작스런 돌연사 등 죽음과 직결되는 질병이다.

심장에 이상이 있으면 그 반응은 얼굴과 혀에 곧바로 나타나게 된다. 심장이 약해지면 얼굴이 하얗게 되고 땀이 나며, 심장이 심하게 박동치면 얼굴이 붉어진다. 심장 질환에는 협심증, 심근경색, 심장판막증, 심내막염, 심장성 천식, 신근염 등 여러 가지가 있으나 현대인들에게 자주 발생하고 돌연사를 일으키게 되는 질환은 관상동맥 질환인 협심증과 심근경색이다.

왼쪽 가슴이 답답하고 통증이 있다면 관상동맥 질환의 초기로 볼 수 있다. 협심증은 관상동맥 일부가 막혀서 혈액이 통하지 않아 생기는 병이다. 심근경색은 관상동맥의 큰 혈관이 막혀서 생기는 질환이다.

　심장병은 혈액순환의 장애로 발생되는 고혈압과 동맥경화로 인해 발생된다. 주로 비만체질에게 발생하며 잠잘 때 오한이 나거나 이유 없이 땀이 많이 나는 사람들도 징후이므로 조심해야 한다. 또한 이러한 질환이 없다고 하더라도 잘못된 운동이나 협심증을 유발하는 행동을 한다면 심장질환으로 인한 돌연사가 발생할 수도 있다.

➕ 효과적인 경락 맛사지

① 고혈압, 동맥경화의 원인치료를 한다.

② 팔의 안쪽으로 흐르는 심포경과 심경을 맛사지한다. 심포경은 심장을 싸고 있는 경락으로 현대적 의미로 해석할 때 관상동맥에 해당된다. 특히 좌측 팔의 심포경과 심경을 맛사지하여 통증이나 결절이 없도록 맛사지하여 풀어준다.

③ 가슴 맛사지를 한다. 140페이지에서 소개한 가슴 맛사지를 참고하여 가슴의 중앙에 있는 전중혈을 중심으로 가슴뼈 연골이 부드럽게 될 때까지 흔들거나 문질러서 충분히 풀어준다.

④ 좌측 유방 주변을 뜯어주는 맛사지를 하여 풀어준다.

⑤ 심수혈을 중심으로 좌측 심장구역을 맛사지한다.

⑥ 좌측 가슴에 손바닥을 놓고 30분 정도 기를 발사한다.

⑦ 심장 질환이 있는 사람들은 평소에 니트로글리세린을 휴대하여 발작 시 혀 밑에 넣으면 관상동맥이 확장되어 위기를 넘길 수 있다. 또한 절대적인 안정을 취하고 심장 부위에 손을 얹어 기를 발사하거나 뜨거운 찜질을 하고 손발을 따뜻한 물에 넣어 풀어주어야 한다. 위급할 때는 삼능침으로 손가락 끝이나 손바닥 여러 곳을 사혈하면 위기를 넘길 수가 있다.

⑧ 심장 질환을 유발하는 행위를 금지하고 느긋한 마음으로 살아가야 한다. 식이요법으로는 계란노른자 기름, 은행잎, 국화 등을 평소에 달여서 먹으면 효과가 있다.

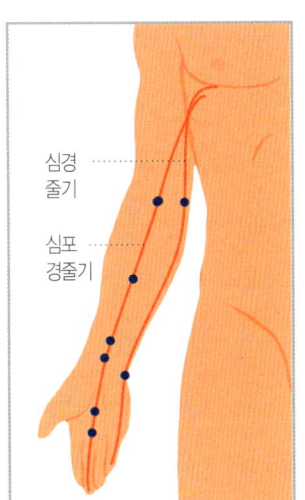

심경
줄기

심포
경줄기

류머티드 관절염

류머티드 관절염은 흔히들 소리 없이 고통을 주고 죽어서야 치료가 된다고 하는 난치병에 속한다. 손가락, 발가락, 무릎, 팔꿈치, 발목 등 주로 관절에 많이 발생하는데 치료하지 않을 경우 관절에 변형이 오고 관절 간격이 좁아져 붙어버리게 된다. 후유증은 후천성 심장판막증으로 이어진다. 류머티드 관절염의 경우 원인 불명의 발열이 있고 근육통이 생기며 비가 오거나 습한 곳에 있으면 통증이 심해지는 것이 특징이다.

양의학에서는 정확한 원인을 못 밝히고 있지만 현재까지 학설에 의하면 세균감염, 신진대사 이상, 내분비 질환, 말초혈관의 장애, 정신성 질환, 알레르기성 질환 등의 설이 있다. 임상 통계로 보면 유전적인 요인, 습한 기후에 사는 사람, 정신 불안정 등 스트레스를 받는 사람들에게 자주 발생한다.

동의학에서는 이 병의 원인을 풍사, 한사, 습사가 인체에 공통으로 침습하여 발생하는 비증이라고 밝히고 있으며, 〈황제내경〉 소문편에서는 혈기가 응기되어 순응하지 않는 병이라고 밝히고 있다.

류머티드 관절염은 국부성 질환이라기보다는 전신성 질환이다. 경락 맛사지 경험에 의하면 꾸준한 맛사지로 치료할 수 있는데 원인을 모르더라도 인체에 흐르는 경락을 원활히 하여 근본적으로 체질을 개선하여 자연 치유력을 개선하기 때문으로 보인다. 중도에 포기하지 말고 꾸준히 관리해야 근본적인 치료가 가능하다.

➕ 효과적인 경락 맛사지

① 전신 경락 맛사지를 한다. 1회 1시간씩 30회를 맛사지한다. 간격은 처음 10일은 연속, 다음 10일은 2일 주기, 마지막 10일은 3일 주기로 관리한다. 처음 10회 정도 연속해서 맛사지하면 명현 현상으로 오히려 더 통증이 심해지는 경우가 있다. 하지만 꾸준히 하면 극심한 통증이 없어지면서 점차 통증이 사라진다. 30회 정도 실시하면 몸이 가뿐해지고 대부분 좋아지게 된다. 뿌리를 뽑으려면 그 이후에도 주 1회 정도 몇 개월 꾸준히 관리해야 한다.

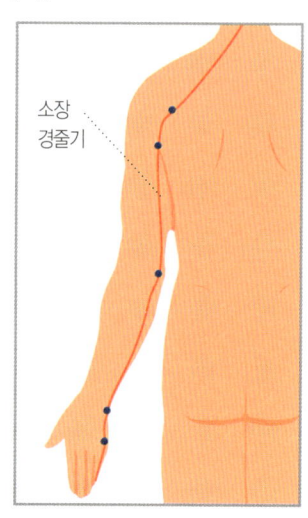

소장
경줄기

② 원인 불명의 열이 발생할 경우에는 소장경락을 중점적으로 맛사지한다. (184p 그림 참조)

③ 집중적인 위장 맛사지로 근본적인 체질을 개선해 질병을 퇴치한다.

④ 통증이 심한 부위는 손바닥으로 감싸고 기를 30분 발사한다.

⑤ 전신 쓸어주기를 통해 온몸의 풍습과 사기를 제거해준다.

⑥ 식이요법으로는 뽕나무가지, 오동잎, 국화, 담쟁이넝쿨, 지렁이 등을 환으로 만들어 먹거나 달여서 먹는 방법을 병행한다.

정신질환

　정신질환은 사고와 감정에 이상이 생기는 질병으로 대뇌피질의 종합령(정신령)의 이상으로 발생한다. 동의학에서는 심장이 마음을 주관하고 있다고 하여 심장과 병행하여 뇌를 치료한다. 정신병의 원인은 외인성으로 뇌에 직접 손상을 받았거나 내인성으로 유전, 정신분열, 간질성, 심인성으로 환경의 갑작스런 변화로 인한 신경쇠약 등을 들 수 있다. 종류로는 정신분열증, 조울증, 간질, 정신신경증, 노인성 정신병(치매), 알코올성 정신질환 등이 있다.

✚ 효과적인 경락 맛사지

① 등 뒤 척추를 따라 흐르는 독맥을 맛사지한다.

② 등 뒤 좌우측으로 흐르는 방광경락을 맛사지한다.

③ 독맥과 연결된 신경을 맛사지한다.

④ 심포경과 심경을 맛사지해 심장 기능을 향상시키고 마음을 조절한다. (183p 그림 참조)

⑤ 스트레스 요인을 제거한다.

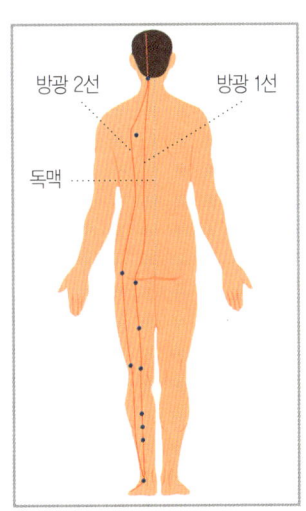

성인 여자를 위한 맛사지

갱년기장애

갱년기장애란 성숙기에서 노년기(42~50세)로 이행하는 기간에 난소 기능이 쇠퇴하면서 자율신경실조와 혈액순환 장애로 발생하는 각종 질환을 말하는데 이때는 이명, 두통, 심계(가슴이 뛰는 것), 각종 신경통, 정신질환 등이 종합적으로 발생한다. 대부분 여성들에게 찾아오며 남자에게는 우울, 초조, 손발 저림, 불면증 등 가볍게 지나가는 특성을 가지고 있다.

갱년기장애는 평소의 건강 상태에 따라서 가볍게 넘어가는 경우가 있는가 하면 심할 때는 정신질환으로 가출까지 하게 되는 무서운 질환이다. 슬기롭게 극복하기 위해서는 갱년기장애의 특성을 이해하고 가족의 따뜻한 보살핌이 필요하다. 또한 주기적으로 경락 맛사지를 받을 경우 가볍게 넘어갈 수 있으며 효과적으로 장애와 질환을 극복할 수가 있다.

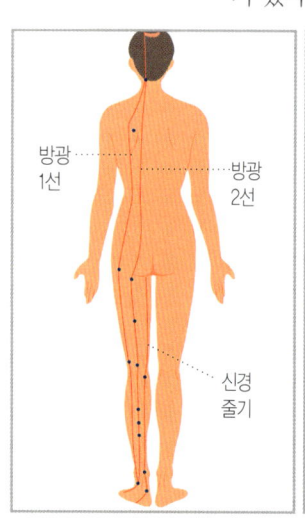

방광 1선
방광 2선
신경 줄기

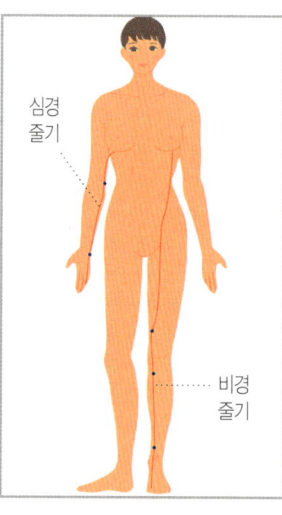

심경 줄기
비경 줄기

✚ 효과적인 경락 맛사지

① 간경, 신경, 방광경, 심경 등을 집중적으로 맛사지한다.

② 정신질환을 동반할 경우 심포경과 심경을 맛사지한다.

③ 혈액순환을 원활히 하기 위해서는 비경을 맛사지한다.

④ 허리 부위와 배 부위를 만져보고 굳어 있는 부분은 충분히 맛사지하여 풀어준다.

⑤ 목과 어깨 부위를 맛사지하여 피로를 수시로 풀어준다.

⑥ 국선도 등으로 기혈 순환을 촉진하고 관절을 부드럽게 하는 운동을 꾸준히 수련한다.

빈혈

성인 체내에는 5~6ℓ의 혈액이 있는데 어떤 원인으로 해서 절대 혈액량이 부족하게 되면 빈혈이 된다. 빈혈은 실혈성 빈혈과 병적인 빈혈이 있다.

실혈성 빈혈은 외상이나 내상으로 인한 출혈로 발생하며 병적인 빈혈은 혈액 속의 적혈구 절대량이 부족한 것으로 적혈구 수가 1m³당 400만 개가 밑도는 것을 말한다. 공통적인 증상으로는 안면이 창백하고 어지러움증이 있으며, 이마에 식은땀이 흐르거나 기운이 없고 입 안이 마르는 증세를 보인다.

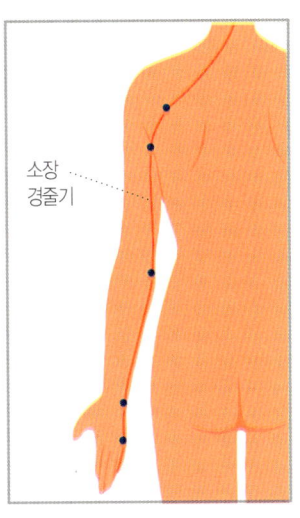

소장
경줄기

➕ 효과적인 경락 맛사지

① 소장의 영양흡수 기능을 증진하기 위해 소장경과 배꼽 주변, 하단전을 집중적으로 맛사지한다.

② 비경을 맛사지하여 혈액 생산의 기능을 증진시킨다. (186p 그림 참조)

저혈압

저혈압은 혈압이 정상보다 낮은 것을 말한다. 정상 혈압은 심장 수축기 혈압인 최대 혈압이 120~130mmHg, 심장 확장기 혈압인 최저 혈압이 80~90mmHg이다. 저혈압은 최고 혈압이 100~90mmHg, 최저 혈압이 70~60mmHg 이하로 내려가는 경우를 말한다.

저혈압의 주요 증상으로는 층계를 오를 때 가슴이 답답하거나 발이 잘 붓는 경우, 일어나면 머리가 어지럽고 몸이 나른하여 잠자리에서 일어나기 어려운 경우, 이명이 있거나 기억력이 없는 경우, 어지럼증으로 실신하는 경우 등이 있다.

일반적으로 저혈압은 야근성 체질에 많이 발생한다. 저혈압은 특별히 불편하지 않으면 생명에는 지장이 없다.

식이요법으로 음식을 짜게 먹고 물을 많이 먹어 혈압을 높이고 소, 돼지, 닭고기, 계란과 단백질이 많이 든 음식을 먹는다.

➕ 효과적인 경락 맛사지

① 전신경락 맛사지를 주기적으로 받는다.

② 위하수는 저혈압을 동반하므로 위경락 맛사지와 위구역을 맛사지하여 위하수를 해결한다.

③ 저혈압으로 어지러운 경우 귀를 잡고 위로 올려주면 혈압이 올라가 위기를 넘길 수 있다.

안면신경마비

안면신경마비는 구완와사 또는 면풍으로 불리며 입이 틀어진 경우를 말한다. 안면에 흐르는 뇌신경 12쌍 중 7번째 신경의 마비로 발생하는데 안면신경 줄기는 뇌로부터 귀 밑의 청회혈, 예풍혈, 견정혈을 지나간다. 안면신경은 운동신경으로 고장나면 안면신경마비, 안면신경 경련, 교근 경련, 눈꺼풀 경련, 눈꺼풀 하수(한쪽 눈이 잘 안 떠지는 경우) 등을 일으키게 된다.

안면신경마비의 원인은 원발성, 속발성으로 구분된다. 원발성은 신경 자체의 원인으로 발생하며 뇌 이상으로 오는 중추성 안면신경마비와 말초성 안면신경마비로 나뉜다.

중추성 안면신경마비는 대뇌피질 운동령의 안면구에서 어떤 손상을 입어서 발생한다. 고혈압에 의한 뇌졸중으로도 안면신경마비가 올 수 있으며 안면부 근육의 이상이나 종양에 의해서도 가능하다. 40세 이상에서 입이 비뚤어진 사람은 대부분 중추성 안면신경 마비라고 볼 수 있다.

말초성 신경마비는 심한 냉기의 접촉과 한사(바이러스) 침습으로 입과 눈이 동시에 비뚤어지는 주위성 신경마비라고 할 수 있다. 대부분 한겨울에 따뜻한 곳에서 갑자기 찬기운을 만나거나 차가운 곳에서 잠을 자면 발생하게된다.

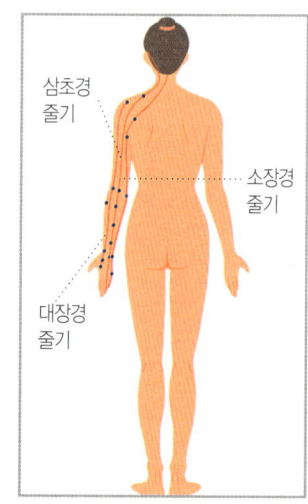

속발성은 특정 병으로 인해 비뚤어지는 경우로 귀가 아플 때 마비가 오는 중이염성 신경마비, 이빨을 뽑았을 때, 잇몸에 염증이 있을 때 발생한다. 반드시 원인 치료와 병행해야 한다.

✚ 효과적인 경락 맛사지

① 머리로 향하는 경락인 대장경, 위경, 소장경, 삼초경, 담경을 집중적으로 맛사지한다.

② 중추성 질환일 경우 비뚤어진 반대쪽 머리에 손을 얹고 기를 발사하여 중추신경을 자극한다.

③ 머리 뒷면의 예풍, 풍지혈을 맛사지한다. (198p 그림 참조)

④ 얼굴의 사백, 거료, 영양, 견정, 지창을 충분히 맛사지하여 풀어준다.

유방암

유방암은 40~45세 사이의 여성에게 발생하는 병 중 사망률이 가장 높은 무서운 질병이다. 유방암은 이른 초경과 이른 폐경을 경험한 여성, 출산력이 없는 여성에게 발생할 확률이 높다. 이 외에도 경구피임제 장기복용, 폐경기 여성호르몬 치료, 유전적인 요소, 비만, 음주, 동물성 지방과 육류의 과잉 섭취 등이 유방암 발병의 원인이 된다.

정신·심리적인 요인으로 애정 없는 결혼 생활을 하거나 자신을 돌보지 않고 무거운 책임감을 지고 있으며 자신의 생각을 마음껏 표출하지 못하고 가슴앓이를 가지고 있는 여성들에게 많이 발생하는 것으로 나타나고 있다.

경락 맛사지를 주기적으로 받는 여성들은 유방암을 조기에 발견할 수 있으면 초기인 경우에는 치료도 가능하다. 맛사지 시 유방암을 발견할 수 있는 진단법은 다음과 같다.

유방암 진단법

① 풍문혈에 걸리는 증세가 있다.

② 겨드랑이 밑에 알맹이와 근육이 굳어 있다.

③ 어깻죽지 앞쪽이 혈액순환 장애로 걸린다.

④ 귀와 목을 연결하는 흉쇄유돌근에 통증이 온다.

⑤ 생리 직전에 통증이 온다. 생리통이 있는 환자는 유방에 알맹이가 있다

⑥ 유방암은 스트레스를 많이 받거나 성을 많이 내는 성격에게 잘 발생한다.

⑦ 유방 주위의 색상이 나무색으로 변한다.

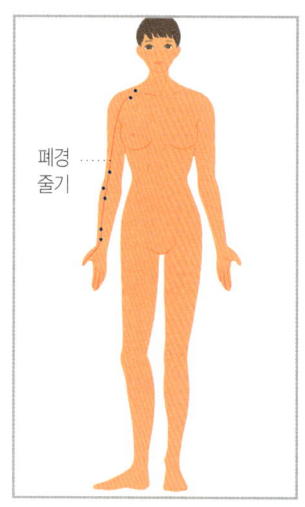

폐경
줄기

✚ 효과적인 경락 맛사지

① 겨드랑 밑에 손을 넣어 알맹이나 근육이 굳어진 경우 기를 발사해서 녹인다.

② 겨드랑이에서 손끝까지 손바닥으로 여러 번 밑으로 쓸어 독소를 제거한다.

③ 손바닥에 흐르는 폐경, 대장경, 심포경, 심경을 맛사지한다. (183p 그림 참조)

④ 가슴과 등 뒤에 손바닥을 대고 기를 발사하면서 암이 녹는다고 1시간 이상 의념을 준다.

⑤ 풍문혈에 기를 발사하여 통증을 제거한다.

⑥ 목과 어깨 부위를 충분히 풀어준다.

⑦ 복부의 명치구역, 간담구역, 비위구역을 충분히 풀어준다.

좌골신경통

　　좌골신경통은 허리에서 다리로 연결된 좌골신경이 지배하고 있는 부위와 통로인 허리, 하지에 오는 통증을 말한다. 좌골신경통의 원인은 좌골신경 자체의 원인으로 풍한습의 침입에 의해서 발생하거나 좌골신경 주변의 근육 경직이나 척추, 요추의 탈출로 신경을 압박하는 경우에 발생한다. 하루 종일 사무실에 앉아서 일하는 근로자, 오랜 시간 차를 운행하는 운전사, 앉아 있기를 좋아하는 사람들은 대부분 한 번쯤 좌골신경통으로 고생하게 된다.

　　좌골신경통이 심해지면 다리를 움직일 수 없을 정도의 상태가 된다. 통증은 마치 칼로 찌르는 것 같은 느낌으로 무릎까지 뻗치는 경우가 있다. 좌골신경통은 경락 맛사지로 경근을 풀어주고 압박받는 신경을 해소시켜주면 쉽게 치료가 된다.

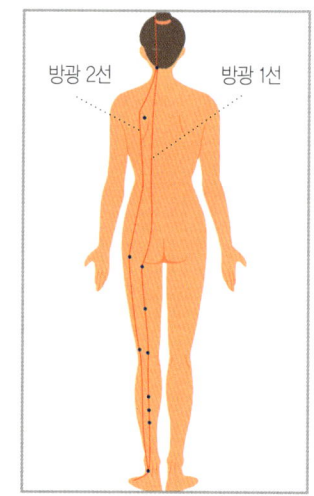

방광 2선　　방광 1선

✚ 효과적인 경락 맛사지

① 요추를 교정할 수 있도록 요추 주변 방광경락을 맛사지한다.

② 허리 맛사지를 통해 허리와 엉덩이의 연결 부위를 이완시켜 신경의 흐름을 원활하게 한다.

③ 통증이 있는 엉덩이와 대퇴부를 맛사지한다. 특히 담경, 방광경을 정성껏 맛사지하여 풀어준다.

④ 허리 스트레칭으로 고관절, 무릎관절을 이완시켜준다.

자궁근종

    자궁근종은 자궁의 양성 종양으로 자궁벽의 안쪽과 바깥쪽, 자궁강 내부 등 다양한 위치에서 성장한다. 자궁의 근육 벽에서 발생하는 자궁근종은 초기에는 아무런 증상이 없기 때문에 상당한 크기가 되었을 때 알아차리게 된다.

    자궁 속에 양성 종양이 자라고 있는 경우 월경 시에 출혈이 심해지고 주기가 불규칙해진다. 월경의 흐름을 조절하는 자궁의 근육 수축을 방해하므로 불규칙한 간격으로 출혈이 심해지고 빈혈과 피로 증세가 가중된다. 또한 자궁근종은 직장이나 방광 등 다른 기관을 압박해 다뇨증을 유발할 수도 있다. 게다가 생명에 지장이 없더라도 불임이나 조기낙태를 유발할 수가 있고 자궁 깊숙이 자극을 줄 경우 신경자극성 통증을 유발할 수가 있다. 임상결과 경락 맛사지는 자궁근종을 치유하는 데 높은 효과가 있는 것으로 나타나고 있다. 특히 약손을 보유한 관리사들은 종양의 크기를 줄일 수도 있다.

✚ 효과적인 경락 맛사지

① 배꼽주변을 맛사지하여 독소의 통로를 열어준다.

② 다리의 3음경인 비경, 간경, 신경을 소통시켜준다.

③ 서혜부를 플러싱하거나 맛사지하여 혈액순환을 촉진시켜준다.

④ 하단전 방광과 자궁을 맛사지하여 냉기가 없어지도록 한다.

⑤ 손바닥을 자궁근종 위에 올려놓고 하루 1시간 이상 기를 발사한다.

⑥ 잠을 잘 때는 파스를 동전 크기로 잘라 배꼽 위에 붙이고 잔다.

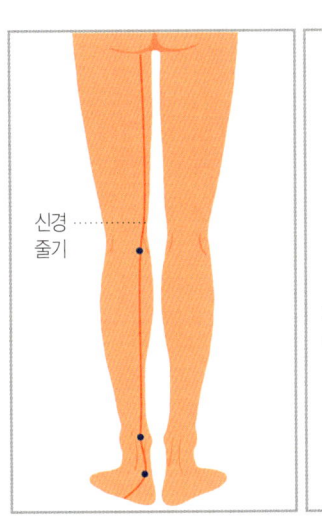

신경
줄기

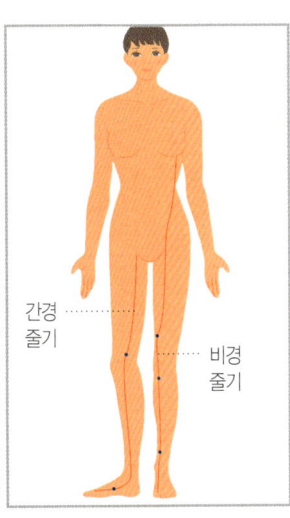

간경
줄기

비경
줄기

냉증·산후풍

　냉증은 손발이 항상 차가운 상태로 날씨가 추우면 더 심해진다. 냉증에 걸리면 혈색이 창백해지고 허리 통증, 두통, 견통, 현기증, 불면증, 저혈압이 나타난다. 소변도 개운하지 못하고 배가 항상 더부룩하게 된다. 남성들도 이런 질환이 있는데 폭음이나 폭주를 많이 하는 사람에게 흔히 발생한다.

　냉증의 근본적인 원인은 혈액 흐름이 나빠지는 것인데 원인은 혈관의 수축, 심장의 펌프활동 장애, 혈관 안쪽의 노폐물 축적, 경락과 근육의 굳음으로 인해 발생된다.

　산후풍은 분만 후 신체가 허약해지거나 바람이나 한기를 받았을 경우 나타난다. 산후에는 뼈가 제자리를 잡기까지 최소한 3주 정도는 한사가 침습하지 못하도록 특별한 산후관리를 해야 한다. 산후관리를 잘못할 경우 그 후유증으로 많은 여성들이 고생하고 있는데, 냉증과 산후풍은 공통적으로 몸이 냉하고 손발이 차가운 것이 특징이다. 이런 경우도 경락 맛사지로 혈액순환이 잘되도록 해주면 저절로 없어진다.

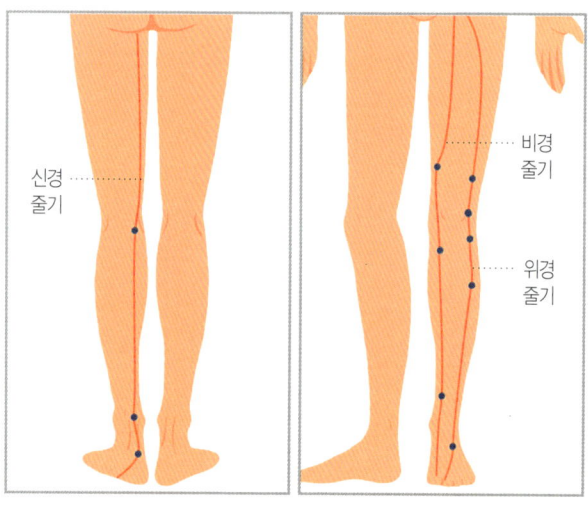

신경
줄기

비경
줄기

위경
줄기

✚ 효과적인 경락 맛사지

① 신경과 위경, 비경을 집중적으로 맛사지한다.

② 복부의 배꼽 주변과 배꼽 좌측 3cm 부근을 풀어준다. 냉증을 가지고 있는 사람들은 대부분 이곳에 탁구공만 한 결절이 발견된다. 잘 풀어주면 큰 도움이 된다.

③ 몸을 차게 하는 음식, 찬물을 마시지 않는다.

불임증

　불임은 불규칙한 배란, 자궁내막염, 골반감염, 감정적 스트레스, 면역체계의 이상 등 여러 가지 원인으로 자궁에 에너지가 충분히 공급되지 않아서 발생한다. 경락을 진단해보면 아랫배가 냉덩어리처럼 차가운 경우가 대부분이다. 또한 생리 때 불순물이 모두 빠져나가지 못하고 냉덩어리 같은 찌꺼기가 자궁을 막고 있기 때문에 임신이 안 되는 경우도 많다. 몸이 허약해 신기가 부족할 경우에도 불임이 되고 임신이 되었다고 하더라도 임신기간 중에 냉증이 발생하거나 신체가 허약해지면 유산할 수 있다.

이런 경우 경락 맛사지는 매우 효과적이다. 골반에 흐르는 에너지 통로인 경락의 흐름을 원활히 함으로써 자연 치유력에 의해 임신에 적합한 환경으로 변모된다. 불임증은 경락 맛사지로 치료된 사례가 많이 있으니 포기하지 말고 꾸준히 맛사지하면 반드시 좋은 효과를 볼 수 있을 것이다.

✚ 효과적인 경락 맛사지

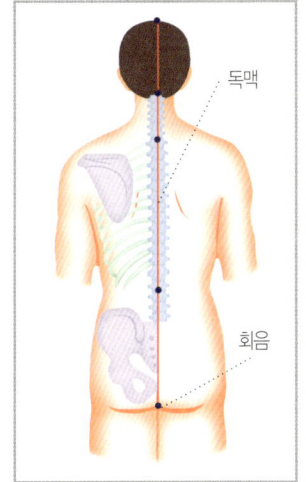

① 하단전의 자궁, 난소 부위에 결절이 느껴지면 결절이 없어지고 따뜻해질 때까지 맛사지한다.

② 배꼽 주변을 맛사지해 장기의 사기 통로를 열어준다.

③ 서혜부를 맛사지해 혈액순환을 원활하게 한다.

④ 천골 부근을 맛사지하여 자궁으로 흐르는 신경 기능을 회복시킨다.

⑤ 다리로 흐르는 방광경과 간경, 신경을 맛사지한다. (190, 191p 그림 참조)

⑥ 회음 맛사지를 통해 자궁에 충분한 지기가 공급될 수 있도록 한다.

⑦ 독맥과 임맥을 맛사지하여 소통시켜준다.

피부질환

피부는 인체 전신에 분포된 보호막으로 피부의 기능이 어떤 원인에 의해 상실될 때 피부 질환이 발생하게 된다. 피부는 인체에서 산소를 흡수해 폐의 기능을 돕고 조직의 노폐물을 배출하여 신장 기능을 돕는다. 또한 외부의 세균이나 외래 자극으로부터 보호하는 기능, 지각작용, 분비 작용, 체온조절 작용을 하는 인체의 중요한 기관이라고 할 수 있다. 현대에는 외부의 환경 악화로 이러한 피부보호 기능이 악화되어 피부 질환이 증가하고 있다.

어떠한 피부 질환이라도 경락 맛사지에는 탁월한 효과가 있다. 특히 폐경락과 대장경락을 중심으로 꾸준히 맛사지하면 지긋지긋한 피부 질환으로부터 탈출할 수가 있다.

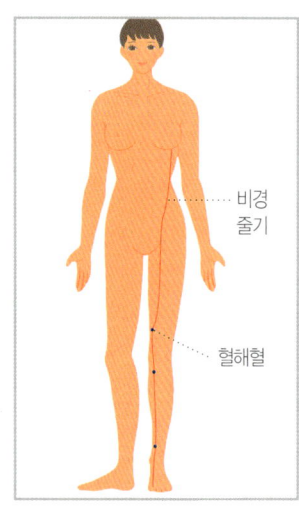

비경
줄기

혈해혈

＋ 효과적인 경락 맛사지

① 각종 피부질환은 피부과 관련이 있는 폐경락과 폐경의 남편이라고 할 수 있는 대장경락을 맛사지하면 개선이 된다. 피부 가려움증에는 대장경의 합곡, 곡지, 견우 등 대장경에 흐르는 어떤 경혈이라도 특수한 효과가 있다. (196p 그림 참조)

② 다리의 비장경락을 맛사지하고 무릎 옆 비장경락의 혈해혈을 풀어주어 혈액 흐름을 원활히 한다.

③ 경추뼈의 마지막 뼈에 있는 대추혈을 맛사지하면 각종 피부병과 열을 내리는 데 효과가 있다. 이곳을 사혈해도 효과가 있다.

④ 배꼽 좌우측에 있는 대장경의 모혈인 천추 주변을 풀어주고 대장 맛사지를 한다.

⑤ 죽염가루를 습진에 바르면 효과가 있고 소금물로 자주 목욕을 해도 효과가 있다. 또한 지렁이 가루를 환으로 만들어 꾸준히 복용하면 피부병에 뛰어난 효과가 있다.

입 냄새·암 냄새

입 냄새는 위장에 이상이 있을 경우 발생한다. 위장의 기는 밑으로 내려가는 것을 주관하는데 기능이 상실될 경우 위에서 분비된 냄새가 입으로 역류하기 때문에 입에서 냄새가 나는 것이다. 암 냄새는 아포크린이란 땀샘에서나 오는 일종의 땀 냄새다. 아포크린 땀샘은 주로 겨드랑이와 성기 주위에 많이 분포되어 있으며 대부분 모공과 결합되어 있어 운동할 때 항상 지방성 땀을 분비한다. 이 지방성 땀이 박테리아로 오염되면 박테리아가 지방성 분비물을 악취가 나는 지방산으로 분해해 암 냄새가 나는 것이다.

현대의학에서는 이러한 악취를 제거하기 위해 아포크린 땀샘을 수술하거나 막아서 암 냄새를 제거하는 데 사실 바람직한 방법은 아니다. 지방성 땀이 분비되지 않으면 질병을 유발할 수 있기 때문이다. 대신 경락 맛사지를 주기적으로 받으면 기혈 순환이 원활해져 암 냄새를 없앨 수가 있다.

＋ 효과적인 경락 맛사지

① 입 냄새는 다리의 위경과 비경을 주기적으로 맛사지하고 복부의 위구역을 만져서 결절이 없어질 때

까지 지속적으로 맛사지하면 위장 기능이 개선되어 냄새가 없어진다. (192p 그림 참조)

② 암 냄새는 피부를 주관하는 폐경과 대장경을 주기적으로 맛사지하고 인체의 수액 대사를 촉진하는 비경과 신경을 맛사지하면 자연적으로 없어진다. (196p 그림 참조)

③ 운동을 주기적으로 해 아포크린 땀샘에서 오염된 박테리아의 분비를 촉진시킨다. 아포크린 땀샘은 오직 운동을 통해서 분비된다. 사우나에서 빼는 땀은 열을 조절하는 에크린 땀샘만 분비되기 때문에 암 냄새 제거에는 도움이 되지 않는다.

생리통

　생리는 성숙기의 정상적인 여성에게 나타나는 자연스러운 현상으로 난소의 기능으로 일어나는 자궁점막 출혈이다. 여성의 생리는 보통 14세부터 폐경기인 49세까지 27~30일 주기로 발생하며 임신이나 수유기간을 제외하고 매달 반복된다. 사람에 따라 결혼 전에는 불규칙했더라도 결혼 후에는 규칙적으로 변하게 되기도 한다.

　생리할 때 나타나는 증상은 국소 증상, 전신 증상, 정신적인 변화가 있다. 국소 증상으로는 하복통, 하복부 압박감, 여드름, 시력 감퇴, 가슴 팽창과 통증, 빈뇨 등이 나타난다. 전신 증상으로는 부종, 두통, 심계, 변비, 유방통과 불면증, 구토 등의 증상이 생기거나 입맛이 변하게 된다. 이러한 현상을 월경 증후군이라고 하며 월경곤란증 또는 월경통이라고 한다. 이러한 생리통은 정도의 차이만 있을 뿐 대부분의 여성에게 나타나며 갱년기가 되면 문제는 더 심해진다.

　생리통은 자궁의 수축과 월경 기간 동안 프로스타글라딘 호르몬의 과도한 분비로 인해 발생한다. 일반적으로 냉증 체질이나 신경질적인 성격, 허약한 체질인 경우 통증을 심하게 느끼게 된다.

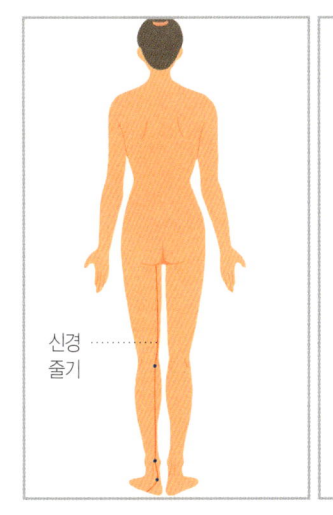
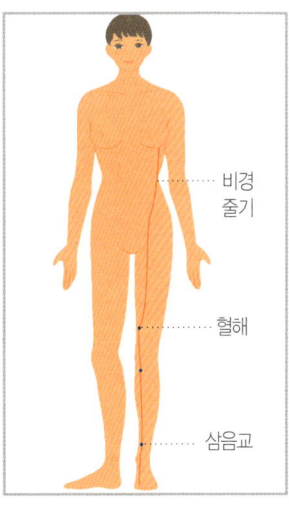

신경 줄기

비경 줄기

혈해

삼음교

✚ 효과적인 경락 맛사지

① 다리 안쪽으로 흐르는 비경과 신경을 집중적으로

맛사지한다. 월경은 혈액 문제로 비경과 직접적인 관련이 있으며 압통점이 없는 삼음교, 혈해 등을 맛사지한다.

② 하복부의 자궁, 방광, 난소 부근을 맛사지하여 냉기를 없애준다.

③ 심포경과 심경을 맛사지하여 정신불안을 치료한다. (201p 그림 참조)

④ 천골을 맛사지하여 생식기 신경을 자극한다.

⑤ 혼자서 맛사지할 경우에는 침대에 누워 아랫배에 손을 얹고 시계 반대 방향으로 36회 문지르고 손에서 나오는 기가 내부에 깊숙이 들어간다고 생각한다. 의념은 손을 따라 복부 내에서 돌게 한다.

변비

변비는 누구나 한 번쯤 경험하는 일상 질병이다. 변비는 대장 기능의 이상으로 발생한다.

대장은 연동, 역연동, 추운동, 지속적인 수축운동을 하면서 각종 노폐물과 찌꺼기를 대변으로 내보내게 되는데 대장 기능이 저하되면 이런 운동이 원활하게 이루어지지 않아 변비가 발생하는 것이다. 또한 변을 참는 습관이 있는 사람, 근심걱정이 있는 사람들도 변비증이 많이 발생한다. 동의학에서는 대장에서 수분을 많이 빨아들이면 변비가 된다고 하였다.

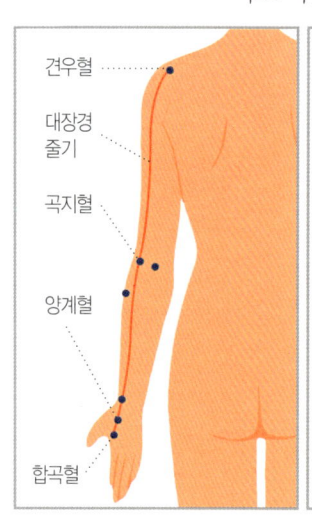
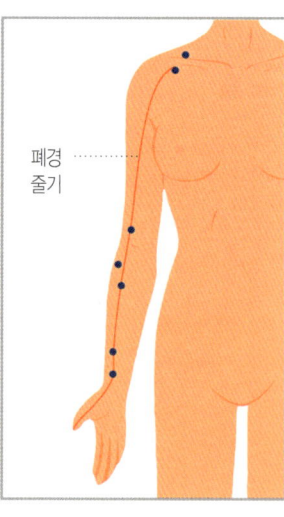

견우혈
대장경 줄기
곡지혈
양계혈
합곡혈

폐경 줄기

✚ 효과적인 경락 맛사지

① 손의 대장경과 폐경을 맛사지한다.

② 대장 맛사지를 한다. 대장 맛사지는 맹장에서부터 상행결장, 횡행결장, 하행결장, 직장 순으로 맛사지한다.

③ 엉덩이 뒤의 대장유구역을 맛사지한다.

④ 민간요법으로는 복숭아 잎과 꽃, 복숭아씨 기름, 참깨, 생강, 바나나를 수시로 먹는다.

⑤ 엄지손가락을 검지손가락으로 18회 긁는다.

요실금

요실금은 방광과 요도가 연결되는 요도구에 방광을 개폐하는 괄약근 기능이 저하되어 발생한다. 종류에는 진성 요실금, 복압성 요실금, 요도염, 절박성, 일류성 등이 있다. 중년 여성에게 가장 흔한 복압성 요실금은 스트레스나 노화로 인한 방광경부의 기능이상으로 발생하며 방광 괄약근을 되살리면 치료가 된다.

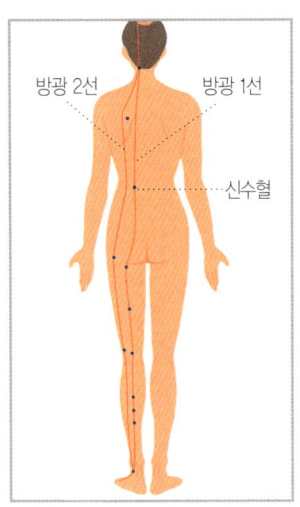

방광 2선   방광 1선
신수혈

✚ 효과적인 경락 맛사지

① 발부터 허리까지 촘촘히 방광경 맛사지를 한다.

② 복부의 치골인 방광을 직접 만지면서 맛사지하여 방광 기능을 회복시킨다.

③ 항문 조이기를 하루에 10분 이상 훈련하여 방광 괄약근의 기능을 회복한다.

부기

신체가 부분적으로 붓는 증상을 부종이라고 하고 전신이 붓는 것을 수종이라고 한다. 몸 전신이 붓는 것은 신장 기능의 이상으로 혈액이 탁해지기 때문에 발생한다. 또한 간 기능이 저하되면 몸 여기저기가 붓게 되며 관절염이나 동맥경화가 있는 경우도 질병 부위가 부어오르게 된다. 여성들은 자궁 등 생식기가 약한 경우에 잘 붓는다. 부기는 미용을 해칠 뿐만 아니라, 건강상에도 문제가 있다는 것을 나타내는 신호이므로 관리가 필요하다.

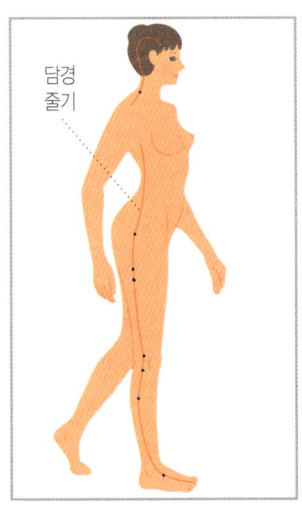

담경
줄기

✚ 효과적인 경락 맛사지

① 다리의 신경과 간경락을 맛사지한다. (191p 그림 참조)

② 등 뒤의 방광경 신수혈 부근을 여러 번 마찰하여 신장을 직접 맛사지한다. (위 그림 참조)

③ 담경도 손바닥으로 열이 날 때까지 문지르면서 맛사지한다.

수험생을 위한 맛사지

눈의 피로

수험생의 눈의 피로증은 질병이라기보다는 눈을 많이 사용해 발생한다. 과도하게 눈을 사용하거나 계속 피로를 느끼게 된다면 시력저하 등 눈의 질병으로 발전될 수 있으므로 눈 관리가 중요하다.

눈과 관련된 장부는 간이다. 눈의 피로는 간이 피로해졌다는 것을 나타낸다. 또한 눈은 뇌와 연결되어 있으므로 뇌가 피곤해도 눈이 피로하게 된다. 눈의 피로는 자가 경락 맛사지로도 충분히 해소할 수 있다. 아래 방법대로 맛사지하면 눈의 피로뿐만 백내장, 녹내장, 근시, 원시, 난시도 치료가 가능하다.

✚ 효과적인 경락 맛사지

① 귀 뒤의 예풍혈, 풍지혈을 엄지손가락으로 자극하여 뭉친 곳을 풀어준다. 이곳만 잘 풀어 주어도 눈의 피로는 순식간에 해소된다.

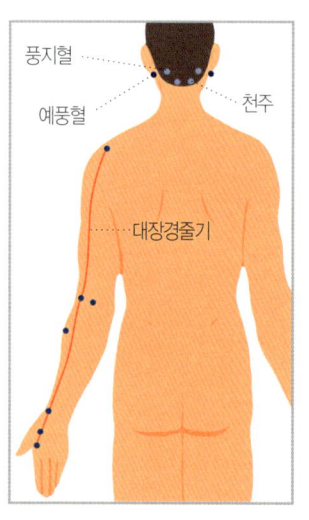

② 목 뒤와 어깨 부위를 맛사지하여 뇌의 피로를 풀어준다.

③ 눈이 피곤할 때는 손바닥을 비벼 열을 낸 다음 양손 바닥을 눈에서 10cm 정도 뗀 다음 눈으로 손바닥 중앙의 노궁을 본다. 3분 정도면 적당하다.

④ 양손 바닥을 안으로부터 밖으로 36회 돌린 후 3분 동안 눈 위에 가볍게 올려놓는다.

⑤ 눈이 충혈되면 대장경과 폐경을 맛사지한다. (199p 그림 참조)

⑥ 눈 둘레의 정명, 승읍, 동자료, 사죽공, 찬죽혈을 맛사지한다. (211p 그림 참조)

⑦ 눈이 침침할 때 코끝을 위로 밀면서 자극을 주면 신기하게 피로가 해소된다.

⑧ 눈썹 사이의 인당혈과 관자놀이에 손을 올려놓고 따뜻하게 해주면 피로 해소에 큰 도움이 된다. 눈이 피로할 때 이곳을 만져보면 차가운 느낌이 든다.

풍지혈

예풍혈

천주

대장경줄기

두통

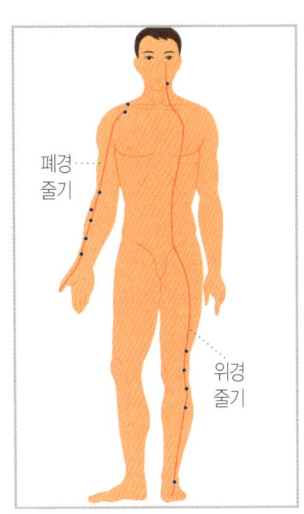

폐경
줄기

위경
줄기

　두통은 일반적으로 스트레스로 인해 시달리는 수험생들에게 흔히 나타나는 질환이다. 두통의 원인은 신경쇠약, 히스테리, 뇌종양 등 다양하며 뇌 자체의 이상으로 오는 두통은 구토와 이명, 어지러움을 동반한다. 그러나 수험생들에게 일반적으로 나타나는 두통은 혈액순환 장애로 머리에 충분한 산소가 공급되지 않아서 발생하는 두통이 대부분이다. 이런 경우 경락 맛사지는 탁월한 효과를 나타낸다.

✚ 효과적인 경락 맛사지

① 목 맛사지로 충분히 풀어주고 머리 뒷부분의 풍지와 천주혈을 맛사지한다. (198p 그림 참조)

② 전두통은 눈이나 귀, 인후병으로 인해 발생하므로 대장경과 위경락을 맛사지한다.

③ 귓병, 신경성 질환으로 발생하는 편두통은 삼초경락과 담경을 맛사지한다. (203p 그림 참조)

④ 후두통은 방광경을 맛사지하고 두정동은 신경성으로 심포경락을 맛사지한다.

⑤ 머리 전체가 아픈 경우는 뇌동맥경화나 뇌진탕이 의심되므로 전신 경락 맛사지를 하여 뇌에 충분한 자극을 주도록 해야 한다.

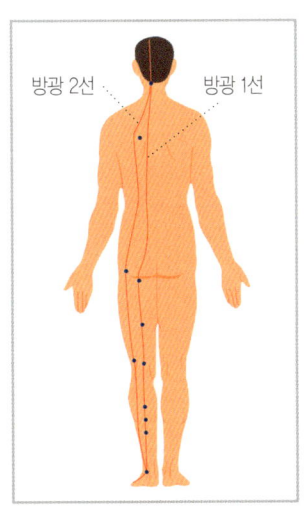

방광 2선　　방광 1선

스트레스

　스트레스로 나타날 수 있는 대표적인 질환으로는 불면증, 변비, 탈모증, 만성피로, 무력감, 공포증, 불안감 등을 들 수 있다.

　또한 수험생들의 집중력과 판단력을 흐리게 할 뿐만 아니라 건망증을 일으킬 수 있으므로 수험생을 둔 부모들은 자녀의 스트레스 관리에 특별한 관심을 가져야 한다. 스트레스는 에너지 또는 액체의 상태로 인체의 경락 속에 쌓이게 되어 경락과 기혈 소통에 장애를 일으켜 다양한 질병을 낫게 한다. 스트레스 해소에는 경락 맛사지가 가장 효과적으로 수험생 스트레스 해소뿐만 아니라 성인 스트레스 관리에도 중요한 생활 건강법으로 자리잡혀가고 있다.

➕ 효과적인 경락 맛사지

① 주기적인 전신 경락 맛사지를 한다.

② 스트레스가 가장 많이 쌓이는 어깨와 목 주변을 수시로 맛사지하여 풀어준다.

③ 척추 주변에 흐르는 방광경을 맛사지해 전신의 신경을 활성화시켜 피로를 해소한다.

④ 간경락과 간구역을 맛사지해 간의 피로물질 분해 기능을 높여준다.

어깨 결림

어깨 결림은 장기간 책상에 앉아서 공부하는 학생들에게 많이 나타난다. 어깨 결림을 방치하면 집중력이 떨어질 뿐 아니라 뇌 질환, 불면증, 눈의 피로, 코 질환, 신경통, 위와 간 질환, 오십견 등의 질병을 유발하게 된다. 어깨 결림은 척추가 비틀어져 척추 주변에 흐르는 신경이 자극을 받아서 생기는 경우가 많다. 대부분의 학생들이 자세가 올바르지 않기 때문에 척추의 변형이 생기기 쉽고 이로 인해 어깨 결림을 호소하게 된다. 방치할 경우 오십견으로 발전될 수 있으므로 조기치료가 중요하다.

➕ 효과적인 경락 맛사지

① 등 뒤로 흐르는 방광경락을 집중적으로 맛사지한다. 방광경 줄기는 척추의 기립근이 위치한 구역으로 지속적으로 맛사지해주면 기립근이 풀려 척추가 바르게 된다. (199p 그림 참조)

② 어깨를 지나는 대장경, 삼초경, 소장경을 맛사지한다.

③ 어깨 결림이 있는 주변의 경락을 촘촘히 맛사지하여 풀어준다.

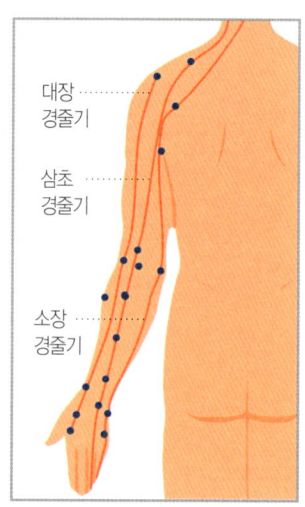

대장
경줄기

삼초
경줄기

소장
경줄기

불면증

  잠을 충분히 자지 못하면 심리적, 육체적으로 많은 변화가 따라오게 마련이다. 불면증에 따른 정신적 변화로는 주의력이 산만해지고, 시력이 약해지며, 불면이 심화되고, 운동 기능이 저하되어 평형을 유지하기 힘들어지며, 학습 능률이 현저히 감소된다. 감각 기능 저하로는 청력과 촉각이 약해지며, 오한과 구토 등도 발생한다. 수험생에게 발생하는 불면증은 혈액순환 장애로 인해 대뇌에 충분한 혈액이 공급되지 않았거나 피로 때문인 경우가 많다.

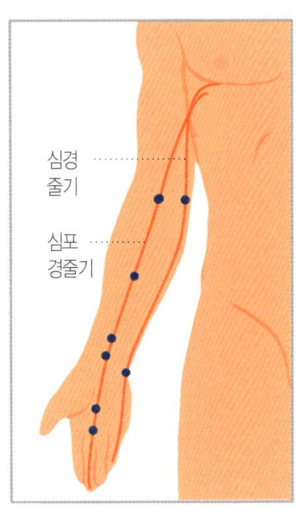

심경
줄기

심포
경줄기

✚ 효과적인 경락 맛사지

① 목 경락 맛사지로 피로를 풀어준다. 불면증 환자들은 모두 목뼈 좌우의 균형을 잃고 있다. 목 맛사지와 병행해서 양어깨의 견정혈 부근을 충분히 풀어주어 피로를 해소시켜준다.

② 심포경과 심경을 중점적으로 맛사지하여 마음을 편안하게 하고 혈액순환을 원활하게 한다.

③ 등 뒤의 심장 반대편의 심수혈 부근을 맛사지한다.

④ 잠이 잘 오지 않으면 숨을 들이 마실 때 두 주먹을 꼭 쥐고 두 발가락에 힘을 주어 오그리고 숨을 내쉴 때는 손과 발을 동시에 느슨히 하는 운동을 한다.

⑤ 용천혈을 두드리고 심신을 이완시켜주는 라벤더 향을 피우거나 양파를 두 쪽 내어 머리맡에 둔다.

식곤증

  식곤증의 근본 원인은 체내의 산소 부족이다. 식후에는 음식물을 소화하기 위해 대부분의 산소가 소화기 계통으로 가 뇌에 산소가 부족하게 된다. 특히 목이나 어깨가 굳어 있다면 뇌로 가는 산소가 결핍되어 식곤증을 일으키게 된다. 그러나 건강한 사람은 체내에 산소 부족을 일으키지 않기 때문에 식곤증이 발생하지 않는다.

✚ 효과적인 경락 맛사지

① 목 맛사지를 통해 뇌로 가는 기혈을 원활하게 해준다. 양손 엄지로 뒷목의 아문혈, 천주혈, 풍문혈,

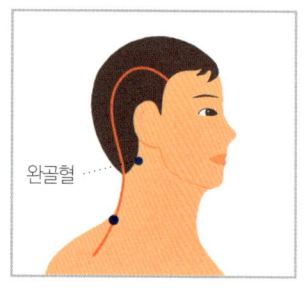

완골혈

완골혈, 예풍혈을 지그시 누르면서 풀어준다. (198p 그림 참조)

② 목을 좌우로 6회씩 크게 돌려주고 어깻죽지도 앞뒤로 6회씩 돌리면서 긴장을 풀어준다.

③ 손바닥으로 복부를 시계 방향으로 돌려 소화를 촉진시켜준다.

④ 손을 비빈 다음 얼굴에 기 세수를 하고 정명혈, 태양혈, 수구혈, 승장혈을 풀어준다.

⑤ 주먹으로 앞 허벅지를 다소 강하게 자극을 주어 소화력을 증진시켜준다.

비염

　비염은 일종의 코감기로 재채기가 심하고 맑은 콧물이 쉴 새 없이 흐르고 코가 막히게되며 열이 발생한다. 최근에는 집에서 서식하는 진드기, 꽃가루, 먼지 등 항원항체 반응에 의해서 발생되는 알레르기성 비염환자와 날씨, 기온 정신적 스트레스 등 자율신경 실조에 의해서 발생하는 비염환자가 늘어나고 있다. 비염을 치료하려면 비염의 근본 원인인 폐의 기능을 살려야 한다. 폐의 상태는 코에서 나타난다. 근본 원인인 폐를 치료하지 않고 코만 치료하기 때문에 현대의학으로 치료가 힘든 것이다.

✚ 효과적인 경락 맛사지

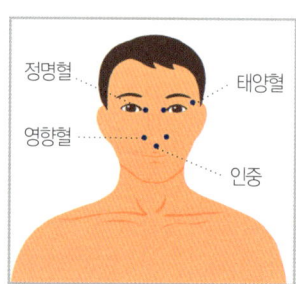

정명혈　태양혈
영향혈　인중

① 손가락에 흐르는 폐경락을 심층 맛사지한다. (199p 그림 참조)

② 대장경락을 맛사지한다. (198p 그림 참조)

③ 가슴의 폐구역과 등 뒤의 폐유혈 부근을 맛사지한다.

④ 복부의 맹장구역을 충분히 맛사지한다.

⑤ 코 주변을 맛사지한다. 코 옆의 영향혈에서 눈 안쪽의 정명혈을
　있는 선을 문지르면서 충분히 맛사지한다. 이 선 사이에 비통혈이 있는데 코가 막히는 데 특효가 있다. 코 밑의 좌우에 있는 비류혈과 인중혈도 충분히 맛사지한다.

⑥ 인당혈에서 산근혈 방향으로 맛사지한다.

⑦ 자율신경을 회복하기 위해 복부의 명치구역과 비장구역의 결절을 풀어준다.

집중력 저하

집중력이 떨어지는 원인은 신체에 질병이 있거나 공부에 대한 욕심과 의지력의 부족 등 다양한 원인에 의해 발생된다. 경락 맛사지는 육체적, 정신적, 심리적인 문제를 조절함으로써 집중력을 향상시킨다. 또한 모세 혈관의 기능을 높여주고 신체를 건강한 체질로 변화시킴으로써 두뇌 개발과 집중력 향상에 많은 도움이 된다.

➕ 효과적인 경락 맛사지

① 심포경을 맛사지해주면 마음이 안정되어 집중력이 향상된다. 심포경은 가운뎃손가락으로 지나가므로 틈틈이 가운데 손가락을 주무르거나 맛사지하면 집중력이 회복된다.
② 삼초경 맛사지를 통해 전신의 기혈을 조절하고 건강한 체질을 만든다.
③ 엉덩이뼈를 맛사지하여 기본 차크라를 활성화시켜 공부에 대한 욕심을 유발한다.
④ 기타 심리적인 안정을 저해하는 요인을 제거한다.
⑤ 집중력을 도와주는 로즈마리, 라벤더 등 아로마 요법을 병행하면 도움이 된다.

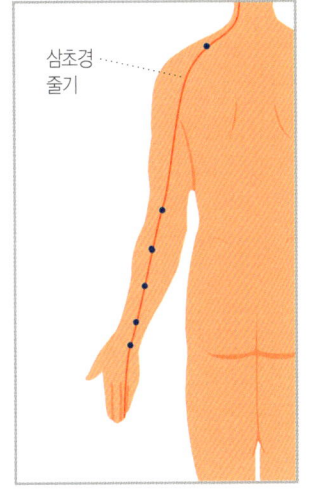

삼초경 줄기

어지럼증

앉았다가 일어날 때 순간적으로 어지럼증을 느끼는 경우는 월경, 당뇨병 등 자율신경의 이상과 관련이 있다. 또한 혈액순환이 잘 안돼 머리에 혈액이 부족해 발생하는 경우도 있다. 수험생들에게 나타나는 어지럼증은 대부분 혈액순환 장애로 인한 빈혈성 어지럼증으로 볼 수 있다.

➕ 효과적인 경락 맛사지

① 다리의 비경과 간경을 맛사지하여 풀어준다. (171p 그림 참조)
② 양쪽 귀를 만져서 풀어주고 귀 끝을 잡아 올린다.
③ 천주혈, 아문혈, 풍지혈을 풀어주면 머리로 흐르는 경락소통이 원활해진다. (198p 그림 참조)
④ 질병으로 오는 어지럼증은 원인 치료를 해야 한다.

성장기 아이를 위한 맛사지

머리를 똑똑하게

두뇌 개발은 어렸을 때 하는 것이 가장 효과적이다. 언어습득 과정을 보면 알 수 있듯 그 시기가 두뇌성장이 가장 빠른 시기이기 때문이다. 세계적으로 명성이 있는 철학자와 성인들을 가장 많이 배출한 인도에서는 생후 6개월부터 전통적으로 부모가 자식에게 맛사지를 하여 건강과 두뇌 개발을 시키는 것으로 유명하다.

뇌는 두개골 속에 있기 때문에 직접적으로 맛사지는 불가능하지만 두뇌에 연결된 경락을 이용하면 쉽게 뇌 맛사지가 가능하며 특히 약손에서 나오는 에너지는 뇌를 직접 맛사지하지 않더라도 에너지 접촉이 가능하다. 또한 경락 맛사지는 전신의 경락을 활성화시켜 뇌에 충분한 산소가 공급되게 하므로 쓰지 않던 뇌세포가 활성화돼 성적이 부쩍 오르게 된다. 게다가 어린이들을 사랑의 손으로 자주 만져주면 감성적으로도 안정되어 심성 계발에도 큰 도움이 될 수가 있다.

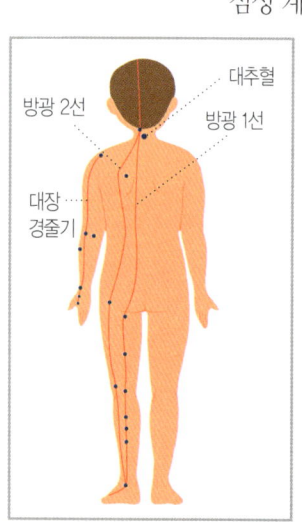

대추혈
방광 2선
방광 1선
대장 경줄기

✚ 효과적인 경락 맛사지

① 뇌로 연결된 방광경락과 독맥을 주기적으로 맛사지한다. 방광경락과 독맥경락은 뇌 부위를 지나가므로 간접적인 자극이 된다.

② 손바닥을 빗 모양으로 만들어 머리를 자주 빗어주어 뇌세포의 성장을 촉진시킨다.

③ 지식의 경락인 심포경을 맛사지한다.

④ 목 부위를 맛사지하여 머리로 흐르는 혈액을 원활하게 한다.

감기 예방

감기는 허약한 인체에 바이러스가 침입해 걸리는 질환이다. 건강한 사람은 바이러스에 감염이 되었다고 하더라도 자신의 면역력으로 스스로 방어를 해 감기에 잘 걸리지 않는다. 일반적인 감기의 증상으로는 재채기, 콧물, 목의 통증, 기침, 발열, 두통, 전신 권태 등이 나타나며 독감과 중증 급성호흡기 증후군이라 불리는 사스는 38° 이상의 고열을 동반한다. 독감과 사스의 구별은 심한 근육통과 두통이 동반되면 독감이며 사스는 호흡곤란과 설사가 특징적으로 나타나므로 구별이 가능하다. 기침과 고열 뒤에 숨쉬기 어렵고 설사가 반복적으로 나타난다면 사스일 가능성이 있다.

숨이 차는 천식과 함께 발생하는 감기는 어린이들에게는 매우 치명적이다. 하지만 주기적으로 맛사지를 하여 신체의 면역력을 증진시켜준다면 각종 감기와 독감, 사스, 천식을 예방할 수 있으며 치료도 가능하다.

✚ 효과적인 경락 맛사지

① 목 뒤에 있는 대추혈을 수시로 맛사지한다. 일반적으로 감기는 대추혈 부근에 있는 풍문혈로 한사가 침습하여 발생하므로 대추혈을 맛사지하면 감기 예방에 매우 효과적이다. (204p 그림 참조)

② 폐의 기능을 향상시킬 수 있도록 엄지손가락으로 이어지는 폐경과 검지손가락으로 이어지는 대장 경락을 수시로 맛사지해준다. (204p 그림 참조)

③ 폐의 등 반사구인 폐유 부근을 중점적으로 맛사지한다. 일반적으로 천식이나 호흡곤란을 일으킨 환자들은 이곳이 뭉쳐 있다. 견갑골까지 등뼈를 충분히 맛사지하여 이완시켜주면 호흡 기능이 좋아지고 천식으로 인해 호흡곤란을 일으킬 때 효과적이다.

④ 백회를 시계 방향으로 돌리면서 맛사지한다. 감기가 들었을 때 백회를 만져보면 열이 나는데 백회를 시계 방향으로 돌리면서 맛사지하면 기의 손실이 줄어 감기 치료에 효과적이다.

⑤ 집안에 감기에 잘 걸리거나 천식환자가 있는 가정은 겨울 동안 라벤더 향을 피워두면 감기가 예방되고 감기에 걸렸다고 하더라도 가볍게 넘길 수 있다. 아로마 향은 강력한 살균효과가 있어 바이러스를 퇴치하고 집안의 진드기 등을 살균시켜주기 때문이다.

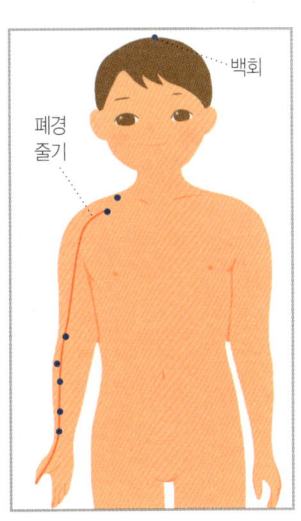
백회
폐경 줄기

키를 크게

질병이나 영양 등 특별한 문제점이 없는데도 불구하고 키가 크지 않는 원인은 대부분 척추의 변형에 있다. 자세불량, 과식 등으로 인해 척추가 비틀리거나 척추 마디마디가 경직되어 성장을 저해하게 되는 것이다. 그러므로 주기적으로 맛사지하여 척추관절을 풀어준다면 기대 이상의 큰 효과를 볼 수가 있다. 이와 병행해 오형 다리를 만들지 않도록 골격을 튼튼히 하는 맛사지를 주기적으로 하는 것도 좋다.

경락 맛사지는 오형 다리를 교정할 뿐만 아니라 마음을 편안하게 하여 성장 호르몬 분비를 최대한 증진시켜주는 데 효과적이다. 경락 맛사지와 함께 성장 촉진을 위해서는 항상 바른 자세로 생활하며 충분한 수면을 취하고 유산소 운동을 하며 편식하지 않고 골고루 먹는 식습관을 가져야 한다.

✚ 효과적인 경락 맛사지

① 척추 주변의 방광경락을 집중적으로 맛사지하여 척추의 관절을 이완시켜준다. (210p그림 참조)

② 무릎 관절, 팔 관절, 목 관절이 경직되지 않도록 풀어주는 맛사지를 한다.

③ 복부 맛사지를 가볍게 해 전체적인 건강 체질로 변모시킨다.

④ 골격을 튼튼히 하는 맛사지를 병행한다.

⑤ 아침에 일어나면 반드시 기지개켜기 운동을 시킨다.

천식

천식은 숨쉬기가 어렵고 호흡곤란을 일으키는 질병으로 저항력이 약한 어린이들에게 흔히 발생한다.

천식은 일종의 과민증으로 어떤 물질에 대해 과민한 반응을 일으키는 항원항체 반응으로 일어난다. 과민을 일으키는 물질을 알레르겐(과민소)이라 하는데 알레르겐은 동물의 털, 먼지, 진드기, 꽃가루, 곡식류 가루, 아스피린 등 여러 가지가 있다. 동의학에서는 풍한사가 폐에 침습하여 폐 기능이 제대로 발휘되지 못해서 발생한다고 한다.

✚ 효과적인 경락 맛사지

① 천식 발작을 일으키면 숨쉬기 편한 자세를 취하도록 하는 것이 중요하다. 책상에 베개 등을 놓고 가슴으로 엎드리게 하면 도움이 된다.

② 등의 폐구역을 만져보면 경직되어 있음을 느낄 수가 있다. 등 부위의 갈비뼈가 부드러워질 때까지 맛사지하면 발작 증세가 없어지게 된다.

③ 엄지손가락에 흐르는 폐경과 대장경을 시간이 날 때마다 수시로 맛사지하여 폐 기능을 향상시킨다.

④ 앞가슴의 폐구역과 복부의 맹장, 위장구역을 맛사지해 면역 기능을 높여준다.

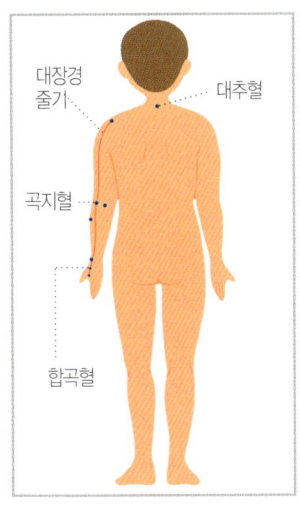

설사

설사는 대장이 여러가지 원인으로 인해 수분을 흡수하는 기능이 떨어져 나타나는 것이다. 설사와 함께 경련성 복통이 동반될 수 있고 어떤 경우에는 혈액과 과다한 점액이 대변과 함께 나오며 구토 등의 증세까지 일으키게 된다.

설사를 일으키는 요인으로는 심리적 불안과 스트레스, 음식물의 알러지, 장의 점액분비를 증가시키는 기름진 음식이나 알코올 등 여러 가지다. 이 밖에도 식중독에 의해서도 올 수 있으며 과식을 했을 때나 찬 음료수를 많이 마셨을 때도 설사가 나타날 수도 있다. 설사가 계속될 경우 체력이 급속도로 약해져 일상 생활을 하기가 힘들며 다른 중병으로 이어질 수도 있으므로 조기에 치료해야 한다.

✚ 효과적인 경락 맛사지

① 팔의 대장경과 폐경을 맛사지한다.

② 복부의 대장을 차가운 기운이 없어질 때까지 맛사지한다.

③ 다른 원인에 의해서 발생할 경우에는 원인성 질병을 동시에 치료한다.

④ 복부의 수분혈과 다리의 태충혈을 가볍게 누르고 시계 방향으로 돌려주면서 맛사지한다.

⑤ 명치와 배꼽 주변에 찬 기운이 없어질 때까지 에너지를 보낸다.

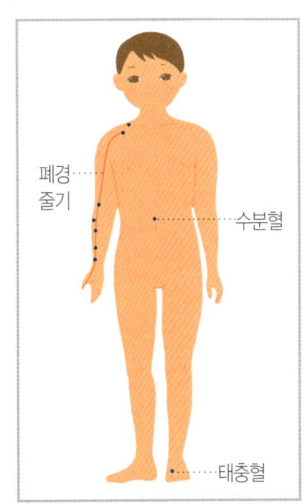

갑자기 열이 날 때

열은 인체에 사기가 침습했을 때 정기가 이를 물리치려고 싸우기 때문에 발생하는 것으로 인체의 자연 치유반응이라고 볼 수 있다. 대부분 어린이들은 감기로 인해 열이 발생하는데 한사의 침습 시 발생하며 오한이나 땀을 동반하는 경우가 많다. 독감이나 사스에 의해서도 열이 날 수 있으므로 응급조치 후에는 병원에서 정확한 원인에 맞게 진단하고 원인 치료하는 것이 중요하다.

✚ 효과적인 경락 맛사지

① 목 뒤의 대추혈은 열을 내리는 특효혈이므로 대추혈을 맛사지한다.

② 대장경락을 맛사지하는데 특히 합곡혈과 곡지혈을 중점적으로 맛사지하면 대부분 열이 떨어지게 된다. (아래 그림 참조)

③ 명치를 맛사지하여 따뜻하게 해주면 열이 내리게된다.

④ 삼능침으로 양쪽 귀끝을 찔러 피를 내주면 위기를 넘길 수 있다.

성격을 차분하게

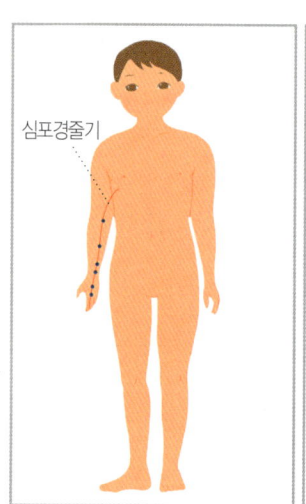
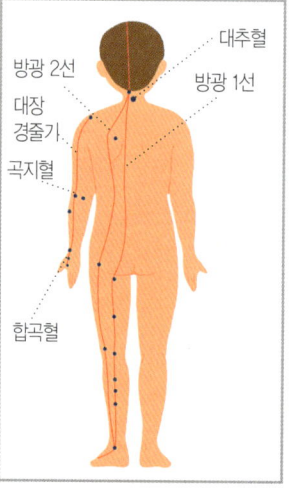

어린이들은 대부분 성격이 활달하고 차분하지 못한 특성을 가지고 있다. 성격을 차분하게 하기 위해 요가나 명상을 하거나 바둑을 배우게 하는 등 여러 가지 요법을 병행하지만 신체 정신적인 문제가 있다면 크게 도움이 되지 않는다.

경락의 흐름 장애로 육체적인 문제는 물론 성격까지 장애가 발생하는 경우가 있으며 가정불화나 부모의 지나친 간섭 등 환경적인 요인에 기인되는 경우도 있다. 경락 맛사지는 마음을 안정시키고 성격을 차분하게 하는 데 큰 효과가 있다.

✚ 효과적인 경락 맛사지

① 엉덩이 주변을 시계 반대 방향으로 돌리면서 맛사지한다.

② 마음을 안정시키기 위해 심포경과 심경, 가슴, 등 뒤의 신수혈 주변을 맛사지한다.

③ 방광경 맛사지를 통해 뇌와 전신의 건강을 회복한다. (208p 그림 참조)

배가 아플 때

어린이들은 소화 기능이나 저항력이 약하기 때문에 복통이 잘 발생한다. 배가 아픈 경우에는 손바닥으로 문질러 주는 것이 가장 큰 효력을 발휘한다. 어린 시절 배가 아플 때 어머니나 할머니가 손으로 배를 만지면서 '배가 나아라 나아라' 하고 노래를 불러주면 신기할 정도로 치료가 되는 것을 누구나 한 번쯤은 경험하였을 것이다. 최근 기공의학의 발달로 이전 방법이 과학적인 치료법임이 밝혀지고 있다.

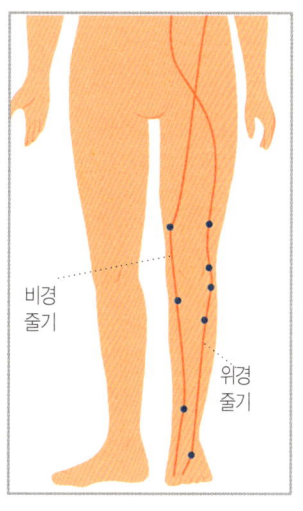

비경 줄기

위경 줄기

✚ 효과적인 경락 맛사지

① 배가 아픈 곳에 손바닥을 대고 10~15분간 있으면 신기하게 복통이 사라진다. 이때 모든 통증이 없어진다고 강한 의념을 주면 효과적으로 통증이 멎게 된다.

② 소화불량인 경우에는 다리에 흐르는 위경과 비경을 맛사지하고 등 뒤의 방광경을 맛사지해준다.

③ 위염이 있는 경우에는 손바닥을 위 구역에 가볍게 올려놓고 위의 염증이 사라진다고 의념하고 가볍게 주변을 풀어주면 치료가 된다.

골격을 튼튼하게

골격은 신체를 유지하고 혈액을 생산하는 중요한 기관으로 골격이 튼튼해야 건강을 유지할 수 있다. 골격이 약화되면 신체의 하중을 견디지 못해 오형 다리가 되는 원인이 된다. 또한 오형 다리는 골반이 비틀어지는 원인을 제공하며 척추까지 휘게 해 건강을 크게 해치게 된다. 골격은 단단할 때 제 기능을 발휘하게 된다. 튼튼한 골격은 주기적인 운동을 통해서도 가능하지만 경락 맛사지를 주기적으로 실시해도 튼튼하게 유지할 수가 있다. 골격이 약화되는 원인은 뼈의 골밀도가 약하기 때문이다. 뼈 골밀도가 낮아지면 충치와 골절이 자주 발생하게 된다. 주기적으로 맛사지하면 골격 밀도가 조밀해져 튼튼한 골격구조로 변하게 된다.

✚ 효과적인 경락 맛사지

① 오형 다리인 경우에는 휜 다리의 바깥쪽을 맛사지하면 골밀도가 좁아지기 때문에 바로잡을 수가 있다. 이때는 뼈까지 자극이 가도록 다소 강하게 맛사지한다.

② 다리에 흐르는 6개의 경락을 주기적으로 맛사지하여 다리의 골격을 튼튼하게 한다.

③ 팔의 6개 경락을 맛사지하여 팔의 골격을 튼튼하게 한다.

④ 등의 독맥을 맛사지하여 척추의 골격을 튼튼하게 한다.

편식 해소

편식은 오장육부의 균형을 떨어뜨려 질병을 유발하며 성격 형성에도 영향을 미치게 된다. 편식하는 아이들은 아무래도 성격이 까다롭거나 예민한 경우가 많다. 신체적으로도 척추의 비틀림 등 부조화를 이루게 된다. 경락 맛사지를 주기적으로 하면 편식을 어느 정도 해소할 수 있다. 한편 배꼽 주변을 만졌을 때 덩어리가 만져지고 그 덩어리가 움직인다면 회충이 있는 것이다. 편식은 회충에 의해서도 발생할 수 있으므로 회충약을 동시에 복용하여야 한다.

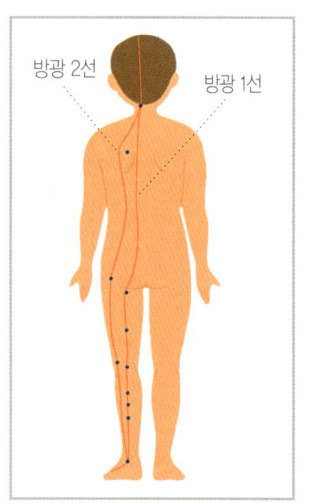

방광 2선   방광 1선

✚ 효과적인 경락 맛사지

① 척추의 균형을 바로잡을 수 있도록 등 뒤로 흐르는 방광경락을 집중적으로 맛사지한다.

② 소화 기능을 높이기 위해 위경과 비경을 맛사지한다. (209p 그림 참조)

③ 복부의 비장과 위장구역을 맛사지하여 결절을 풀어준다.

시력 저하

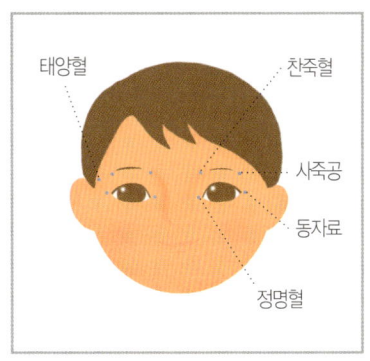

태양혈 · 찬죽혈 · 사죽공 · 동자료 · 정명혈

최근에 눈에 자극을 주는 TV, 컴퓨터 등의 보급으로 시력이 저하되어 안경을 착용하는 어린이들이 늘어나고 있다. 시력이 급격히 저하되면 대부분 안경을 쓰게 되는데 꾸준히 맛사지하면 잃어버린 시력을 회복할 수가 있다. 특히 원시나 가성 근시도 대다수가 호전될 수 있다. 시력 저하는 학업 성적에도 영향을 미치지만 신경질적인 성격으로 변모될 수 있으므로 반드시 치료해야 한다.

✚ 효과적인 경락 맛사지

① 간경, 담경, 신경, 방광경을 주기적으로 맛사지한다.

② 눈 주변에 분포된 경혈인 정명혈, 찬죽혈, 사죽공, 동자료, 태양혈을 맛사지한다.

③ 목 뒤의 예풍혈은 눈의 피로 해소에 효과적이며 손을 비벼 열을 낸 후 눈 위를 3분 정도 덮어준다.

다리를 길게

물을 듬뿍 주는 나무가 크게 자라듯이 인체도 맛사지를 통해 관심을 기울여주고 신호를 보내주면 성장 속도가 빨라지는 것은 당연하다. 다리를 길게 하려면 골격이 튼튼해서 오형 다리가 나타나지 않아야 한다. 오형 다리는 다리의 성장을 막는 요인이다. 골격을 튼튼하게 해주는 맛사지와 함께 하체 경락 맛사지를 주기적으로 한다면 튼튼한 하체와 긴 다리를 만들 수 있다.

✚ 효과적인 경락 맛사지

① 하체의 관절을 집중적으로 맛사지하고 다리에 흐르는 6개의 경락을 수시로 맛사지한다.

② 한쪽 손으로 발목을 잡아 발쪽으로 당기고 한 손은 대퇴부의 뼈를 잡고 위로 올리는 스트레칭을 수시로 해준다. 관절이 이완되고 성장이 촉진된다.

③ 다리의 뿌리인 엉덩이 맛사지를 병행한다.

well being life

04

수술없이 예뻐지는
성형 경락 맛사지

최근 각 분야의 '얼짱'이 등장할 정도로 외모에 관한 관심이
증가하면서 성형 수술도 유행처럼 번지고 있다. 하지만 그에
따른 부작용도 만만치 않게 나타나고 있다. 다음에 소개할
맨손 경락 맛사지는 수술받지 않고 얼굴과 신체의 단점을 고칠
수 있다는 것이 특징이다. 특히 다른 사람의 도움을 받지 않고
모든 신체 부위를 혼자 맛사지할 수 있어 원하는대로
자신의 외모를 가꿀 수 있다.

예뻐지는 성형 맛사지

최근 얼굴에 대한 관심이 증가하면서 성형 수술이 유행처럼 번지고 있다. 하지만 부작용이 항상 뒤따르는 성형 수술 대신 맨손 요법인 경락 맛사지로도 얼굴의 단점을 고칠 수 있다. 특히 얼굴와 등은 밀접한 관련이 있어서 얼굴 대부분의 문제는 등을 맛사지 함으로써 쉽게 해결할 수 있다.

1   등 반사구 얼굴 성형 맛사지

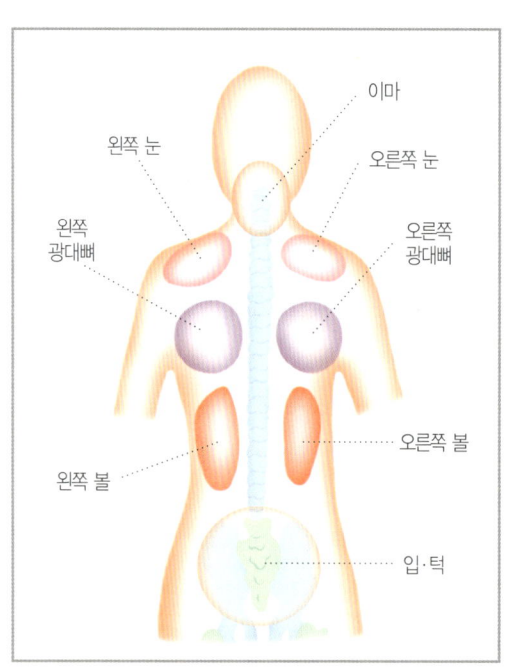

이마

왼쪽 눈

오른쪽 눈

왼쪽 광대뼈

오른쪽 광대뼈

오른쪽 볼

왼쪽 볼

입·턱

근막 맛사지 자세

근막은 근육을 싸고 있는 막으로 근막에 에너지 공급이 차단되면 근육이 굳게 되고 체형에 변화가 생긴다.

근막 맛사지의 원리는 변형된 근육을 제자리에 가져다 놓는 맛사지로 일반적인 얼굴 축소 경락 맛사지와는 달리 얼굴 전체의 세포를 살려주고 젊음을 동시에 찾게 해준다. 특히 맛사지 효과를 즉석에서 확인할 수 있어 더욱 효과가 높다.

● 맛사지를 하는 사람은 시술자, 맛사지를 받는 사람은 피술자, 이하 시술자와 피술자로 통일.

기본 자세

등 얼굴 반사구 맛사지 자세 중 가장 기본적인 자세로 엎드린 자세이다. 피술자는 양팔을 밑이나 옆으로 늘어뜨리고 얼굴은 시술자의 반대 방향으로 돌린 상태에서 맛사지한다.

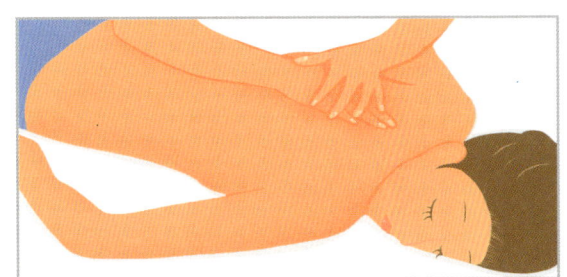

팔을 위로 올린 자세

엎드린 기본 자세에서 피술자의 한쪽 팔을 45° 위쪽으로 당겨 약간 올린다. 그런 상태에서 한 손은 피술자의 팔뚝을 잡고 한 손으로 맛사지하는 방법이다.

피술자의 한쪽 팔을 위로 당겨 약간 들어주면 피술자의 팔이 스트레칭되는 효과가 있으며 견갑골의 근육을 척추 중앙 쪽으로 모아주기 쉬운 자세가 된다.

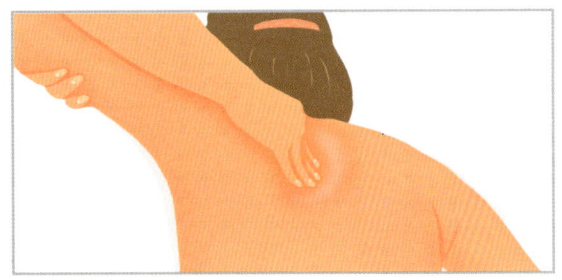

이 자세에서 피술자의 올린 팔 밑으로 시술자의 한쪽 무릎을 넣어 고정한 후 시술자의 한 손이나 두 손을 이용하여 맛사지할 수도 있다.

옆으로 누운 자세

견갑골 주변의 근막을 가장 쉽게 효과적으로 풀어주는 자세다. 피술자는 한쪽 무릎을 최대한 앞으로 구부려 올려 그림과 같은 자세를 취한다.

시술자는 무릎이 올라간 쪽의 팔을 위로 당겨 몸으로 고정하고 피술자를 옆으로 눕게 한다. 그런 상태에서 양손이나 맛사지볼을 이용해 견갑골이나 팔의 근막을 풀어주면서 척추 중앙으로 모아주는 맛사지를 한다.

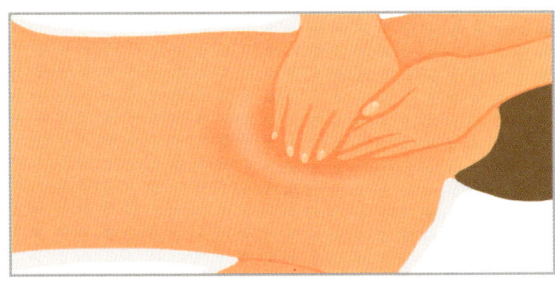

광대뼈 줄여주기

광대뼈는 어깨가 휘어지는 것과 관련이 있다. 어깨가 앞으로 휜 사람은 광대뼈가 나와 있고, 어깨가 아래로 축 처진 사람은 광대뼈가 눈 앞으로 처져 있다. 맛사지를 하면 광대뼈가 눈 앞으로 모아져 코와 볼이 연결되면서 얼굴형이 계란형으로 바뀐다.

효과 | 튀어나온 광대뼈가 들어가 인상이 부드러워진다.

① 기본 자세에서 척추뼈와 방광경 맛사지 통해 에너지 흐름을 원활하게 해준다.
② 견갑골 주변을 맛사지해 협착이 없도록 해준다.
③ 팔을 올린 자세와 옆으로 누운 자세에서 근막을 화살표 방향으로 이동시켜준다.

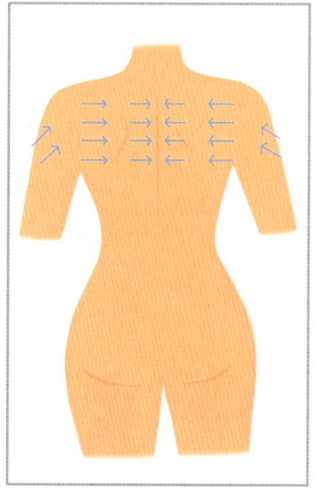

사각턱 줄여주기

얼굴의 형태가 네모형으로 생긴 사람은 어깨와 허리의 곡선이 거의 없는 경우가 많다. 옆구리에 살이 찌고 엉덩이가 펑퍼짐한 경우도 대부분이며 골반과 엉덩이 살이 옆으로 처지기도 한다.

사각턱은 입에 힘을 너무 많이 주고 씹는 습관에서 생기므로 음식을 씹을 때 너무 힘을 주지 않도록 습관을 교정해야 한다.

효과 | 사각턱이 해소되고 아름다운 턱 모양으로 변하게 된다.

① 등의 넓은 근육을 근막 이완 맛사지로 충분히 풀어준다.
② 척추 주변의 근육을 척추 중앙 쪽으로 모아주는 맛사지를 한다.
③ 등 근육과 엉덩이 근육을 천골 쪽으로 모아준다.

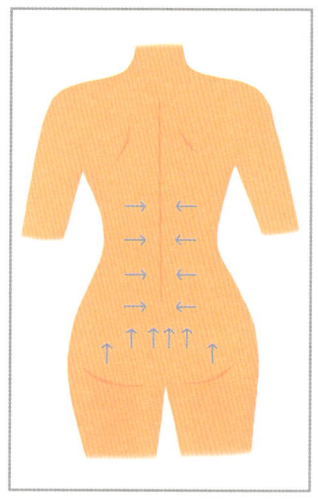

오똑한 코 만들기

코뿌리는 목, 코줄기는 등줄, 콧방울 바로 위는 허리, 콧등은 선골, 코끝은 꼬리뼈, 콧방울은 엉덩이와 관련이 있다. 코가 낮은 사람은 등줄에 살이 굳어 있고 코가 휜 사람은 척추도 휘어 있다. 매부리코의 경우는 꼬리뼈가 안쪽으로 휘어 있으며, 엉덩이가 처지면서 허리가 길어지면 코도 길어진다.

효과 ┃ 코의 변형을 바로잡아 얼굴과 코 모양이 예뻐진다.

① 척추 주변을 충분히 풀어 척추 마디마디를 이완시켜준 다음 교정을 통해 척추를 바르게 한다.
② 척추 주변의 방광 1선 부근을 가볍게 꼬집는 기분으로 주물러준다.
③ 허리 뒷부분을 마치 밀가루 반죽하듯이 풀어준 다음 엉덩이를 위로 올려주는 맛사지를 한다.

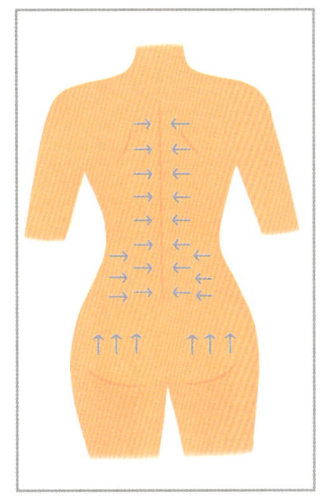

처진 볼 올리기

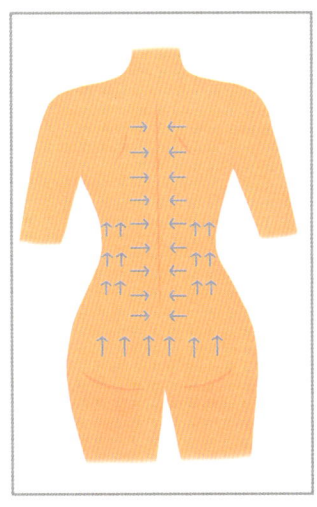

볼이 처진 사람은 갈빗대 주변의 옆구리 살도 처져 있는 경우가 많다. 이런 사람은 대체로 허리선이 없고 골반도 처져 있다.

효과 ┃ 처진 볼이 올라가면서 자연스럽고 부드러운 볼의 형태로 바뀐다.

① 옆구리 살을 위로, 척추 중앙으로 모아준다.
② 처진 엉덩이를 위로 올리는 맛사지를 한다.

튀어나온 입 교정하기

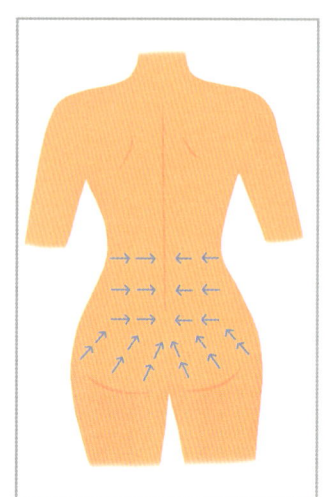

　입이 튀어나온 경우는 대부분 하악 관절의 이상 때문이다. 등의 반사구를 보면 천골이 푹 꺼져 있으며 배는 앞으로 튀어나와 있다. 허리는 곡선을 이루지 못하고 일자형 허리를 가지고 있다. 하지만 맛사지를 통해 신체적인 결함을 해소하면 입은 자연스럽게 교정된다.

효과 ｜튀어나오거나 합죽한 입이 자연스러운 모양으로 변한다.

① 허리 주변을 근막 이완 맛사지 수법으로 충분히 풀어준다.
② 허리 뒷부분과 선골을 마치 밀가루를 반죽하듯이 주물러 허리와 천골이 살아나도록 맛사지한다.

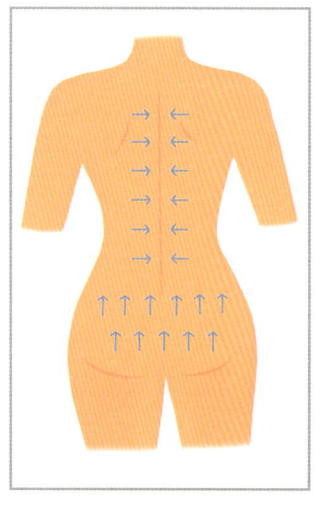

주걱턱 해결하기

　주걱턱은 치골(생식기와 배의 경계선에 있는 뼈)이 아래로 내려온 사람에게 많이 나타난다. 대체로 이런 사람은 척추가 일자이며 등이 올라가고 가슴이나 배 등이 축 처져 있다. 몸이 전체적으로 막대기처럼 일자형인 사람이 많다.

효과 ｜주걱턱을 부드럽고 원만하게 해준다.

① 일자형 척추를 부드럽게 하기 위해 척추 주변을 맛사지볼이나 근막 맛사지로 풀어준다.
② 엉덩이뼈 장골 밑의 살을 풀어준 후 위로 올려준다.

갸름한 얼굴 만들기

얼굴의 넓이는 등의 넓이와 비례한다. 넓적한 얼굴을 가진 사람의 경우는
척추를 둘러싸고 있는 근육이 펑퍼짐하게 퍼져 있다.

효과 |얼굴의 넓이가 좁아져 갸름한 얼굴형으로 변한다.

척추 주변 근육을 근막 이동 롤링 맛사지 수법으로 맛사지해 척추 중앙으로 살을 모아준다.

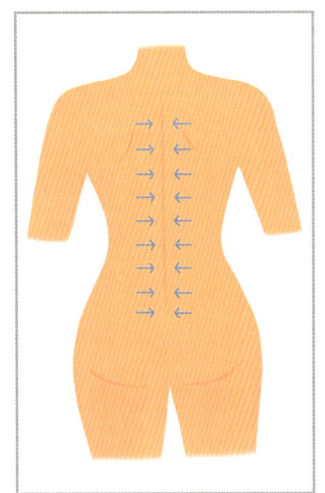

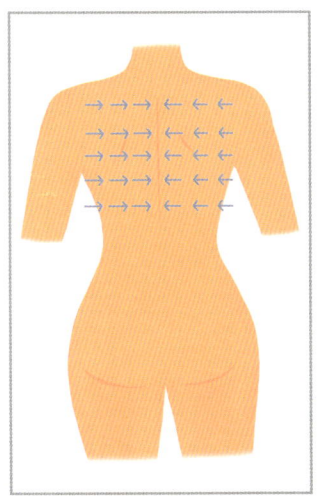

꺼진 관자놀이 살리기

목과 어깨 사이의 경계가 휘거나 옆구리의 담 경락이 막힌 경우 관자놀이
가 꺼지게 된다.

효과 |꺼진 관자놀이가 살아나게 되고 편두통이 해소된다.

① 어깨를 골고루 주무르면서 휘어진 어깨를 정상화시킨다.
② 옆으로 눕힌 상태에서 옆구리 윗부분도 충분히 풀어주어 담경을 활성화시킨다.

매끈한 이마 만들기

이마는 뒷목과 관련이 있다. 목이 앞으로 구부러진 사람은 이마가 울퉁불퉁 하고 납작한 이마를 가진 사람은 목줄기 꼿꼿하고 등과 목에 살이 퍼져 있다.

효과 ㅣ이마의 주름, 기미, 주근깨, 여드름이 없어져 매끈한 이마가 된다.

① 근막 이완 맛사지로 뒷목을 부드럽게 충분히 풀어 준 다음 경추를 교정한다.
② 꼿꼿한 목줄기가 부드럽게 되도록 맛사지한다.

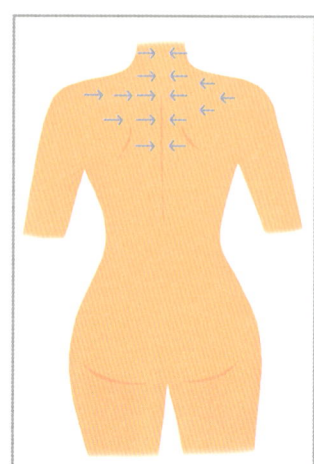

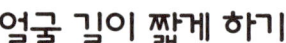

얼굴 길이 짧게 하기

얼굴이 긴 사람은 몸통도 길고 대체로 일자형이다. 또한 대부분 갈비뼈가 처져 있다.

효과 ㅣ얼굴 길이가 짧아지는 효과가 있다.

얼굴 길이를 짧게 하려면 척추 이완 맛사지와 옆구리의 갈비뼈를 위로 올려주는 맛사지를 한다.

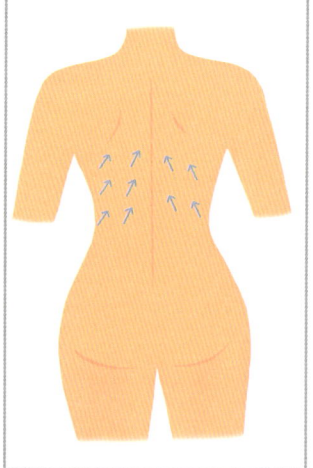

얼굴 비대칭 해소하기

얼굴이 비대칭한 사람은 몸도 비대칭을 이룬다. 어깨가 올라간 쪽의 눈썹, 광대뼈, 하악골 등이 모두 올라간다. 얼굴의 비대칭을 잡으려면 골반을 바로 잡아야 한다.

효과 ㅣ얼굴의 비대칭이 해소되고 비대칭으로 인한 각종 질환이 해소된다.

골반을 바르게 세우려면 고관절이 부드럽게 움직이도록 스트레칭을 해주고 천골 주변을 충분히 풀어준다. 그런 다음 척추 맛사지를 통해 척추를 바르게 잡아준다.

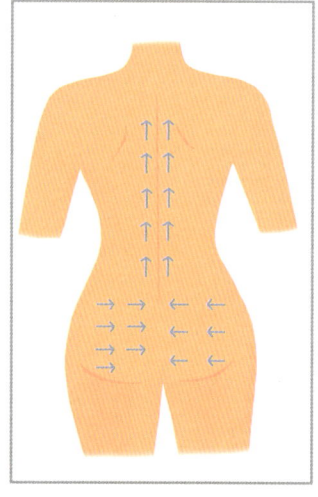

2   부위별 쎌프 성형 맛사지

얼굴이나 손이 잘 닿는 신체 부위는 다른 사람의 도움 없이 혼자서 맛사지를 할 수 있다. 이런 부위는 시간이 날 때마다 틈틈이 할 수 있어 맛사지의 효과를 한층 더 높일 수 있다.

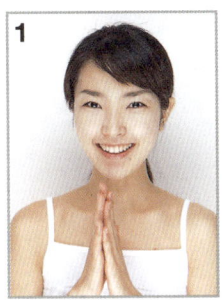
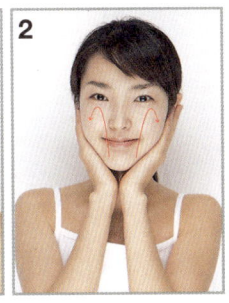

얼굴 쎌프 맛사지

〉〉준비 맛사지

① 양손을 비벼 열을 낸다.
② 그런 다음 얼굴 안쪽에서 바깥쪽으로 여러 번 쓸어준다.

〉〉이마 맛사지

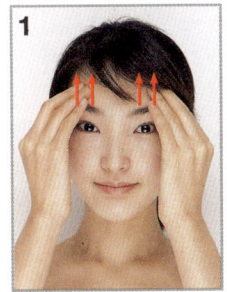
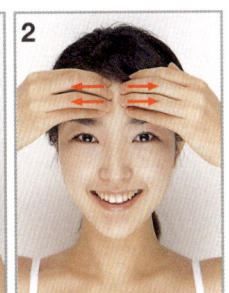

① 손가락을 모은 다음 눈썹 라인에서부터 머리 쪽으로 약간 압력을 주면서 쓸어 올린다. 독맥과 방광경줄기는 중점적으로 쓸어준다. 얼굴의 가로주름을 없애는 데 도움이 된다.
② 그런 다음 양 손가락을 이용해 이마 중앙에서부터 이마 양쪽으로 가볍게 누르면서 세로 주름을 펴준다.

〉〉눈썹 추미근 맛사지

양손 엄지손가락과 검지손가락으로 눈 안쪽에서부터 바깥쪽으로 추미근을 꼬집으면서 맛사지한다.

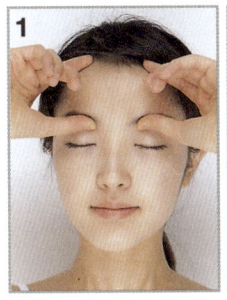
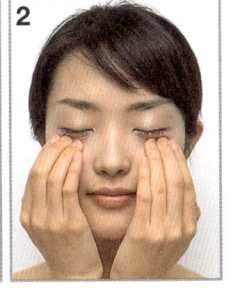

〉〉눈 맛사지

① 엄지손가락을 이용해 눈 윗부분의 뼈를 느끼면서 옆으로 지그시 눌러준다.
② 다음은 눈 아랫부분을 손가락을 모아 지그시 눌러준다. 눈이 맑아지고 커지는 효과가 있다.

>>눈 꼬리 올리기

① 양 손가락으로 태양혈을 지그시 누른 다음 각각 돌려주면서 맛사지한다. 그러면 뇌의 피로가 풀리고 머리가 맑아진다.

② 다음은 중지를 이용해 눈꼬리에서부터 태양혈 방향으로 당기면서 처진 눈꼬리를 올려주는 맛사지를 한다. 자주 맛사지하면 처진 눈이 올라간다.

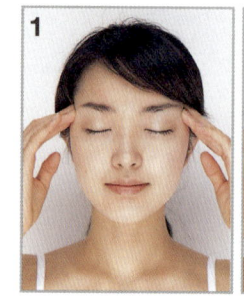
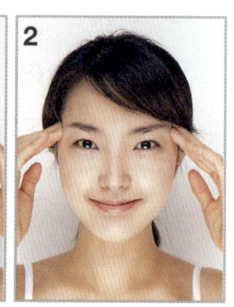

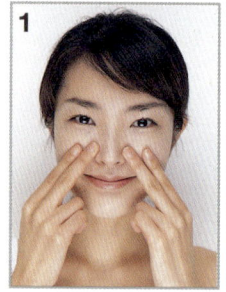
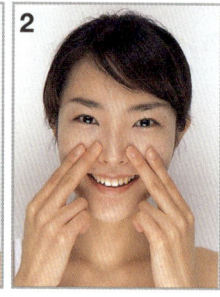

>>코 맛사지

① 비통혈을 양손의 중지로 지그시 누르면서 돌려주면서 풀어준다. 그런 다음 코 옆의 영향혈을 지그시 누르면서 풀어준다.

② 양손의 검지로 코 옆의 영향혈에서 눈꼬리 안쪽의 정명혈까지 문지르면서 풀어준다. 비염 등 각종 코 질환에 효과가 있으며 오똑한 코를 만들 수 있다.

>>귀 맛사지

검지와 중지를 귀에 끼우고 귀의 앞과 뒤쪽을 세로로 문지르면서 풀어준다. 그런 다음 엄지와 중지를 이용해 귀 전체를 누르면서 풀어준다.

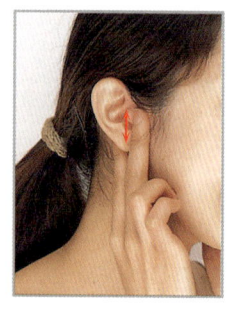

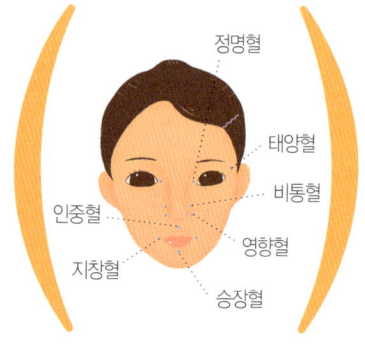

>>입술 맛사지

① 양 손가락을 모아 입술 위의 인중혈을 중심으로 지그시 누른 뒤 흔들면서 풀어준다. 입술 모양이 예뻐지면서 충치 등 각종 잇몸 질환에 도움이 된다.

② 턱의 승장혈을 중심으로 양 손가락을 모아 흔들면서 풀어준다. 입을 꼭 다문 다음 양 입술 끝의 지창혈을 중지로 지그시 누르면서 입술 꼬리를 볼 쪽으로 올려주는 맛사지를 하면 처진 입이 올라간다.

③ 턱밑에 엄지를 대고 귀쪽 방향으로 밀면서 맛사지한다.

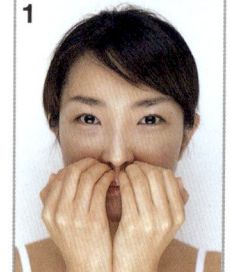
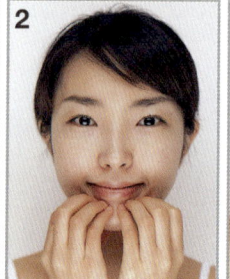
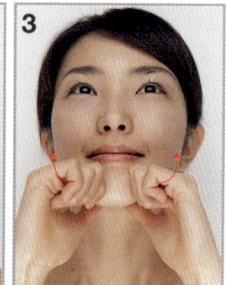

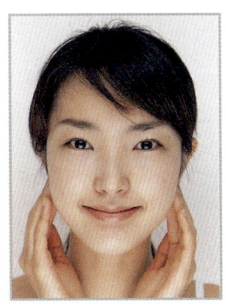

〉〉광대뼈 맛사지

코와 볼의 연결 지점인 영향혈, 비통혈, 눈밑 안쪽에서 정명혈 쪽으로 중지를 이용해서 위로 사선 방향으로 올리면서 여러 번 맛사지한다. 처진 광대뼈가 올라간다.

〉〉턱선 맛사지

엄지와 중지, 약지를 모아 턱 밑에서부터 귀밑 쪽으로 압력을 주면서 여러 번 쓸어올려준다. 턱선이 살아나고 얼굴이 갸름해 진다.

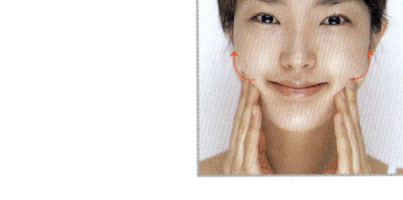

목 · 어깨 쎌프 맛사지

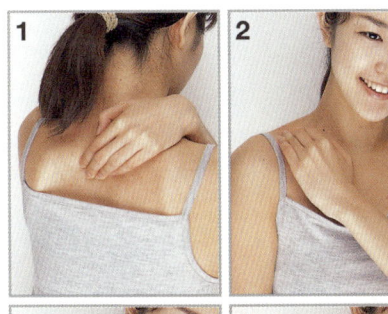

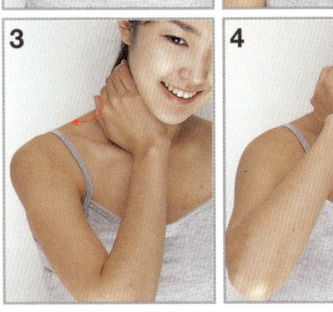

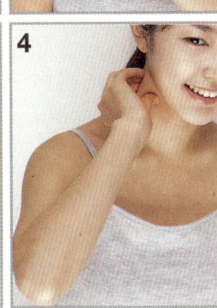

① 한쪽 손을 같은 쪽 어깨 뒤로 넘겨 대추혈을 문지르면서 풀어준다. 각종 피부 질환에 도움이 되고 동맥경화, 감기 예방에도 아주 효과가 좋다. 수시로 해주면 팔뚝 비만도 해소할 수 있다.
② 손을 모아 들어올린 팔의 반대쪽 견정혈과 어깨 주변을 누르면서 풀어준다. 피로가 쉽게 풀린다.
③ 손바닥으로 목 측면에서 목 뒷부분까지 열이 나도록 충분히 문지른다.
④ 엄지와 중지로 흉쇄유돌기근을 꼬집으면서 풀어준다.

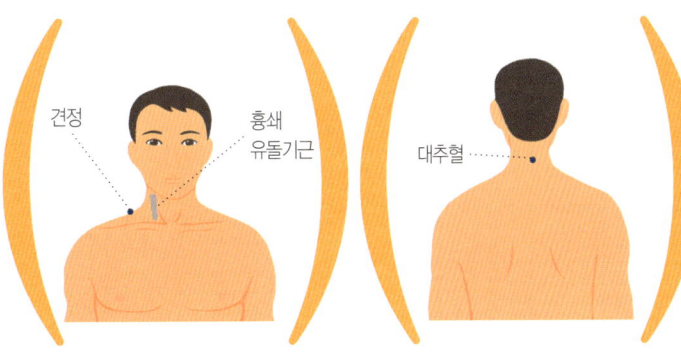

팔 쎌프 맛사지

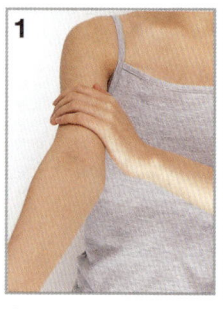 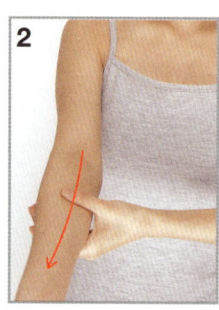 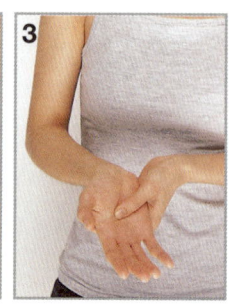 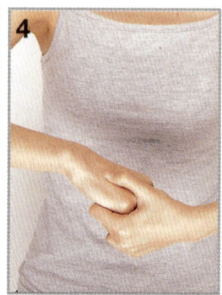 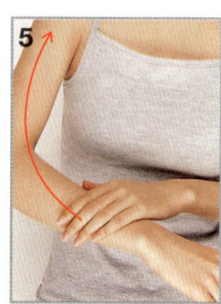

① 한 손으로 반대쪽 팔뚝을 주무르면서 풀어준다.

② 팔에 오일을 적당히 바른 후 손 내측의 3음경을 가슴에서 손바닥 방향으로 여러 번 쓸어준다.

③ 그런 다음 엄지손가락을 이용해 폐경, 심포경, 심경 줄기를 풀어주고 손바닥과 손가락을 문지르면서 풀어준다.

④ 다음은 엄지로 손가락 마디마디와 손등을 모두 풀어준다.

⑤ 손등 쪽의 3양경을 손등에서부터 어깨 뒤쪽으로 여러 번 쓸어준다. 그런 다음 검지를 이용해 소장경, 삼초경, 대장경 순으로 쓸어올리면서 풀어준다.

가슴 쎌프 맛사지

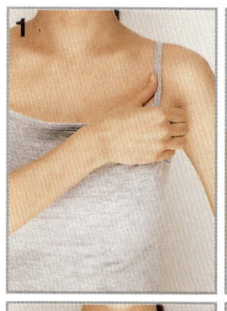 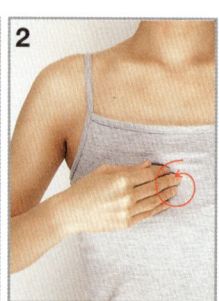

① 어깻죽지와 가슴이 만나는 근육을 꼬집으면서 풀어준다.

② 가슴 중앙의 전중혈을 손가락을 모아 시계 반대 방향으로 돌리면서 풀어준다.

③ 주먹으로 가슴 중앙에서 갈비뼈를 느끼면서 바깥 방향으로 풀어준다.

④ 가슴을 양손으로 잡고 안쪽이나 바깥쪽으로 돌리면서 풀어준다. 가슴이 작은 사람은 바깥쪽으로 가슴이 커져라 하면서 돌려주고 가슴이 큰 사람은 안쪽으로 가슴이 작아져라 생각하면서 돌려주면 탁월한 효과가 있다.

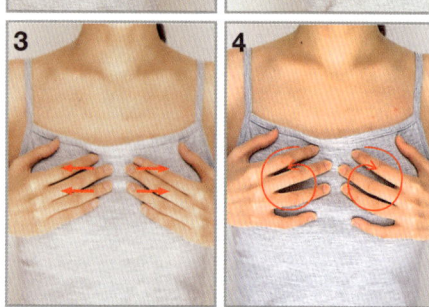

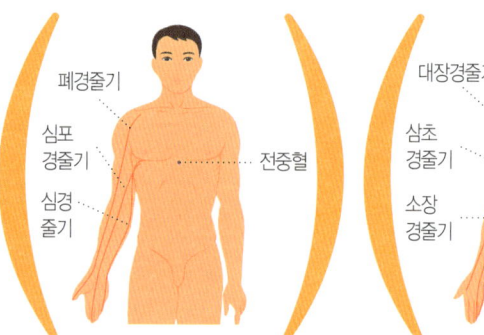

복부 쎌프 맛사지

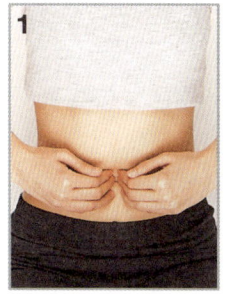
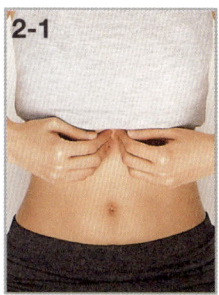
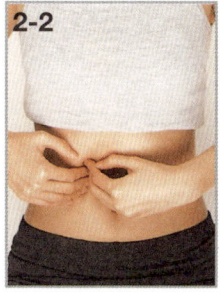
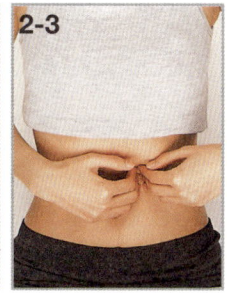
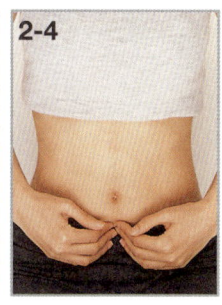

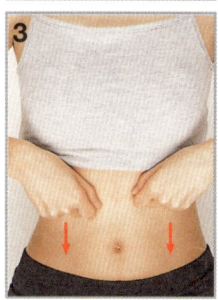
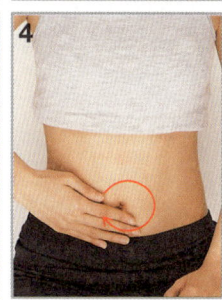

① 양 손가락을 모아 배꼽 속에 넣어 지그시 누른 다음 호흡을 들이마시면서 누른 손가락을 밀어내면서 풀어준다.

② 계속해서 같은 방법으로 명치, 간담구역, 위장구역, 아랫배 등을 풀어준다. 뱃속의 결절이 없어질 때까지 풀어준다.

③ 주먹을 쥐고 복부 위에서부터 밑으로 밀면서 풀어준다.

④ 손바닥으로 시계 방향으로 돌리면서 마무리한다.

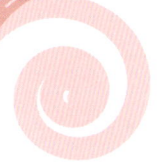

손 맛사지와 도구 맛사지의 차이점

일반인들은 대부분 손 맛사지를 선호하고 있는데 그 이유는 손이 주는 따듯한 느낌 때문이다. 사람의 손에서는 에너지가 발사되고 있는데 특히 수련자의 손에서는 치유의 기가 나오기 때문에 맛사지 효과가 매우 크다.

경락 맛사지를 전문적으로 하는 관리사들은 수시로 기공 수련을 해서 약손을 만들어야 한다. 약손을 가지고 있는 관리사들의 손은 어머니 손처럼 따뜻하고 포근한 느낌이 든다. 관리사의 손에 냉기가 있어 차갑게 느껴진다면 역효과를 일으킬 수 있다.

손과 동시에 경락 맛사지의 보조 도구로 다양한 맛사지 도구가 사용되고 있다. 맛사지의 보조 수단으로 사용되는 괄사나 부항 등 보조 수단을 적절히 활용한다면 도움이 된다. 특히 수정이나 옥으로 만든 도구는 자체에서 에너지가 발산되므로 효과를 배가시킨다.

수련의 차원이 높은 관리사들이 사용하는 도구는 대부분 약기로 약기는 치유의 기로 변화된 도구이다. 약기는 오래된 것일수록 좋은데 오래되면 오래될수록 많은 에너지가 도구에 축적되어 있기 때문이다.

허리 쎌프 맛사지

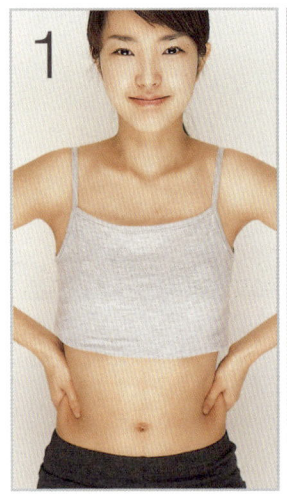

양 손가락으로 허리 주변을 꼬집으면서 풀어준다.

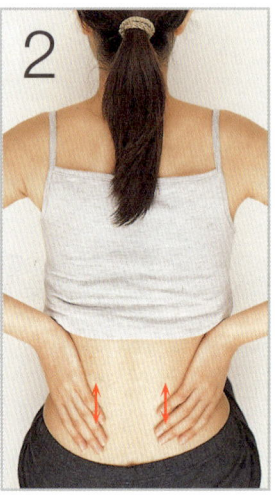

손바닥과 주먹을 쥐고 허리의 신수혈과 지실혈 부근을 열이 나도록 문지르면서 맛사지한다.

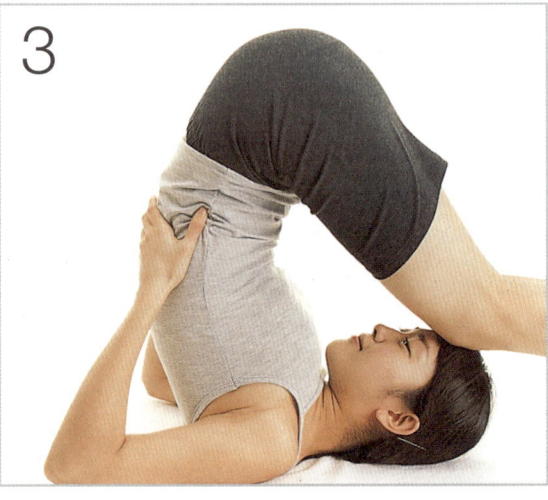

손이 닿지 않는 등 윗부분은 다리를 머리 위로 넘긴 후 맛사지한다.

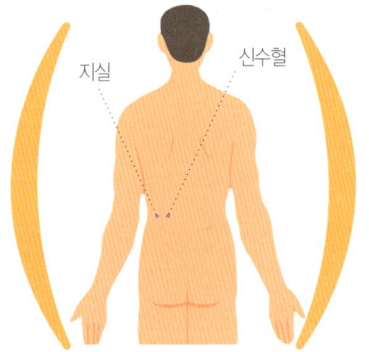

지실   신수혈

엉덩이 쎌프 맛사지

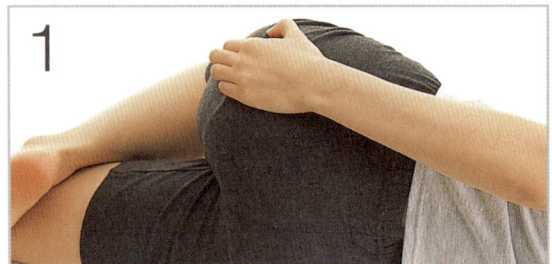

엉덩이를 꼬집으면서 풀어준다.

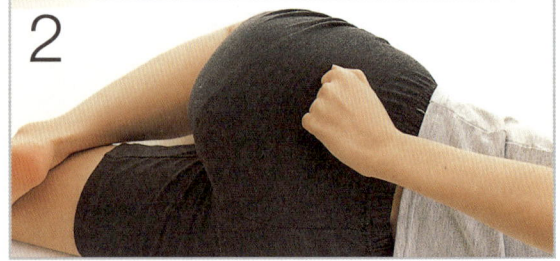

엉덩이에 적당한 오일을 바르고 주먹이나 약기를 이용해서 선골 주변과 엉덩이 전체를 맛사지한다.

다리 쎌프 맛사지

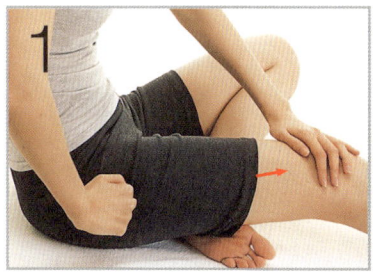

다리에 오일을 바른 다음 주먹이나 약기를 이용해서 허벅지의 방광경과 담경, 위경을 무릎 쪽으로 밀면서 맛사지한다.

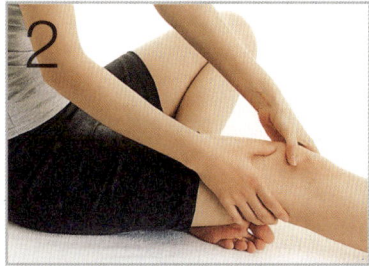

양 엄지손가락으로 무릎 주변을 맛사지한다.

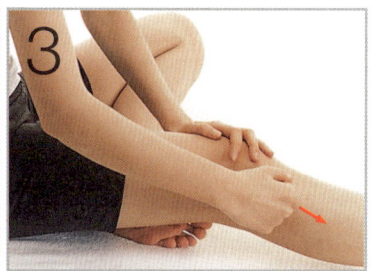

다음은 주먹을 쥐고 무릎에서부터 발 쪽으로 방광경, 담경, 위경을 맛사지한다.

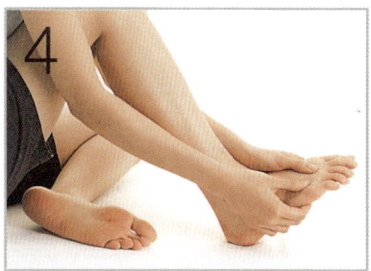

엄지손가락으로 발등을 꾹꾹 눌러가며 맛사지한다.

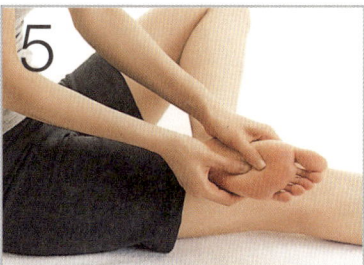

한쪽 발을 다른쪽 허벅지 위에 올린 후 발바닥을 눌러가며 맛사지한다.

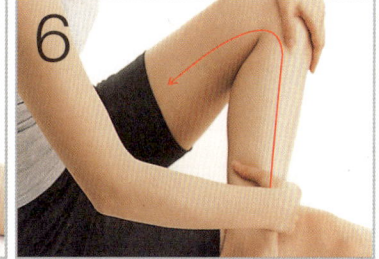

발 쪽에서 다리의 3음경인 비경, 간경, 신경 줄기를 서혜부 쪽으로 밀면서 풀어준다.

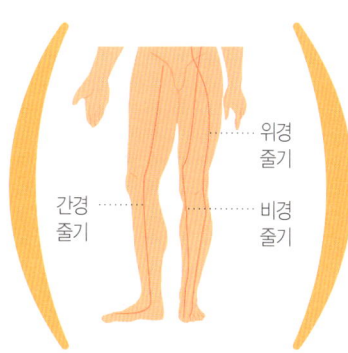

위경 줄기
간경 줄기
비경 줄기

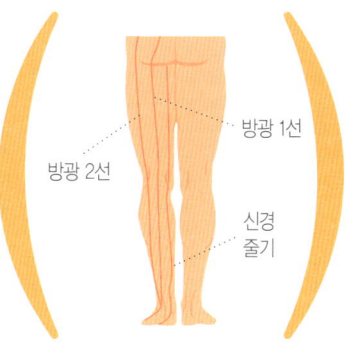

방광 1선
방광 2선
신경 줄기

05

well being life

기의 흐름을 살려주는
생활법 & 식이요법

'기(氣가) 막힌다' 라는 말이 있다. 기는 인체에 흐르는
에너지의 일종으로 모든 사람의 소원인 건강하게 오래 살려면
'기' 의 흐름이 원활해야 한다. 그러면 평소에 기의 흐름을
살려주는 생활을 하고 식이요법을 실천해야 한다. 제대로 된
생활법과 식이요법은 질병이 침투할 수 없도록 신체를
건강하게 해줄 뿐 아니라 이미 질병에 걸렸다고 하더라도
면역력을 증가시켜 자연 치유력을 높여준다.

경락의 흐름을 좋게 하는 스트레칭

경락이란 기의 에너지가 흐르는 일종의 통로를 의미한다. 경락의 흐름을 원활하게 하는 경락 맛사지와 스트레칭을 동시에 병행하면 온몸의 기가 잘 소통돼 건강해지고 몸매가 예뻐지는 효과가 있다.

1 뒤로 누운 자세에서 스트레칭

다리 들어 올리기

효과 | 허리와 고관절을 이완시켜주어 요통, 좌골신경통, 고관절 이상으로 오는 각종 질환을 개선시켜준다. 또한 위경과 비경 등 다리의 전면경을 이완시켜 소화 기능을 좋게 한다.

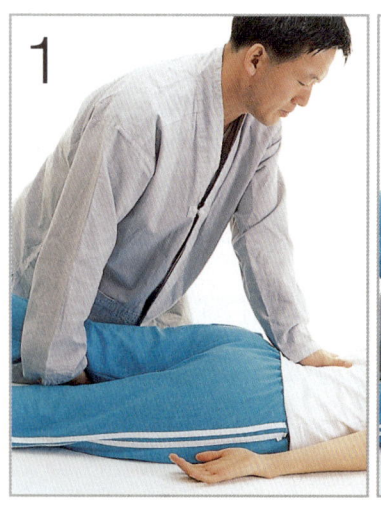 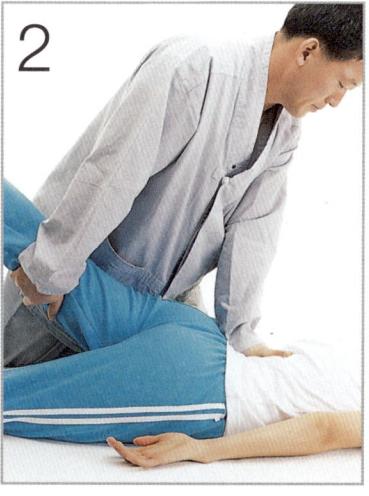

① 왼쪽 손바닥으로 허리를 가볍게 덮어 누르고 오른손으로 왼쪽 무릎 위를 밑으로부터 감싸듯이 잡고 천천히 들어올린다.
② 한계점에 이르면 잠시 그대로 유지하고 나서 천천히 내려놓는다. 2~3회 반복한 후 반대쪽으로 와서 오른쪽 다리도 같은 방법으로 들어올린다.

● 스트레칭을 하는 사람은 시술자, 스트레칭을 받는 사람은 피술자, 이하 시술자와 피술자로 통일.

무릎 굽혔다 펴기

효과 | 대퇴부의 전면 경락을 이완시켜주고 무릎과 발목 관절을 풀어주어 혈액순환을 활발하게 한다. 발뒤꿈치가 엉덩이에 닿지 않는 경우는 다리의 전면 경락이 굳어 있기 때문으로 여러 번 반복하면 전면 경락이 이완되면서 엉덩이에 닿게 된다.

① 왼쪽 손바닥으로 엉치뼈 부위를 가볍게 덮어 누르고 오른손으로 왼쪽 발목을 잡은 후 엉덩이 쪽으로 천천히 무릎을 굽혀준다. 발뒤꿈치가 엉덩이에 닿지 않으면 무릎을 완전히 폈다가 굽히는 동작을 여러 차례 반복해 넓적다리 앞쪽 근육을 풀어준다.
② 발뒤꿈치가 엉덩이에 닿게 되면 발가락을 잡고 엉덩이 쪽으로 눌러서 발목을 펴준다. 한쪽 다리가 끝나면 반대쪽 다리도 같은 방법으로 실시한다.

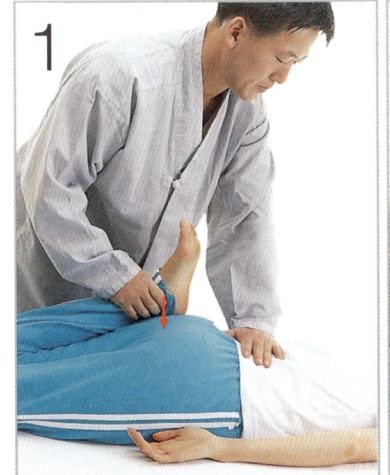 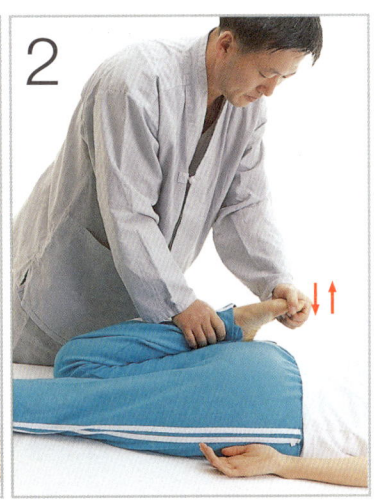

무릎 굽혀 돌리기

효과 | 굳어 있는 무릎 관절을 부드럽게 해주고 각종 무릎 통증과 하체 장애를 개선시켜준다.

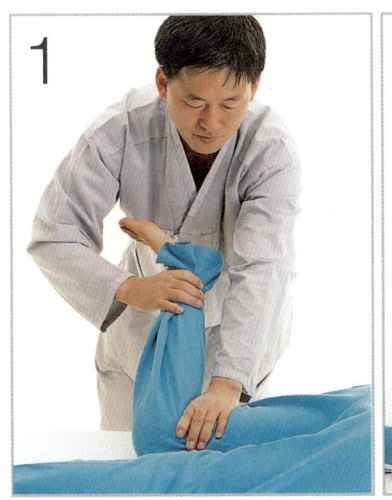 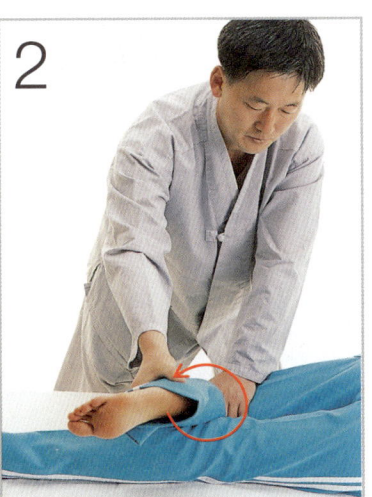

① 왼쪽 손바닥으로 무릎 뒤쪽을 가볍게 덮어 누른 뒤 오른손으로 왼쪽 발목을 잡고 무릎을 굽혀 종아리를 수직으로 세운다.
② 왼손으로 무릎을 누르면서 오른손으로 발목을 잡고 왼쪽으로 3회, 오른쪽으로 3회 크게 회전시켜주면서 무릎 관절을 풀어준다. 그런 다음 오른쪽 무릎도 같은 방법으로 풀어준다.

오금 & 허벅지 풀어주기

효과 | 무릎의 슬관절통, 요통, 하지 마비에 효과가 있다. 특히 반동을 이용하기 때문에 잘 풀리지 않는 대퇴부 경근을 풀어주는 데 도움이 된다.

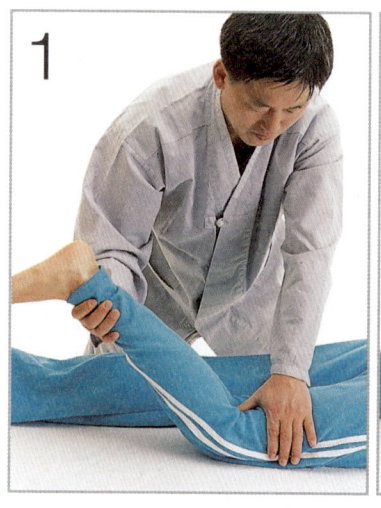

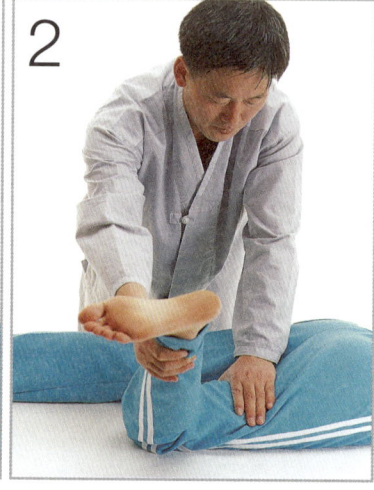

① 왼손 엄지로 오금 부위를 잡고 오른손으로는 발목을 잡은 후 발을 뒤로 당긴다. 그런 다음 발을 앞으로 굽히면서 오금의 위중, 위양, 음곡 부위를 양쪽 모두 여러 번 풀어준다.

② 왼손으로 허벅지를 잡고 세운 발을 안쪽과 바깥쪽으로 당기면서 허벅지를 손바닥으로 밀어준다. 이 수법은 발의 반동을 이용해서 풀어주기 때문에 쉽게 경근과 요혈을 이완시켜줄 수 있다.

발바닥 주무르기

효과 | 발은 전신의 모세혈관이 밀집되어 있는 곳으로 이곳을 풀어주면 전신의 혈액순환이 좋아지고 피로가 회복된다. 약간의 통증을 느끼도록 강하게 자극을 주면 훨씬 효과적이다.

① 종아리를 수직으로 세워 왼손으로는 발뒤꿈치를 잡고 오른손으로 발가락 부위를 잡아 발목을 몇 회 돌려준다.

② 그런 다음 양 손가락을 이용해 발바닥을 여러 번 주물러준다. 한쪽 발을 풀어준 다음 다른 쪽 발도 같은 방법으로 풀어준다.

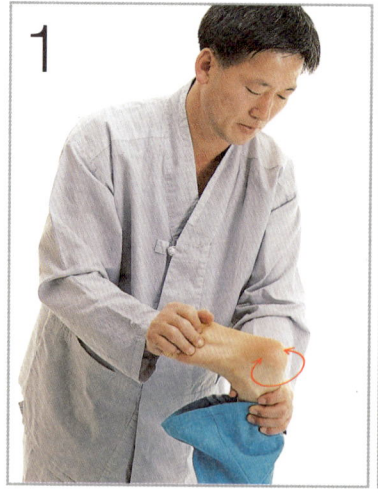

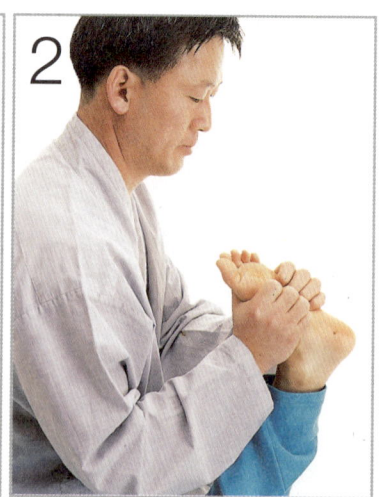

다리 전면경 & 허리 스트레칭

효과 | 다리 앞쪽의 위경과 비경, 담경을 이완시켜준다. 또한 허리, 고관절, 무릎 등 하체 전반을 이완시켜 좌골신경통, 요통, 하지 마비를 예방하고 통증을 줄여준다.

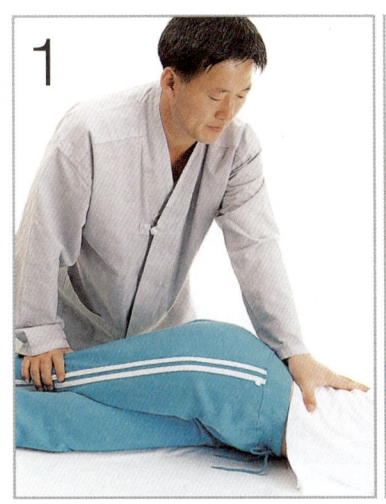

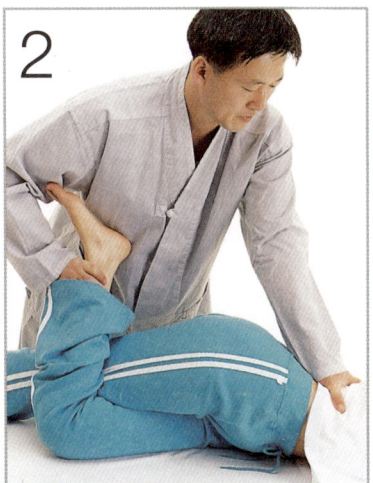

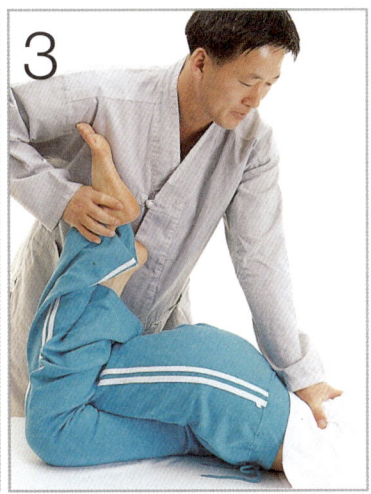

오른발을 왼발 위로 올리게 한 후 왼손은 허리를 잡고 오른손으로는 무릎을 잡는다. 그런 다음 왼손으로 허리를 밀면서 오른손을 아래로 당겨 허리와 다리 전면경을 풀어준다.

그 다음에는 왼쪽 발목을 잡고 위로 90° 각도로 세운 후 살랑살랑 가볍게 흔들면서 풀어준다.

마지막으로 오른발을 왼발 앞으로 새끼를 꼬듯이 꼬아주면서 자극을 준다. 이 동작은 관절과 허리가 유연해야 가능하므로 유연성이 없는 사람은 ②번까지만 스트레칭을 한다. 한쪽 다리의 전면경과 허리 스트레칭이 끝나면 반대쪽 다리도 같은 방법으로 실시한다.

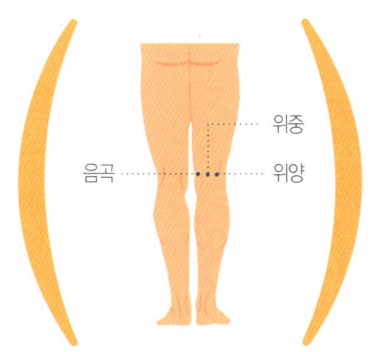

위중

음곡 · · · · · · 위양

엉치 누르기&후면경 스트레칭

효과 | 간경과 신경이 크게 이완돼 혈액순환이 촉진된다. 또한 치골 관절이 유연해지고 오금 부위의 경근이 이완되어 각종 여성 질환에 도움이 된다.

① 엉치 누르기

피술자의 왼쪽 무릎을 위로 굽혀 사진과 같은 자세를 취하게 한다. 시술자는 양 손바닥을 십자로 겹친 후 몸무게를 이용해 지그시 엉치를 누르면서 풀어준다.

② 후면경 스트레칭

왼손으로 무릎을 잡고 오른손으로 엉치를 누른 후 왼발을 펴주면서 후면경을 스트레칭해준다. 한쪽 엉치 누르기와 후면경 스트레칭이 끝나면 반대쪽 엉치도 같은 방법으로 해준다.

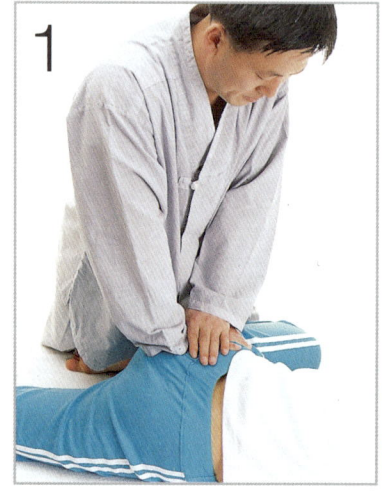
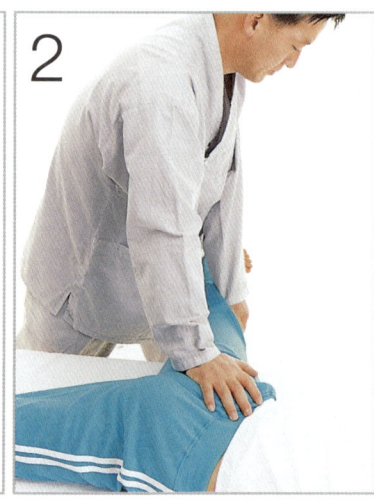

측양경&허리 늘리기

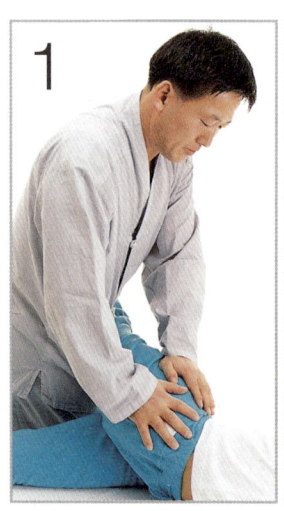
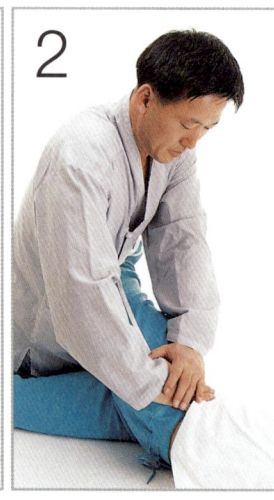

효과 | 다리의 위경과 비경을 이완시켜주고 허리와 장골능 사이의 협착으로 인해 발생하는 각종 질환과 요통을 효과적으로 해소시켜준다.

① 오른쪽 다리를 왼쪽 다리 위쪽으로 교차하여 들어올린다. 그런 다음 시술자가 피술자의 다리 사이로 들어가 왼쪽 손바닥으로는 허리를 누르고 오른손과 몸은 앞으로 밀면서 측면경을 스트레칭해준다.
② 그런 다음 양손을 겹쳐 오른쪽 허리를 누르면서 스트레칭해준다. 한쪽이 끝나면 반대쪽 측양경과 허리도 같은 방법으로 스트레칭한다.

견갑골 스트레칭

효과 | 각종 어깨 결림, 오십견, 팔 마비 등에 탁월한 효과가 있으며 미용상으로는 팔을 아름답게 하고 체형을 바로잡아 준다.

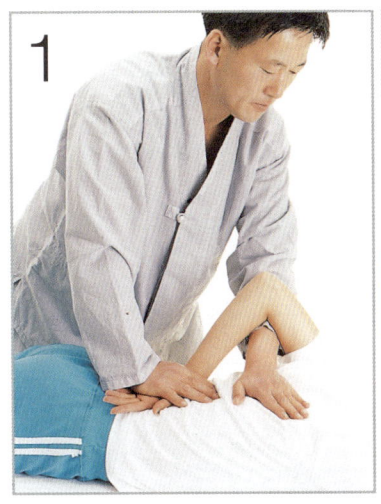
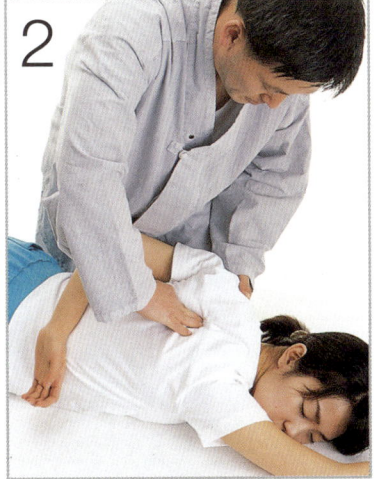

① 피술자는 왼쪽 어깨를 뒤로 넘기고 시술자는 오른손으로 피술자의 손바닥을 잡는다. 왼손은 피술자의 어깨 사이로 넣는다. 지렛대 원리를 이용하여 왼손으로 들면서 견갑골과 어깻죽지를 스트레칭해준다.

② 그런 다음 왼손으로 피술자의 어깻죽지를 잡고 오른손날을 견갑골 사이에 집어넣으면서 맛사지한다. 이때 반동을 이용해 왼손으로 어깻죽지를 들면서 맛사지하면 빨리 풀어진다.

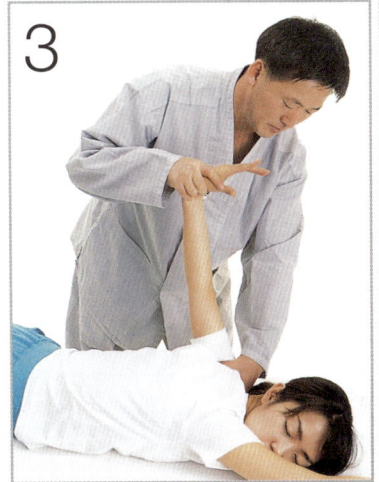
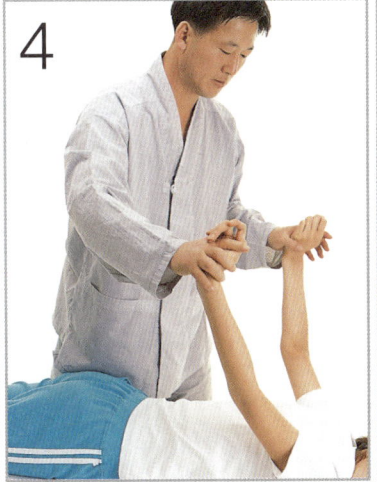
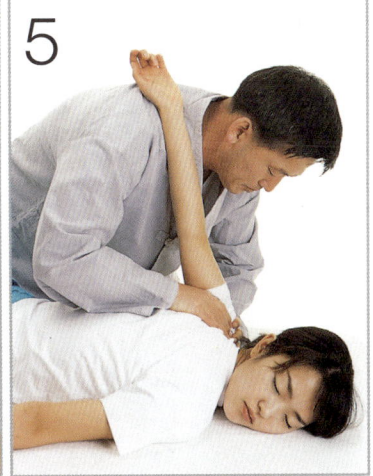

피술자의 한쪽 팔을 뒤로 올려 손목을 잡은 뒤 어깨 사이에 엄지손가락을 끼우고 관절 사이의 근육을 풀어준다.

그런 다음 양팔을 모두 뒤로 뻗게 해 손목을 잡고 동시에 돌리면서 어깨 관절을 풀어준다.

양손으로 한쪽 어깨를 감싼 후 피술자의 팔을 시술자의 오른쪽 어깨에 올리고 동시에 90°로 꺾으면서 위로 올려준다. 오십견 치료에 탁월한 효과가 있다.

2 바로 누운 자세에서 스트레칭

고관절 돌리기

효과 | 고관절 이상에서 비롯되는 각종 질환을 해소하고 허리와 하반신 통증을 감소시켜주는 데 효과적이다.

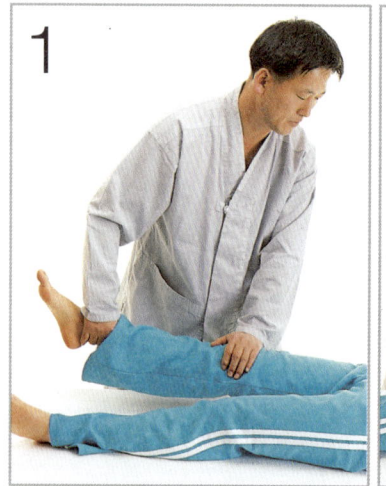

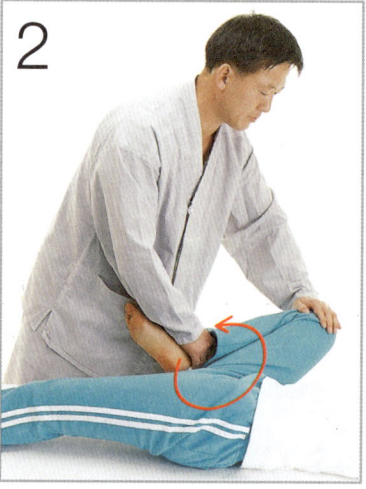

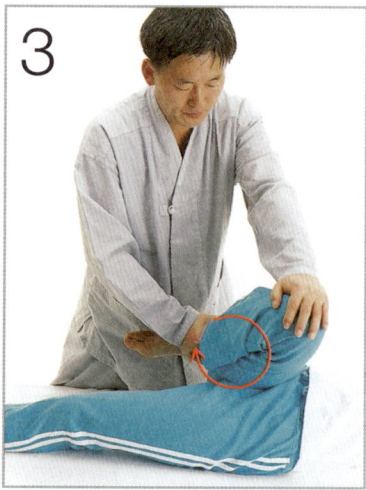

한손으로 발목을 잡고 다른 쪽 손으로는 무릎을 잡는다.

무릎을 굽혀 밖으로 3회 돌려 고관절을 이완시킨다.

그런 다음 안으로 3회 돌려준다. 밖으로 돌리면 관절이 이완되고 안으로 돌리면 관절이 조여지는 효과가 있다.

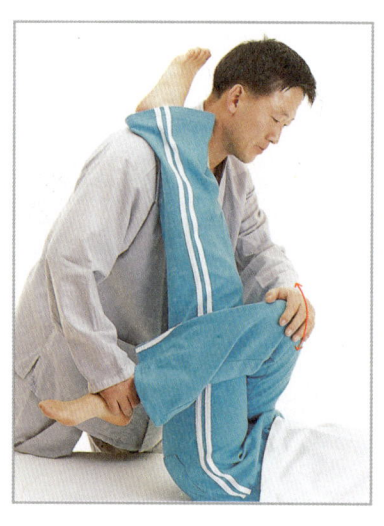

한쪽 발 어깨에 올려 스트레칭하기

효과 | 허리와 고관절을 이완시켜주고 각종 피로를 해소시켜준다.

》 피술자는 사진처럼 왼쪽 다리를 펴서 시술자의 어깨에 고정시킨 후 오른쪽 다리를 접어 왼쪽 허벅지 위에 올린다. 시술자는 허벅지에 올린 발과 무릎을 잡고 좌우로 비틀면서 스트레칭해준다. 그런 다음 다리를 바꿔서 동일한 방법으로 스트레칭해준다.

허벅지 누르기

효과 | 다리의 위경과 비경이 이완되어 기분이 시원해진다.

≫ 한쪽 허벅지를 침대 밖으로 걸치게 한 다음 양손으로 허벅지를 여러 번 지그시 눌러준다. 그러면 대퇴부의 피로가 회복되고 이완되는 효과가 있다.

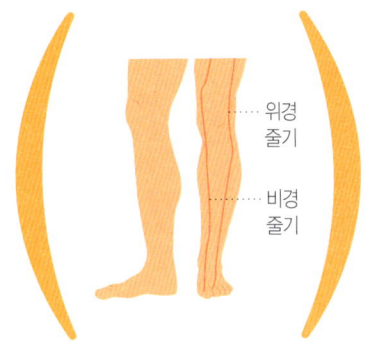

위경
줄기

비경
줄기

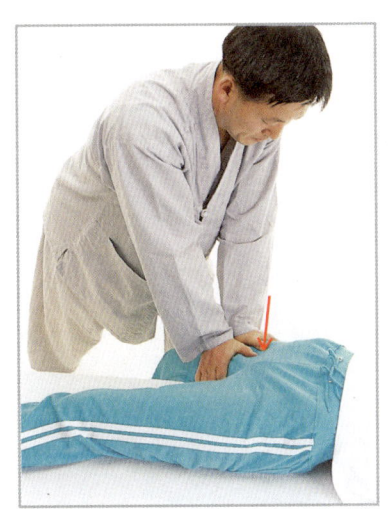

골반 스트레칭

효과 | 골반을 스트레칭하면 신경과 간경이 이완되고 회음혈이 열린다. 다리 관절도 이완되어 혈액순환이 촉진된다.

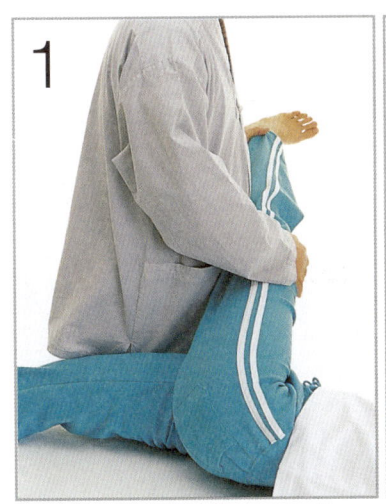

피술자를 바르게 눕힌 후 시술자와 멀리 있는쪽 다리를 시술자의 앞으로 당긴다.

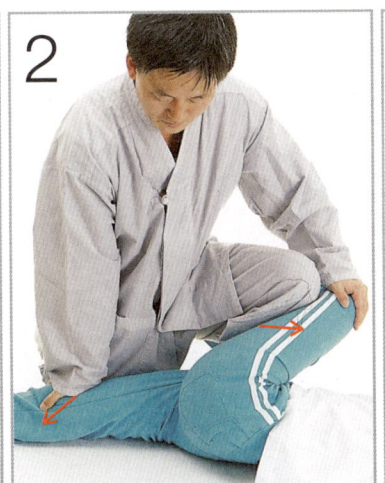

그런 다음 피술자의 무릎 사이에 서서 시술자의 무릎과 손으로 양쪽 다리를 눌러 고정한 후 크게 벌리면서 스트레칭한다.

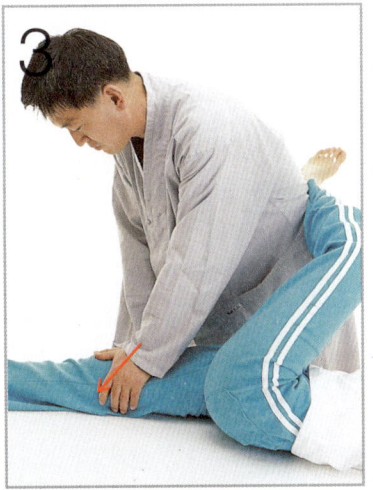

몸을 틀어 등으로 한쪽 다리를 고정하고 양손을 피술자의 허벅지에 대고 밀면서 스트레칭한다.

다리 안쪽 스트레칭

효과 | 고관절, 무릎, 발목 관절을 동시에 이완시켜 각종 관절병 치료에 효과가 있다.

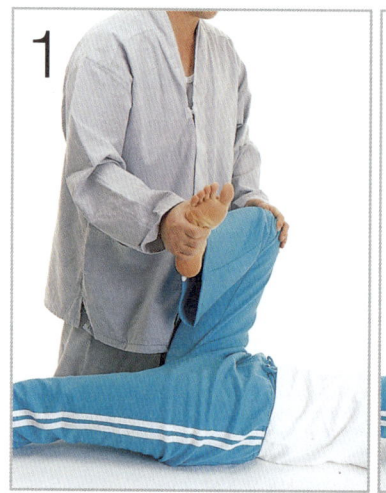

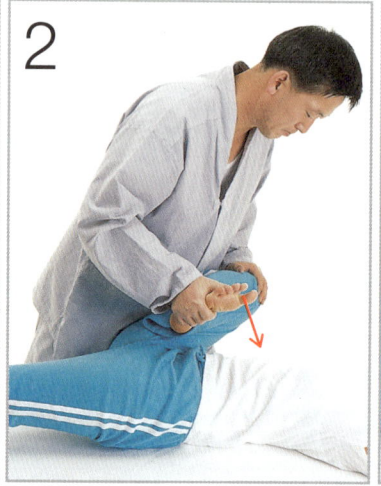

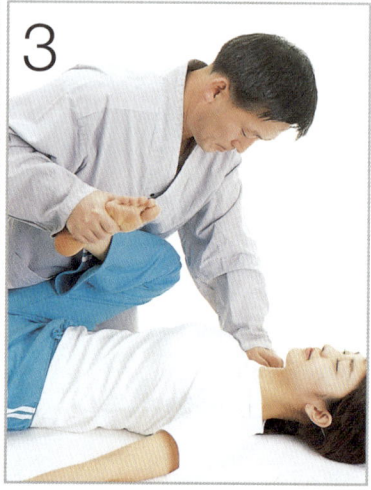

피술자를 바로 눕힌 후 오른쪽 다리를 굽혀 위로 올린다.

그런 다음 시술자는 피술자의 발과 무릎을 잡고 최대한 위로 올리면서 스트레칭한다.

피술자의 발을 시술자의 어깨 높이로 들고 시술자의 왼손으로 피술자의 오른쪽 어깨를 잡으면서 강한 스트레칭을 한다.

팔뚝 잡고 당기기&늑골 조정

효과 | 어깨 관절을 이완시켜주고 팔뚝 비만을 해결해준다. 또한 늑골의 불균형을 해소하고 늑골 사이에 있는 세포를 자극해 신진대사를 활발하게 해준다.

① 피술자의 양쪽 팔뚝을 엇갈려 잡고 여러 번 당겼다 밀었다를 반복한다.
② 피술자의 왼쪽 팔뚝을 당겨 피술자를 옆으로 눕게 한다.
③ 피술자의 안쪽 팔을 당겨 손을 잡은 다음 시술자의 무릎으로 반동을 주면서 늑골을 조정한다.

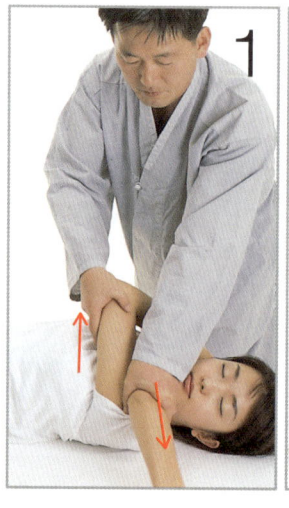

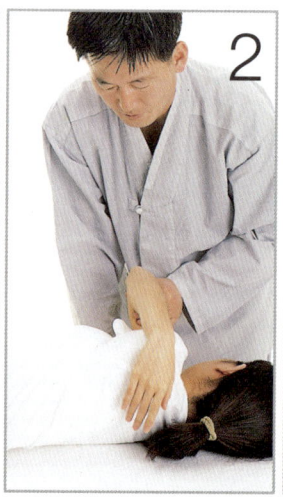

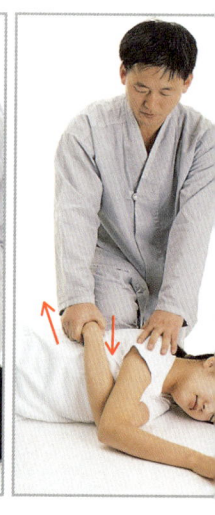

기의 흐름을 살리는
생활 양생법 &식이요법

잘못된 생활습관이나 식습관은 질병과 노화를 일으키는 중요한 요인이다. 이를 극복하고 다스릴 수 있는 방법이 바로 기의 흐름을 살려주는 생활 양생법과 식이요법이라고 할 수 있다.

생활 양생법과 식이요법은 수천 년 전부터 발전되어 오면서 질병을 예방하고 치료하는 데 중요한 수단이 되어 왔으며 예방 의학적인 측면에서도 큰 가치가 있다. 또한 이미 질병에 걸렸다고 하더라도 실천하면 면역력을 향상시켜 자연 치유력을 키우고 생명력을 강화해 장수를 누리게 하는 효과가 있다.

1 　　생활 양생법

어떤 사람은 질병 없이 장수하면서 건강하게 살아가고 어떤 사람은 암 등 각종 불치병으로 일찍 죽게 된다. 대부분의 사람들이 태어날 때는 다 건강하게 태어났다는 것을 상기하면 평소 생활이 건강에 미치는 영향을 짐작할 수 있다.

누구나 양생 건강법을 실천하면 최소한 125세까지는 살아갈 수 있다고 한다. 다음에 소개되는 생활 양생법은 일상 생활에서 조금만 관심을 가지면 누구나 실천할 수 있는 내용들로 꾸준히 실천하면 건강하고 활기찬 삶을 살 수 있을 것이다.

건강한 호흡법

호흡은 건강에 있어 가장 중요하고 기초적인 생활 양생법으로 숨쉬기 하나만 제대로 해도 기의 흐름을 원활하게 해준다.

건강한 사람일수록 깊은 호흡을 하게 되고 호흡의 중심도 배꼽 밑으로 내려오게 된다. 병약자나 노약자는 호흡의 중심이 가슴이나 목까지 올라가고 호흡이 빠르며 거칠어진다. 따라서 더욱 건강이 악화되고 수명이 단축되는 것이다. 이러한 호흡 방법을 인위적으로 조정하여 건강을 회복시키는 수련법이 바로 단전호흡이나 기공, 요가 등의 호흡법이다.

호흡법에서 가장 중요한 것은 호흡의 중심을 밑으로 내리는 것이다. 중심을 배꼽 아래의 6cm정도에 두고 숨을 들이마실 때는 배를 앞으로 쭉 밀고 숨을 내쉴 때는 반대로 배를 허리 뒤쪽으로 당기면서 호흡을 한다. 처음에는 10초 호흡으로 기초를 다진다. 10초 호흡은 5초 동안 마시고 5초 동안 내쉬고를 반복하는 것이다. 하루에 30분 정도 시간을 내어 한 달 정도 연습하면 자연스러운 단전 호흡이 된다. 단전호흡의 기초 호흡법만 수련해도 인체가 들이마시는 산소는 일반 호흡의 3배 이상이 되고 뱃속에 있는 장기까지 운동이 되어 건강이 획기적으로 증진된다.

수면과 기상

하루 중 1/3은 수면 시간으로 하루 24시간 중 8시간은 잠을 자도록 되어 있다. 충분한 수면을 취해야 하루 동안의 피로가 풀리면서 에너지를 보충할 수 있다.

잠자기 전에 30분 정도 스트레칭과 명상을 하면 깊은 수면을 취할 수 있다. 더 좋은 방법은 자가 경락 맛사지로 하루의 피로를 풀어주는 것이다. 양생법에서는 11시부터 취침에 들어가야 한다고 강조하고 있는데, 밤 11시~새벽 3시까지는 우주의 에너지가 가장 고요해 수면에 큰 도움이 되기 때문이다.

그리고 새벽에 일어나야 자연의 기를 가장 많이 흡수하고 활용할 수 있다. 아침에는 신비한 에너지가 흐르고 있어 동물들은 본능적으로 이런 신비한 에너지를 섭취하기 위해 새벽에 일어나고 종교인들이나 선승들의 경우도 대부분 새벽에 일어나 명상으로 하루를 시작한다.

규칙적인 식사법

식사는 우리 몸에서 산소 다음으로 중요한 에너지원으로 어떤 식품을 언제, 어떻게 먹는지가 가장 중요하다.

자연의 기에 따르면 아침에는 비장과

위장의 기가 흐르므로 아침을 많이 먹어도 소화가 빨리 된다. 즉, 비장과 위장의 기운이 강한 것은 신체가 음식을 요구하는 시간이므로 아침은 반드시 먹고, 점심은 적당히, 저녁식사는 소식하는 것이 자연의 법칙에 따른 식사법이라고 할 수가 있다.

또한 식사 시간과 식사 후 2시간 동안은 물을 마시지 않는 것이 좋은데 식사 도중 물을 많이 마시면 위액이 묽게 되고 열량이 부족해 소화력이 떨어지기 때문이다. 위는 감정에 매우 민감한 장기로 식사 30분 전에 30분 정도 휴식을 취하면 소화가 잘된다. 그 이유는 식사 전에 위를 안정시켜 식사 후에 위의 기능을 정상적으로 작동시키기 때문이다. 특히 식사 전의 스트레스는 위장을 경직시켜 소화력을 떨어뜨리게 한다.

또한 음식은 천천히 꼭꼭 씹어 먹어야 한다. 꼭꼭 씹어 먹으면 침에서 소화효소가 분비돼 소화가 잘되게 하고 위의 부담을 덜어주는 데도 도움이 된다.

적당한 운동

운동은 기의 흐름을 원활하게 하고 활기찬 생활을 하는 데 없어서는 안 될 삶의 일부다. 다양한 운동 방법 중에서 누구나 나이에 관계없이 할 수 있고 또 효과도 큰 운동이 바로 유산소 운동이다. 유산소 운동은 산소를 충분히 마시면서 운동하기 때문에 인체의 독소를 제거해주고 지방질을 분해하여 건강한 체형으로 만들어 줄 뿐 아니라 기혈 흐름을 원활하게 해준다. 임상적으로 국선도나 명상, 요가, 기공 등을 꾸준히 수련하는 사람들은 일반적인 사람보다 건강하고 장수하는 것으로 나타나고 있다. 중요한 것은 한 가지 유산소 운동법을 지속적으로 하는 것이다.

특별한 운동법이 없는 사람들은 하루에 만 보 걷기를 하는 것이 좋다. 시간이 없고 바쁘기 때문에 운동할 시간이 없다는 것은 핑계에 불과하다. 건강과 장수를 위해서는 하루에 1시간 정도 운동을 하는 것이 좋으며 운동을 하면 일의 성과도 높일 수 있으니 운동에 시간 투자하는 것을 아까워할 이유가 없다.

자연스러운 웃음

웃음은 심리적인 변화뿐만 아니라 육체적인 변화도 가져온다. 웃으면 이마의 주름살이 펴지고 항문이 약간 조여져 신장 기능이 개선된다. 그래서 신부전증 등의 질병이 예방돼 항상 원기 있는 삶을 살아갈 수가 있다. 현재까지 조사에 의하면 웃음은 편두통,

어깨 결림, 순환계통 질환, 변비, 관절염, 생식능력 증진에도 크게 도움이 되는 것으로 알려지고 있다.

한편, 눈물 역시 흘릴 때는 흘려야 건강에 도움이 된다. 당뇨병 환자의 눈물은 달고, 비통해 흘리는 눈물은 쓰다고 한다. 그러고 보면 눈물 역시 인체의 독소를 배출하는 자연치료의 한 방법이라 할 수 있다.

건강한 성생활

성생활을 할 때는 밤 11시~새벽 1시인 자시를 피하는 것이 좋다. 자시는 명상이나 기공을 통해 기를 축적하기 알맞은 시간이므로 이 시간의 성생활은 생명력을 단축시키는 결과를 초래할 수도 있다.

절제 있는 성생활은 삶의 질을 높이고 건강과 행복을 가져다 준다. 그러나 지나친 억제는 건강에 오히려 장애가 된다. 남성들에게는 전립선염, 전립선비대증이 올 수도 있으며 여성에게는 자궁 질환의 원인을 제공하게 된다.

스트레스 관리

스트레스는 인체의 기 흐름을 막고 오염시키는 가장 중요한 요인이다. 마음을 어떻게 갖느냐에 따라 삶이 달라지고 자연의 에너지가 충만된다. 또한 이 세상을 살아가는 것이 얼마나 행복한 일이며 축복이라는 것을 느끼게 된다. 지나친 스트레스로 몸과 마음에 병이 들기 시작했다면 마음을 비워야 한다. 적절한 욕심은 삶에 활력과 건강을 주지만 지나친 욕심은 과도한 스트레스와 질병을 불러오는 요인임을 명심하자.

파장 건강법

파장은 시각, 촉각, 미각, 후각, 청각 등 감각을 통해서 흡수되므로 좋은 에너지장을 갖기 위해서는 좋은 것을 보고 듣고 만지고 할 수 있도록 좋은 환경을 만들어야 한다. 집이나 직장에 아름다운 그림을 걸어두고 좋은 음악을 듣고, 아로마 향 같은 좋은 냄새를 맡는 것도 방법이다. 또 주말에 산이나 들에 나가 자연의 파장으로 몸과 마음을 깨끗이 하면 신체와 정신은 놀라울 정도로 변화하게 된다.

2 식이요법

'의식동원' 이란 말은 의약과 식품은 동일하다는 의미로 먹는 일이 건강과 치료의 원천임을 강조한 말이다. 산업화시대 이전에는 음식으로 인한 질병은 거의 없었는데 산업화시대 이후에 식품이 대량 생산·가공되어지고 환경이 오염되기 시작하면서부터, 식품은 심각한 질병을 초래할 수도 있는 위협적인 요소가 되었다. 특히 육식 위주의 서양식이 들어오면서부터 우리나라에서도 비만증, 당뇨병, 암, 고혈압 등이 크게 늘고 있다.

제철식

유기농법으로 제철에 자연스럽게 생산된 것을 먹어야 한다. 예를 들면 여름에는 김을 먹는 것이 아니고 겨울철에 딸기를 먹는 것이 아니다. 또한 겨울철에는 개구리와 뱀 등 동면하는 동물을 먹으면 안 된다. 이런 동물들은 에너지를 보충하기 위해서 잠을 자는데, 이러한 에너지가 고갈된 동물을 잡아먹는 것은 오히려 생명력을 떨어뜨리는 일이다.

식물이나 동물은 계절에 맞는 기운을 받고 있어 계절의 변화에 매우 민감하다. 제철에 나오지 않는 음식은 에너지 조화가 맞지 않기 때문에 건강에 좋지 않다. 반면에 제철식을 하면 면역력이 높아지고 예지력과 정력이 강화된다.

풍토식

같은 지역에 사는 식물과 동물이 서로 조화를 이루고 도움을 주고받으며 사는 것이 자연의 이치다. 그러므로 우리나라 땅에서 나온 식품들을 먹는 풍토식이야말로 자연에 순응하는 식생활이다. 이런 풍토식을 생활화해야 우리 몸에 가장 잘 맞는 자연의 기운을 흡수해 건강을 증진시킬 수 있다.

전체식

전체식이란 한 식품의 전체 즉, 뿌리와 줄기와 잎, 열매를 모두 먹는 것을 말한다. 다음은 뿌리를 활용한 일상적인 질병 치료법을 소개한다.

① **오이뿌리** 신선한 오이뿌리 30g을 물에 끓인 후 설탕을 넣어서 마신다. 급성장염, 설

사에 좋다. 빨갛게 부어오른 곳에 오이뿌리를 갈아서 붙이면 치료할 수 있다.

② **수세미뿌리** 수세미뿌리 30g을 씻어 빻은 후 즙을 내어 마시면 설사를 치료할 수 있다.

③ **호박뿌리** 호박뿌리 500g, 돼지살코기 250g을 넣어 끓인 물을 마시면 치통이 치료된다.

④ **가지뿌리** 가지뿌리와 석류껍질 간 것을 혼합하여 매일 6g, 하루에 2~3회 먹으면 설사가 치료된다.

⑤ **미나리뿌리** 미나리뿌리 60g, 대추 10개를 끓여서 대추는 먹고 끓인 물을 마시면 동맥경화 예방에 효과적이다.

⑥ **부추뿌리** 부추뿌리를 갈아서 그 즙을 물에 타 하루 1회 마시면 급성장염, 만성 변비에 좋다. 부추뿌리에 계란, 흑설탕을 섞어서 끓여 먹으면 만성 질염(냉대하)이 치료된다. 부추뿌리를 갈아서 상처에 붙이면 부기가 가라앉고 진통이 줄어든다.

⑦ **배추뿌리** 마른 배추뿌리 1개, 흑설탕 30g, 생강 3쪽을 끓여서 복용하면 감기에 좋다.

⑧ **시금치뿌리** 시금치뿌리 100g, 닭모래집 15g을 끓여 하루 2~3회 마시면 당뇨에 좋다.

⑨ **파뿌리** 파뿌리를 넣고 죽을 끓인 후 식초를 조금 넣어 먹으면 두통에 좋다.

균형식

산성 식품과 알카리성 식품의 균형적인 섭취, 육식과 해산물의 균형적인 섭취, 신맛, 단맛, 쓴맛, 매운맛, 짠맛의 균형적인 섭취 등은 신체를 균형 있게 발달시키고 건강을 유지하기 위해서 매우 중요하다. 또한 같은 종류의 음식도 다른 요리법이나 품종으로 바꿔서 먹으면 좋다.

소식&단식

소식은 인체 장기의 기능을 회복하고 건강으로 가는 지름길이다. 식사량은 7할 정도가 적당한데 인도의 전통적인 아유르베다 건강법에서는 위장의 2/3가량이 적당하다고 한다.

복기벽곡은 기를 마시고 곡식과 벽을 쌓는다는 의미로 국내에서는 단식이라는 용어를 사용한다. 현재까지 밝혀진 바에 의하면 사람이 먹지 않고 살 수 있는 기간은 최장 100일까지라고 한다. 기를 수련하는 사람들은 최장 7년까지 살 수 있으며 1~2년은 수련계에서 보통이다. 일반인들은 복기벽곡을 년 1회 정도만 해도 효과를 볼 수 있다.

항암식품 & 건강식품

항암식품과 건강을 예방하고 치료하는 식품은 약재시장이나 한의원을 찾지 않더라도 많이 있다. 암 등 불치병을 예방하기 위해서는 이런 식품들을 꾸준히 먹어야 한다. 단, 식품에 따라 먹는 방법을 알아 정확히 먹어야 병을 예방하는 효과가 있다.

① **홍포도** 포도의 껍질에는 영양분이 없으므로 먹지 않는 것이 좋다. 홍포도 외의 흰포도나 기타 포도는 장수에 크게 도움이 되지 않는다고 한다. 홍포도에는 역전순이 들어 있는데 역전순은 노화와 심장 발작을 방지하고 심장병을 치료하는 데 효과적이다. 술을 좋아하는 사람들은 홍포도주를 담궈 주기적으로 마셔도 도움이 된다.

② **녹차** 녹차로 양치질을 하면 충치와 입냄새를 제거해 주고 혈액을 부드럽게 하는데 효용이 있다. 또한 고혈압, 뇌혈전, 뇌출혈, 중풍 후유증을 예방할 수 있다.

③ **옥수수** 옥수수에는 탄수화물과 섬유질이 비교적 많이 들어 있다. 또한 철분, 마그네슘 함량이 많아 혈관을 깨끗하게 해주고 고혈압 예방과 노화 방지에 좋은 식품이다. 옥수수를 삶아서 하루에 한 개 정도 매일 먹거나 옥수수가루와 콩가루를 섞어 죽을 끓여먹어도 좋다.

④ **메밀** 메밀은 고혈압, 고지혈, 고혈당 등 3가지가 높은 것을 내려준다. 또한 위장암, 직장암, 결장암을 예방한다.

⑤ **고구마 · 감자** 체내의 수분, 지방, 당류, 독소를 흡수하는 작용을 한다. 위장의 염증, 직장암, 결장암 예방에도 도움이 된다.

⑥ **두부** 유방암을 치료 예방하며 콩물은 유선암, 결장암, 직장암 예방과 치유에 좋다.

⑦ **당근** 야맹증 치료, 감기 예방, 머리카락 보호, 피부를 부드럽게 하는 작용이 있다.

⑧ **호박** 인슐린 분비를 촉진해 당뇨병을 예방해준다.

⑨ **토마토** 자궁암, 난소암, 방광암, 전립선암 등을 예방한다. 토마토 속에는 토마토 소가 있는데 일정한 온도에서 끓이면 이물질이 나와 항암작용을 한다.

⑩ **마늘** 마늘을 썰어 공기 중에 15분 이상 노출시키면 항암 물질인 마늘소가 생긴다. 마늘은 콜레스테롤을 저하시키는 월등한 효과가 있어 하루에 3g 정도로 혈액의 콜레스테롤이 현격히 내려가며 관상동맥혈전 등의 질병을 치료하는 효과가 있다.

⑪ **홍당무** 암을 예방하는 최고의 채소이다. 종합 영양제라고 할 수 있을 정도로 여러 가지 영양분이 함유되어 있으며 관상동맥경화를 예방 · 치료하는 데도 매우 좋다.

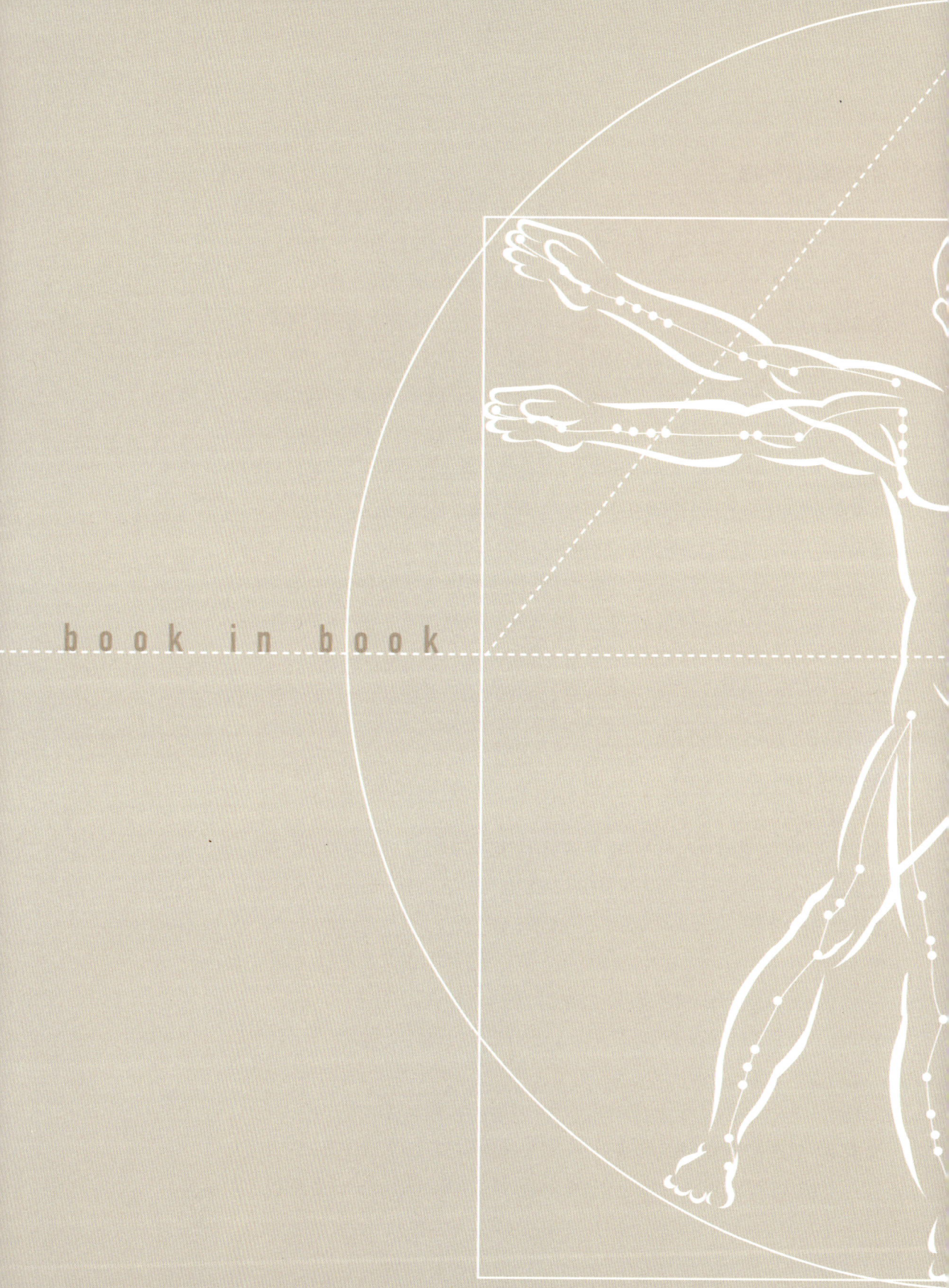

book in book

실전편 ▶ 질병별 쾌장경락

막힌 경락의 깊은 곳까지 뚫어주어 병의 근본 원인을 제거하고
통증을 근원적으로 해결하는 쾌장경락맛사지는 이미 20여 년의
임상 과정을 통해 그 효과가 검증된 바 있다. 고혈압, 중풍,
당뇨병 등 각종 성인병 뿐 아니라 만성신부전, 통풍, 허리병,
비만 외에도 아토피성 피부질환과 각종 여성 질환에도 탁월한
효과가 있다. 질병별 쾌장경락맛사지법을 만나보자.

좌골신경통

좌골신경은 우리 몸에 있는 굵은 신경 중의 하나로 다리의 뒷면과 무릎 아래 신경기능을 담당한다. 좌골신경통이란 허리부터 엉덩이나 다리의 후측면을 따라 퍼져 내려가는 통증을 말한다. 주요 원인은 요추디스크로 협착증, 전위증, 감염, 동맥경화 등이다. 근육 문제는 좌골신경줄기에 있는 근육에 이상이 생기는 경우로 이상근의 문제가 대부분이다.

가장 일반적인 원인으로는 요추디스크를 꼽을 수 있다. 추간판 요추 5마디에서 발생하는 질병으로 자세불량, 무리한 요추손상, 기립근과 요근의 근력약화 등이 원인이다. 즉 요추의 연골이 탈출하여 수직 신경선을 압박할 때 신경선이 눌려서 통증이 발생하는 증상이다.

쾌장경락맛사지는 13~20겹의 섬유로 구성된 디스크가 파괴되어 수핵(추간판)이 탈출된 경우에도 한두 달 꾸준히 하면 협착된 곳을 넓혀 추간공을 넓혀주면 자연치유시키는 효과가 있다. 그러나 골절, 종양, 강직성 척추염과 같은 염증성 질환이 있을 때는 반드시 병원에서 치료를 받도록 한다. 쾌장경락맛사지로 요추를 교정할 때는 무리하게 옆으로 비틀면 인대가 손상될 수 있고 추간판이 파열될 우려가 있으므로 주의해야 한다.

좌골신경통 환자를 위한 자세 교정하기

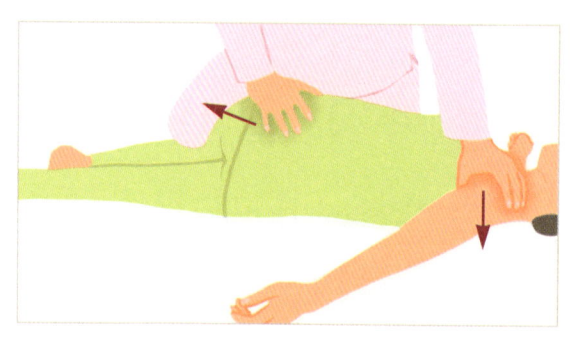

연골이 왼쪽 혹은 오른쪽으로 돌출하였을 때 요추를 바로잡는 방법이다. 우선 환자를 옆으로 뉘어놓고 고개를 돌려 시술자를 바라보게 한 다음 왼손은 환자의 어깨 밑과 겨드랑이 윗부분을 잡고, 오른손은 환자의 엉덩이에 잡은 후 최대 저항점에서 틀면서 교정한다. 인대손상을 방지하기 위해서는 충분히 허리를 풀어준 다음, 힘의 방향을 피시술자의 발쪽으로 틀어주어야 한다.

효과적인 쾌장경락마사지

1 요추의 마디를 이완해 통증을 없앤다. 수핵이 터진 경우에는 15일 정도 꾸준히 요추의 협착부위를 넓혀 주면 통증이 저절로 없어진다. 통증이 있는 경우라면 교정은 삼가야 한다.

2 허리 쪽에서 방광경 1, 2선을 족심혈이나 엄지로 풀어 기립근을 부드럽게 한다. 몸의 앞쪽에서 장요근을 풀어 준다.

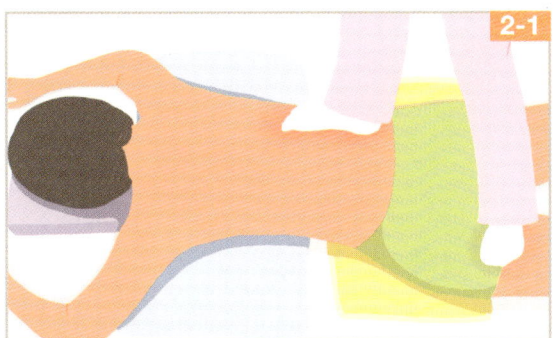
2-1

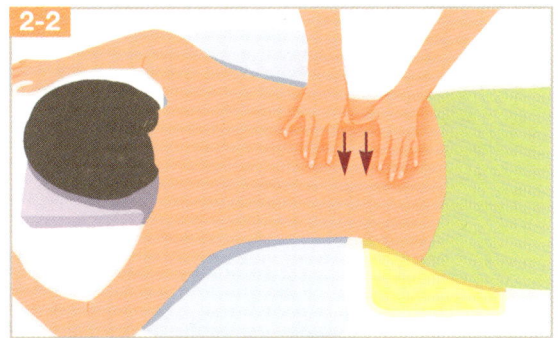
2-2

3 한쪽 발은 천골을 밟고 다른 발은 발바닥으로 척추를 위로 밀면서 요추를 늘려 준다. 다음은 양손바닥을 엇갈리게 놓고 엉덩이의 천골과 요추를 반대 방향으로 밀면서 협착된 곳을 늘려 준다.

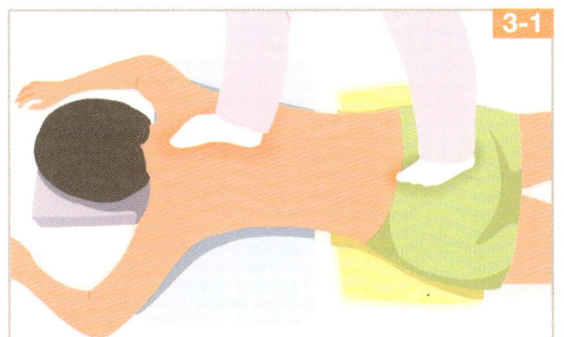
3-1

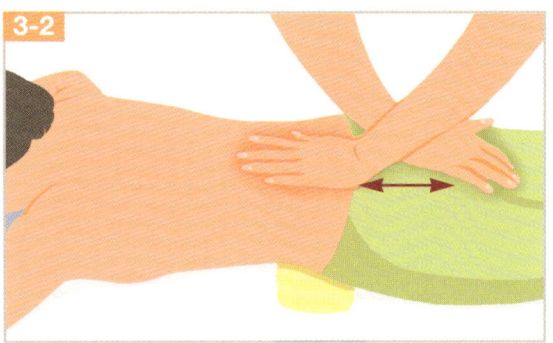
3-2

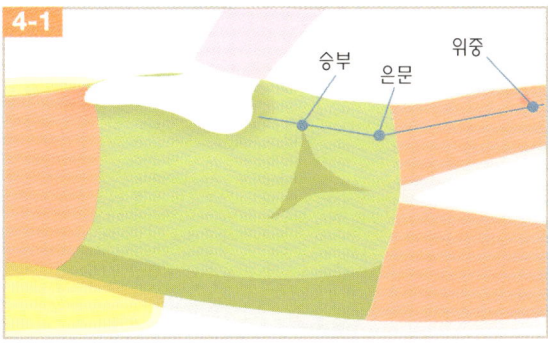
4-1

승부 은문 위중

4 엉덩이의 장골뼈부터 좌골신경이 흐르고 승부혈, 은문혈, 위중혈, 승근혈이 연결되는 방광경 1선을 족심혈로 풀어 준다.

효과적인 쾌장경락마사지

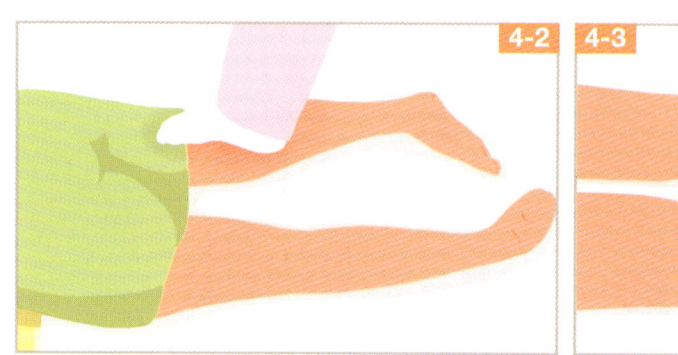 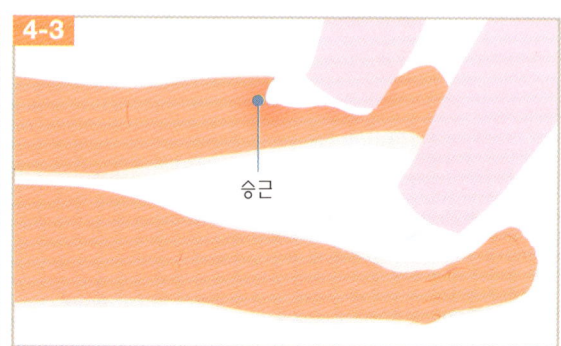

4-2 4-3

승근

5 엉덩이의 중둔근, 소둔근, 이상근을 족심혈로 충분히 눌러 준다. 이상근을 풀어 줄 때는 다리를 개구리 모양으로 한 후 발의 뒤꿈치를 이용해서 풀어 주면 효과적이다.

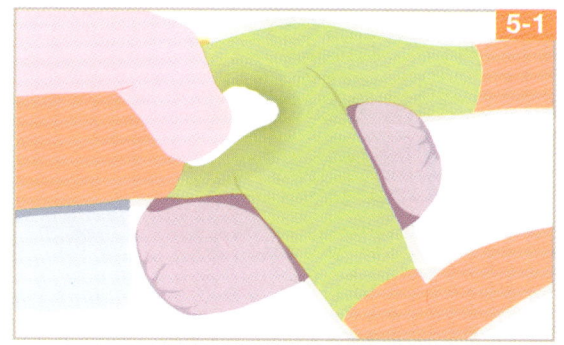 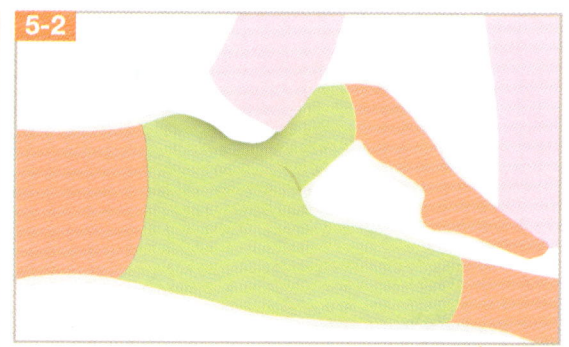

5-1 5-2

6 꼬리뼈의 미골이 앞으로 꺾어져서 미골을 싸고 있는 경막이 당겨져 두통이나 요통을 일으키는 경우가 있으므로 항문에 손가락을 넣어 미골을 교정한다. 미골은 호흡에 따라 저절로 움직이므로 윤활액을 손이나 항문에 바른 후 꼬리뼈를 받치고 5분 정도 있으면 저절로 교정된다.

7 퇴행성 디스크인 경우에도 좌골신경을 늘려 주는 스트레칭을 꾸준히 하면 통증을 없앨 수 있다.

척추측만증

척추측만증은 악령의 저주라고 불릴 정도로 건강에 치명적인 영향을 주는 척추 질환이다. 일반적으로 난치성 질병을 가지고 있는 환자 대부분이 척추측만증을 가지고 있다. 척추측만에는 구조적인 측만과 기능적인 측만이 있다. 구조적인 측만은 척추가 반만 자라거나 희귀한 병, 골절, 기능적인 측만이 오래 경과되었을 때 발생되며 치료가 다소 어렵다. 기능적인 측만은 자세불량이나 척추신경을 쌓고 있는 신경 경막의 뒤틀림에 의해서 발생되며 꾸준한 마사지에 의해 치료할 수 있다. 척추측만증 환자의 대부분은 기능적인 측만증이다. 45° 정도 측만이 되었을 때는 심각한 증세를 보이며 60° 정도 되면 심장과 폐기능을 압박하고 호흡과 비뇨 계통에 이유 없는 장애가 발생하여 심하면 사망에 이를 수도 있다. 구조적인 측만은 악화를 예방하고 통증을 감소시키는 데 중점을 두어야 하며 기능적인 측만은 치료에 목적을 둔다.

효과적인 쾌장경락마사지

1 소뇌를 깨워 측만을 감소시키도록 한다. 소뇌를 깨우기 위해서는 뒷목을 자주 풀어 주는 것이 필요하다. 아문혈, 천주혈, 풍지혈을 자극하면 소뇌가 자극된다.

2 천골과 좌골이 연결된 천결절인대를 조정함으로써 경막의 비틀림을 잡아 준다.

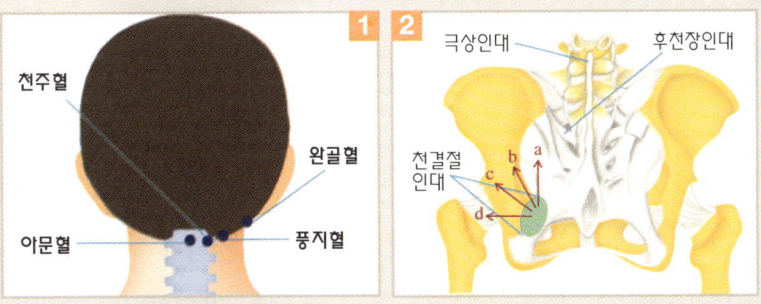

꼬리뼈에서 항문 옆으로 지그시 밀면 천결절 인대가 잡힌다. 이상이 있는 척추의 방향에 맞춰 천결절인대를 엄지로 지그시 누르면서 조절한다.

a. 척추의 상부에 이상이 있을 때 → 90° 방향으로 밀어 준다.
c. 하부 흉추에 이상이 있을 때 → 45° 방향으로 밀어 준다.

b. 척추의 중부에 이상이 있을 때 → 60° 방향으로 밀어 준다.
d. 요추에 이상이 있을 때 → 30° 방향으로 밀어 준다.

경추디스크

경추는 7마디의 척추로 구성되어 있다. 직립보행을 하는 인체에 경추협착이 일어나는 건 필연적이다. 인간의 경추는 직립보행에 적합하도록 단련되어왔으나 칼슘부족, 약물중독, 신체피로, 운동 중 부상 등이 원인이 되어 경추디스크를 일으킨다. 간혹 스포츠마사지를 잘못 받아 디스크를 부른 사례도 있다. 경추디스크를 예방하려면 평소 칼슘섭취를 충분히 해 칼슘이 부족하지 않게 하고 목뼈를 강화하는 운동을 지속적으로 병행하는 것이 중요하다.

경추디스크로 교정을 받는 동안은 술을 절대 마셔서는 안 된다. 경추디스크를 치료하지 않고 오랫동안 방치할 경우 심장, 소장, 폐장, 대장, 심포까지 이상이 생기는 합병증을 초래할 수 있으며, 더 나아가 신경 쇠약이나 노이로제 등 3차 합병증까지 올 수 있다. 경추에 이상이 있을 때 나타날 수 있는 증상은 다음과 같다.

- **경추 1번에 이상이 있을 때** 머리에 바람이 든 것 같은 느낌이 온다. (풍지혈 이상)
- **경추 2번에 이상이 있을 때** 남성은 조루증이 발생하고 여성은 냉대하증이 심해진다.
  - **경추 3~4번에 이상이 있을 때** 약지와 새끼손가락이 저려오는 듯 미세한 파장과 통증이 온다. 왼쪽 손가락에 증상이 나타날 경우 심장박동이 빨라지며 언어표현에도 이상을 느끼며(아문혈 이상) 사소한 일에도 신경질이 앞선다.
- **경추 4~5번에 이상이 있을 때** 장지가 저린다.
- **경추 5,6,7번에 이상이 있을 때** 엄지와 검지에 말로 표현하기 어려울 정도의 통증이 오며 또한 견갑골 전반과 수맥을 포함한 통증이 잠을 이루지 못할 정도로 심하다.

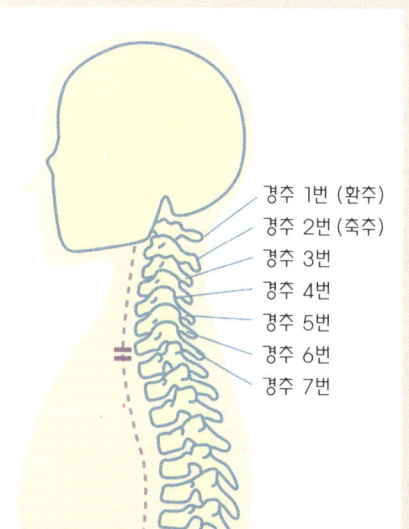

경추 1번 (환추)
경추 2번 (죽추)
경추 3번
경추 4번
경추 5번
경추 6번
경추 7번

효과적인 쾌장경락마사지

1 경추를 45° 각도로 밀어 주면서 지압한다. 다음은 위로 목 근육을 당기면서 풀어 준다. 또한 목과 연결된 승모근, 사각근, 견갑거근, 경판상근 등 모든 근육상태를 점검하고 충분히 풀어 준다. 특히 쇄골 아래와 흉쇄유돌기근 안쪽을 충분히 마사지하여 사각근을 풀어 주어야 한다.

2 목 뒤의 후발제 부위에서 목뼈 주변, 어깨까지 엄지로 충분히 풀어 준다.

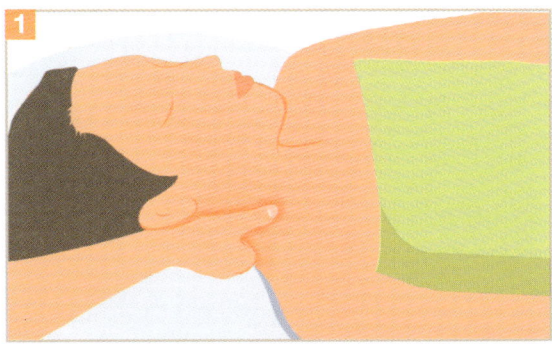

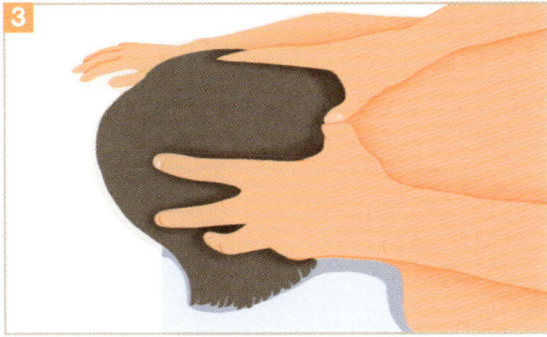

3 피시술자의 허리에 올라타서 양 무릎으로 피시술자의 몸을 고정시킨 다음 피시술자의 후두개골을 감싸 안고 앞으로 밀면서 교정한다. 경추압박증후군이 있는 경우에는 마디가 떨어지는 소리가 나면서 교정이 된다.

4 경추를 무리하게 좌우로 꺾는 행위는 절대 삼가야 한다. 추간동맥의 손상으로 위험할 수 있다. 일반적으로 경추 1번과 축추(**경추 2번**)를 30° 회전하면 추골동맥이 늘어나면서 꼬이는 현상이 발생하고 45° 이상 회전하면 추골동맥이 꼬이는 현상이 발생할 수도 있다. 견인 치료 중 구역질, 구토, 안진현상 (**눈알의 회전, 이동현상**), 시각장애, 어지럼증이 발생되는 경우가 있으므로 주의해야 한다. 추골동맥은 요가와 같은 극심한 운동이나 목을 들고 위로 젖히는 일을 할 경우에 손상 받을 수 있다. 또한 경추 1번을 전방으로 미는 동작으로도 손상될 수 있다.

5 고타법으로 경추를 일시적으로 늘려 주어 시술하는 방법이 있다. 고타법은 척추 뼈를 두드려서 경추의 협착을 일시에 띄워 주는 방법이다.

〉류머티즘 관절염 〈

류머티즘은 그리스어로 '흐른다' 또는 '원인을 모른다' 는 뜻을 가지고 있다. 현대의학에서는 전신의 관절에 부종과 통증이 있으며 치료가 어렵고 만성 진행성으로 고도의 신체장애를 불러올 수도 있는 병을 일컫는다.

류머티즘학회에서는 류머티즘을 관절 자체의 병과 관절조직 이외의 병으로 나누고 관절 자체의 병을 염증성과 퇴행성으로 다시 구분하고 있다. 넓은 의미에서의 류머티즘이란 뼈, 관절, 근육 등의 운동에 관계되는 기관이나 척추와 같이 몸을 지탱하는 기관, 또는 기관과 기관을 연결시키는 지지조직에 통증을 일으키는 병을 말한다. 이 질환의 직접적인 원인은 아직 연구 중인데, 자가 면역 질환의 하나라는 사실은 밝혀진 상태다.

류머티즘 관절염의 원인을 호르몬의 문제로 파악하는 견해도 있다. 즉, 우리 몸에 있는 부신에 이상이 생겨 부신호르몬의 생성에 지장이 왔기 때문이라는 것이다. 부신은 80여 종의 호르몬을 생성하는데 부신호르몬(프레드리소론)도 함께 생성되는 것으로 보고 있으며 임상에서도 이런 결과가 확연하게 드러나고 있다.

류머티즘 관절염 증세가 처음으로 나타나는 부위는 손가락, 발가락의 소관절에 많고 부종의 형태는 좌우 대칭으로 나타나는 것이 특징이다. 류머티즘 관절염은 전신 질환으로 관절에 석회가 차고 손가락 발가락 관절이 툭툭 불거지다가 점차 오그라들어 굼벵이같이 되는 무서운 질병이다. 몸을 움직이지도 못하며 통증 또한 참고 견디기가 힘들다. 류머티즘 관절염은 4가지로 분류된다.

● **외상적 전신 류머티즘 관절염** 외상에 의해 전신 관절에 통증이 온다.
● **이동성 전신 류머티즘 관절염** 아픈 부위가 전신관절에 옮겨 다니면서 온다.
● **결핵성 전신 류머티즘 관절염** 뼈 마디마디가 불거지는 것이 특징이다.
● **학슬풍 전신 류머티즘 관절염** 말 그대로 학다리같이 팔굽 관절이나 손목관절, 무릎관절, 발목관절이 돌출되고, 대퇴부, 하퇴부에서는 근육의 이완작용이 되지 않는 것이 특징이다.

효과적인 쾌장경락마사지

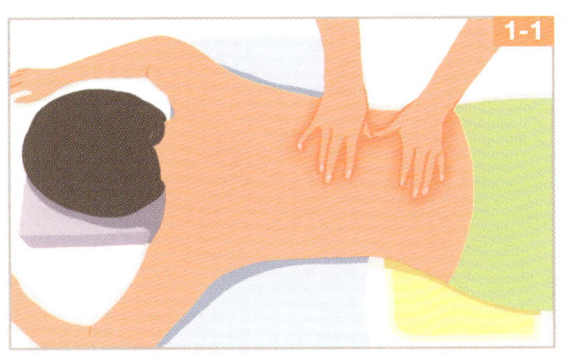 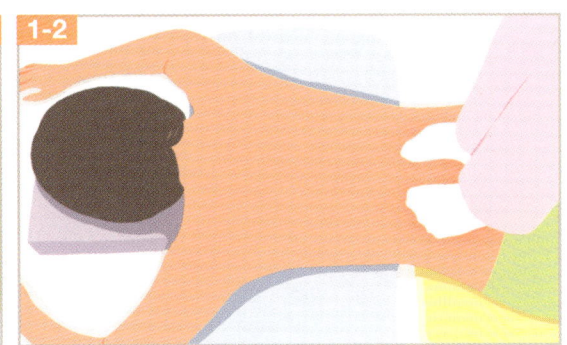

1 신장과 부신을 손이나 발로 지그시 눌러 주어 충분히 풀어 준다.

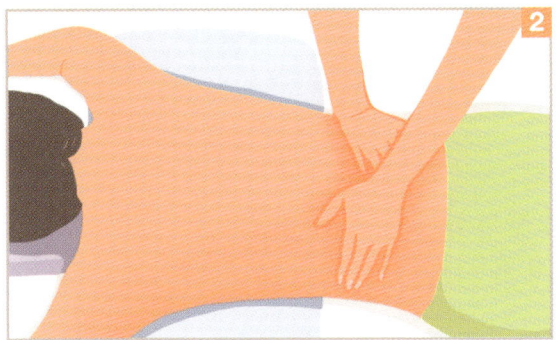

2 양손을 그림처럼 엇갈리게 두고
신장과 부신에 기를 불어 넣는다.

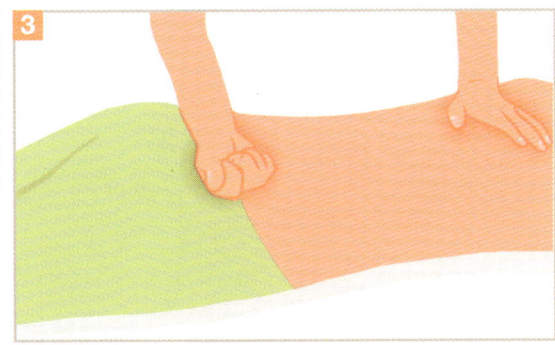

3 가볍게 주먹을 쥐고 골반을 충분히 두드려 준다.

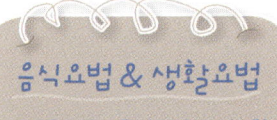

음식요법 & 생활요법

내열을 뺏는 음식물인 오이, 참
외, 수박, 보리밥, 보리차, 풋고
추 등의 음식은 절대 금물이다.
술 역시 금물이며 평소 생활환
경도 습기가 없게 하고 항상 따
뜻하게 해 주어야 한다.

고혈압

혈압이란 우리 몸속을 흐르고 있는 혈액이 혈관의 벽에 미치는 힘을 말한다. 심장이 펌프 작용을 할 때 받게 되는 저항의 정도로 심장이 내뿜었을 때의 혈압을 최고 혈압이라 하고, 빨아들였을 때의 혈압을 최저 혈압이라고 한다. 정상 혈압은 보통 최고가 120~130mmHg이고 최저가 80~90mmHg이다. 최저 110~120mmHg, 최고 170~180mmHg이면 고혈압이라고 한다.

고혈압의 자각증상은 대개 두통, 견비통, 이명, 현기증, 수족 마비 등이며 고혈압의 종류는 크게 유전에 의한 본태성 고혈압과 장기 이상으로 나타나는 속발성 고혈압으로 구분된다. 고혈압은 일반적으로 쾌장경락마사지를 두 달 정도만 꾸준히 받으면 치료가 된다. 진단 시 고혈압의 원인이 무엇인지를 정확하게 밝혀 이상이 생긴 장기를 집중적으로 치료한다. 속발성 고혈압의 종류에는 신장성 고혈압, 간장성 고혈압, 신경성 고혈압, 심장성 고혈압 등이 있다.

효과적인 쾌장경락마사지

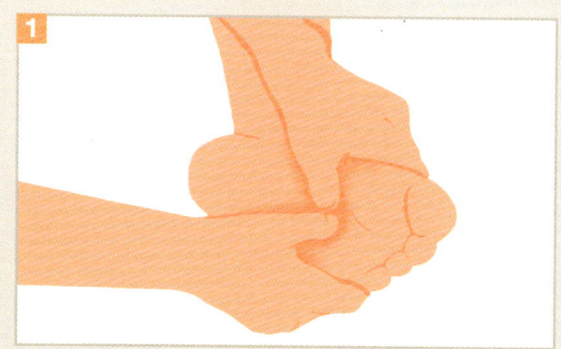

1 혈압이 높은 경우, 의념으로 발바닥 용천혈을 의식하고 용천혈을 강하게 눌러 주면 혈압을 일시적으로 10~30mmHg 정도 떨어뜨릴 수 있다.

2 하단전과 용천에 의념을 집중하는 훈련을 생활화한다. 하단전과 용천에 의념을 집중하는 방법은 단전호흡을 생활화하면 저절로 해결된다. 마음을 편안하게 하고 하루에 30분 정도 하단전과 용천에 의념을 집중하면서 단전호흡을 하는 버릇을 들이도록 하자.

3 신장성, 간장성, 심장성 혈압일 경우 해당 장기와 경락을 풀어주면 병을 완전히 고칠 수 있다.

저혈압

　혈압이 표준보다 낮은 경우를 말하며 정상혈압이 최고 120~130mmHg, 최저 80~90mmHg인데 비하여 최고 100~90mmHg, 최저 70~60mmHg일 때 저혈압이라 한다. 저혈압의 원인은 체질적 유전, 생활환경에 의한 저혈압, 혈액 부족 등이다.

　저혈압의 증세로는 쉽게 피로하고 끈기가 없으며 빈혈이나 현기증이 일어난다. 또한 위장장애, 맥박수의 변동, 두통, 현기증, 냉증, 다한증 등을 호소하는 사람도 있다. 저혈압을 수반하는 질병으로는 심부전, 점액수종, 에디슨병, 시몬즈병 등이 있다. 일반적으로 저혈압 환자는 나이가 들어감에 따라 고혈압으로 바뀌는 경우가 많다.

효과적인 쾌장경락마사지

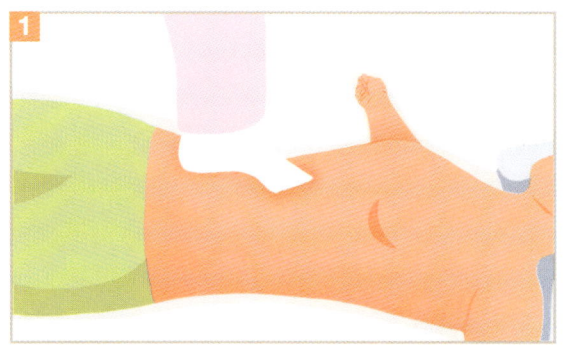

1 복부의 쾌장경락으로 오장육부를 충분히 풀어 주고 복부의 깊은 곳에 위치한 복대동맥을 충분히 풀어 주면 저혈압이 정상으로 돌아오는 것을 느낄 수 있을 것이다.

2 혈압을 일시적으로 올려줄 때는 귀를 위로 강하게 당겨준다.

뇌졸중 (중풍)

　　뇌졸중은 흔히 중풍이라 부르는 병으로 뇌일혈, 뇌출혈로도 불린다. 건강한 사람이 갑작스럽게 의식을 잃고 편마비 즉 반신불수가 되고 운동마비가 되는 병을 총칭하는 것으로 고혈압으로 모세혈관이 파열되어 대뇌를 압박할 때 대뇌 작용이 마비되어 일어난다. 뇌졸중의 원인은 48가지로 분류된다. 그 가운데 고혈압과 관련된 것이 40여 가지, 뇌혈전증이나 충격에 의한 것이 8가지이다.

　　뇌졸중의 주요 원인은 고혈압이다. 고혈압이 계속되면 심장, 신장, 안저(안구 내부 후면의 망막이 있는 부분) 등의 혈관에 여러 가지 병이 생겨 뇌일혈을 일으킨다. 고혈압으로 모세혈관이 파괴되어 수족을 쓰지 못하게 되는데 오른쪽 대뇌가 파열되면 왼쪽 수족을 못 쓰고, 왼쪽 대뇌가 파열되면 오른쪽 수족을 못 쓴다. 심하면 언어장애와 정신이상이 올 수도 있다. 하지만 극심한 중풍 환자라도 6개월 이상 꾸준히 쾌장경락마사지를 받으면 쾌유될 수 있다.

효과적인 쾌장경락마사지

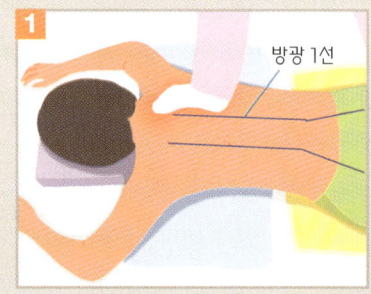 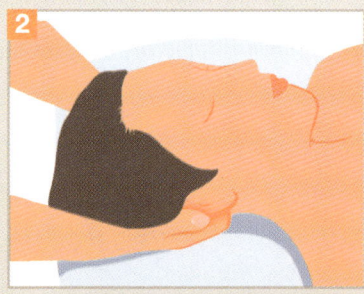 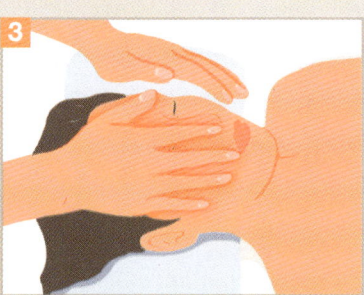

방광 1선

1 중추신경을 자극할 수 있도록 척추의 방광 1선을 잘 풀어 준다.

2 양손을 피시술자의 뒷머리에 넣고 후두골을 풀어 주는 마사지를 한다.

3 문제가 있는 뇌 부위를 마사지로 풀어준 후에 양 손바닥을 피시술자의 얼굴에 대고 약손 에너지를 발사하여 혈전이나 막힌 동맥을 풀어 준다.

임파선 질환

임파는 인체의 전 조직세포 속에 들어 있는 조직액을 통칭하는 말로 인체의 면역력과 직결된다. 임파선은 목 임파선과 겨드랑이 임파선, 양다리 서혜부를 지나는 임파선으로 구분된다. 임파선 이상은 좌우 임파선에 함께 오는 경우는 없다. 이상이 있을 때 오는 질환은 임파절 종창, 임파수종 등이 있다.

임파절 종창은 악성 임파종, 전염성 단핵 세포증으로 구분된다. 악성 임파종은 턱에 많이 발생하며, 치료하지 않으면 사망에까지 이를 수 있다. 전염성 단핵 세포증은 말초 혈액 중에 단핵세포가 증가하는 전신성 전염병으로 보통 임파절의 종창, 간장의 종대가 나타나지만 예후는 양호하다. 임파수종은 임파액이 많이 고여서 일어나는 증상으로 사지 부종이 나타난다. 만일 젊은 여성의 한쪽 또는 양쪽 다리에 생긴 부종이 통증이 없고 상처나 색소 침착이 없으며 특히 손가락으로 눌러도 자국이 남지 않는다면 바로 임파수종을 의심해야 한다. 임파절이나 임파선이 손상돼 염증이 생기거나 또는 수술 후에 발생한다.

효과적인 쾌장경락마사지

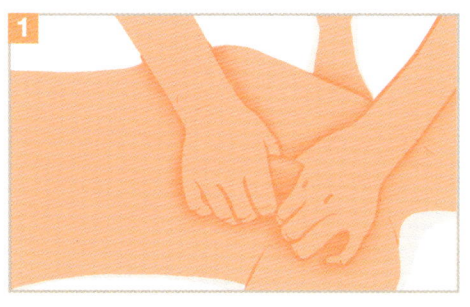 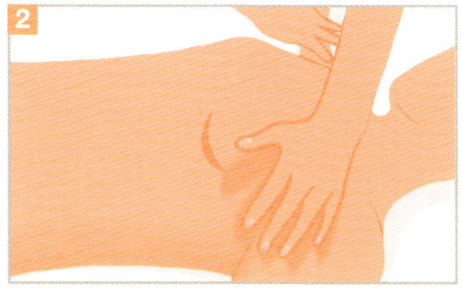

1 열손가락으로 겨드랑이 근육을 깊게 잡고 당겨주면서 혈액공격을 이용해 막힌 혈도를 뚫어주고 임파 순환이 촉진되도록 한다. 같은 방법으로 목의 흉쇄유돌기근, 서혜부 근육을 풀어준다.

2 응어리가 있는 부분에는 손바닥의 노궁혈을 대고 '모든 응어리가 녹아 없어진다'는 강한 의념을 가지고 기를 발사한다. 대부분 응어리가 해소되면서 자연치유된다.

파킨슨씨병

1817년 '제임스 파킨슨'이라는 사람이 처음으로 소개한 병이다. 대뇌의 기저 신경절과 대뇌피질에 광범위한 병변이 있을 때 무표정한 얼굴, 언어 장애, 율동성 진동, 보행 부진, 사지근육의 경직, 체위 조절 불능 등이 주로 나타난다. 이를 흔히 '수전증'이라고 한다. 이 병의 원인은 도파민 대사 장애로 인하여 기저 신경절 흑색질의 성질이 변해서 일어난다고 한다. 초기에 나타나는 증세로 1초에 4~8회 떨리는 현상이 발생한다. 이 떨림은 긴장 상태에서는 심해지고 잠잘 때는 감소된다. 근육경직은 먼저 안면 근육부터 시작하여 얼굴을 무표정하게 만들고, 어깨 근육에 침범하여 어깨가 위로 치켜지게 하고, 다리 근육에 침범해 활동에 장애를 준다. 다음은 운동 조절 능력을 떨어뜨리는데, 글을 쓰거나 옷에 단추를 끼우는 일 등이 어렵게 되고 몸이 마음대로 따라주지 않는 현상 등이 발생한다.

효과적인 쾌장경락마사지

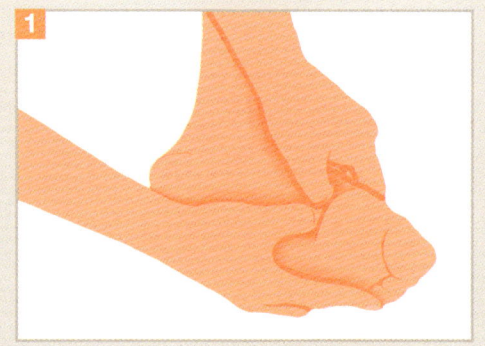

1 양다리의 연곡혈을 강하게 풀어 준다. 이 혈을 찍으면 수전증이 잠시 멎는다. 파킨슨씨병 치료의 주혈인 연곡혈은 고혈압 치료의 주혈이기도 하며 뇌막 이상에도 효력이 있다.

2 두개골 후두부를 풀어주어 뇌로 들어가는 경락·신경·동맥·척수액 흐름을 원활하게 하여 대뇌의 기저신경절과 대뇌피질을 정상화시키는 것이 중요하다.

갑상선기능항진증 (바세도우씨병)

갑상선에서는 '사이록신' 이라는 호르몬이 나오는데 이 호르몬은 소화와 신진대사를 촉진하는 역할을 한다. 갑상선기능항진증은 '사이록신' 이 지나치게 많이 나와서 생기는 병이다. 여성 발병률이 높으며 체질적으로 흥분을 잘 하거나 과로, 공포, 정신갈등, 비애 등이 원인이 되기도 한다.

주된 증상으로는 안구돌출, 갑상선종대, 심장박동 빈삭 (매우 잦음) 등이 있다. 안구돌출은 두 눈의 안구가 개구리 눈 같이 튀어나오는 것이고 갑상선종대는 양쪽 목이 부어오르는 것이다. 심장박동 빈삭은 심장박동이 1분에 100회 이상으로 빨라지는 것으로 추위를 타지 않는 것이 특징이다. 갑상선기능항진증은 몸이 마르며 전신의 피로를 심하게 느끼며, 반대로 갑상선기능저하증은 잘 못 먹는데도 체중이 는다.

효과적인 쾌장경락마사지

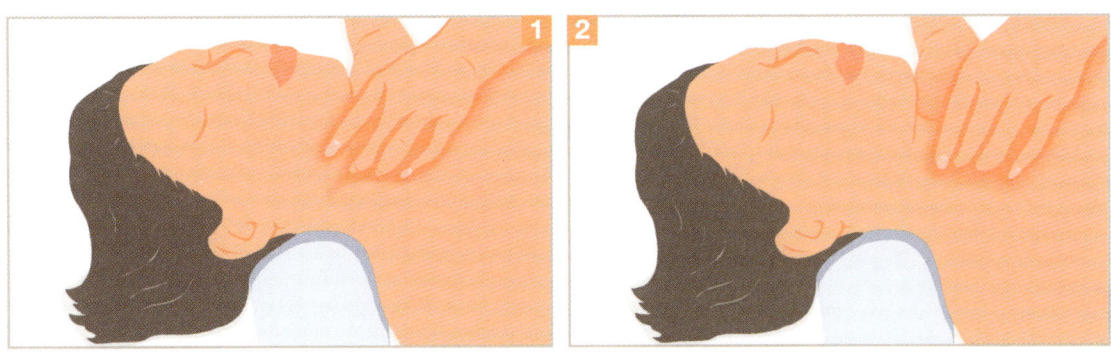

1 중지와 약지로 목 양쪽에 있는 갑상선의 이상선을 선별하여 풀어 주면 내분비호르몬이 정상적으로 유도되어 완치에 도움이 된다.

2 양쪽 엄지손가락을 입으로 깨물어 주어도 효과를 볼 수 있다.

전립선 질환

전립선은 정액을 만드는 곳으로 호두 모양을 하고 있으며 방광의 출구에서 요도 후부를 따라 요도를 바퀴 모양으로 둘러싸고 있다. 그 기능은 전립선액을 분비하는 것으로 정낭 분비물 등 정액의 일부를 형성하고 있다. 전립선에 이상이 생기면 전립선 비대증, 방광경피 경화증, 급성 전립선염, 만성 전립선염 등이 올 수 있다.

전립선 비대증은 전립선 속에 있는 시유선종이라는 일종의 종기가 커져서 그것 때문에 전립선 전체가 비대해져 배뇨곤란이 생기는 병이다. 이 종기는 전립선 속의 작은 결절에서 성장된다. 이 결절은 40대부터 3명 중 1명꼴, 70대에는 10명 중 8명꼴로 갖고 있다고 하니 일종의 노인성 종기라고 볼 수 있다.

방광경피 경화증은 전립선 비대증같이 소변이 나오는 것이 어려워지는 병으로 일종의 노화현상이라고 하나 원인은 확실치 않다. 전립선이 지나치게 비대해지지는 않지만 방광에서 요도로 가는 출구가 모두 굳어져서 탄력을 잃고, 이 때문에 배뇨곤란이 일어난다.

급성 전립선염은 세균이 들어가서 일어나는 급성 병으로 균이 들어오는 주된 경로는 요도와 혈액이다. 증상으로는 방광염이 올 수 있고 회음부에 중압감과 통증이 느껴지고 앉아 있거나 배변하면 허리, 하복부, 등허리, 사타구니, 회음부까지 통증이 미친다.

만성 전립선염은 중년 이후 남성에게 가장 많은 만성 염증이다. 아침에 요도의 출구에 점액과 고름이 나오고 끝이 부어 있거나, 요도에 만성적 불쾌감이 있다.

늑골은 좌측에 12개, 우측에 12개씩 24개의 뼈로 흉곽을 구성하고 있다. 전립선은 임맥을 중심으로 좌우에 12개씩 24개의 선이 있다. 늑골과 전립선은 서로 연결되어 영향을 미치게 된다. 늑골이 다치면 전립선에 이상이 오고 성기를 다치면 늑골이 결리게 된다.

효과적인 쾌장경락마사지

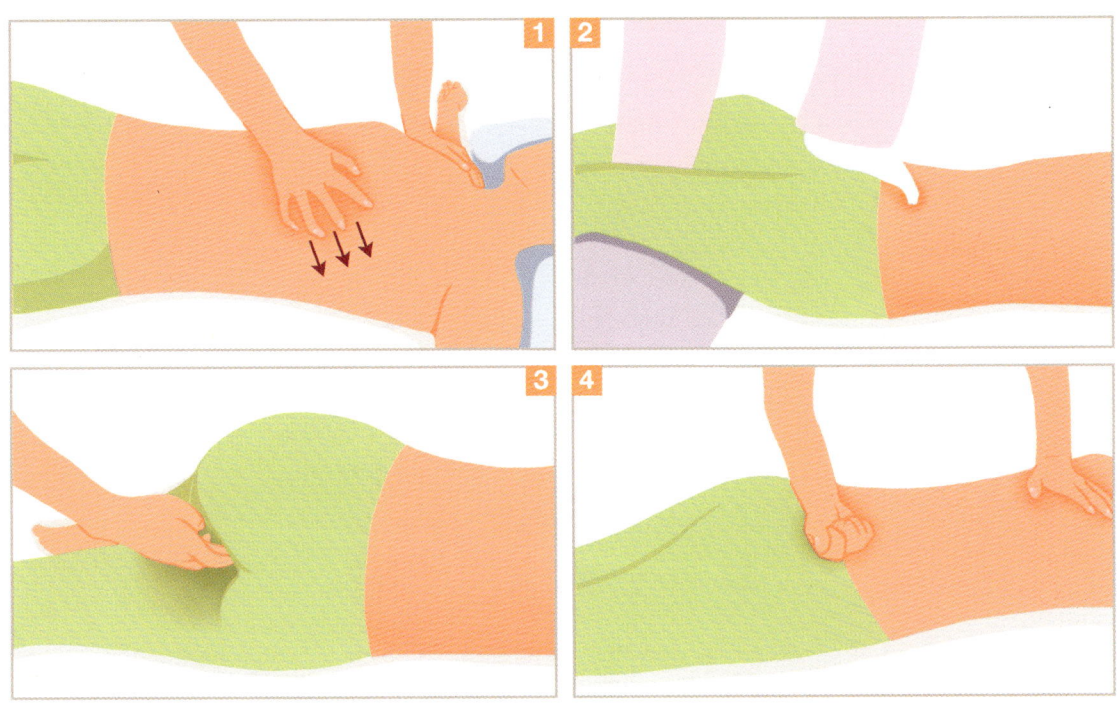

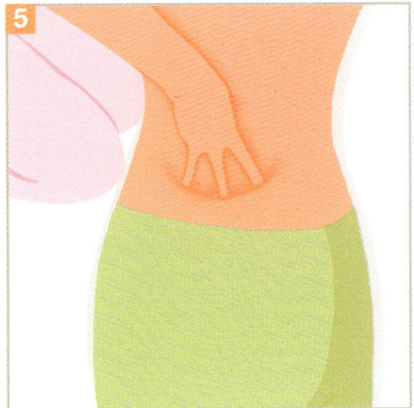

1 다섯손가락을 이용하여 전립선과 연결되어 있는 갈비뼈를 사선으로 쓸어내리면서 풀어 준다.

2 족심혈을 이용한 마사지로 하복부 곡골혈을 깊숙이 밟아주면서 풀어 준다.

3 회음부를 마사지한다. 이곳은 전립선을 가장 쉽게 만질 수 있는 곳이다.

4 골반 위를 수시로 두드려 준다.

5 살짝 주먹을 쥔 후, 손등으로 검지, 중지, 약지 3지를 이용하여 하단전 아래를 지그시 눌러 준다. 회음혈을 향해 기를 발사한다.

복부비만

복부비만은 각 장기의 기능을 저하시키고 복부 속에 흐르는 복대동맥 등을 압박하여 혈액순환을 떨어뜨리고 각종 성인병 및 부인병을 유발시키는 요인 이다. 또한 여성의 몸매관리 및 미용에도 큰 적이다. 최근에 복부비만을 해소 하기 위해 위장절제술, 지방흡입술 등을 시행하는 경우가 있는데 심한 경우 생명까지 위협할 수 있으므로 주의해야 한다.

쾌장경락마사지는 복부 심부의 막힌 경락과 동맥을 뚫어 주기 때문에 복부비만을 효과적으로 해소한다. 쾌장경락마사지로 꾸준 히 관리를 받으면서 동시에 운동을 병행하면 복부비만에서 벗어날 수 있다. 복부비만의 요인은 전신적인 것이므로 쾌장경락마사지를 20회 정도 꾸준히 받아 전신경락을 막힘없이 소통시켜야 한다. 특 히 요추의 비정상적인 굴곡이 복부비만의 원인이 되므로 요추의 선을 살리는 것이 중요하다.

운동요법

1 걷기 운동을 하루에 30분 이 상 한다.
2 두 다리를 어깨 너비로 벌리 고 몸을 쪼그리고 앉았다 일 어서기를 20~40회 한다. 앉 을 때 숨을 내쉬고 일어설 때 숨을 들이마신다.

효과적인 쾌장경락마사지

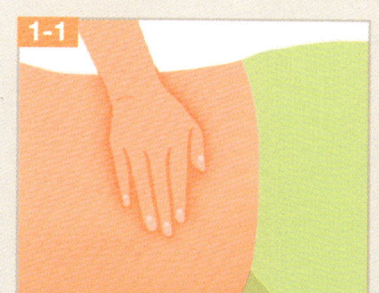
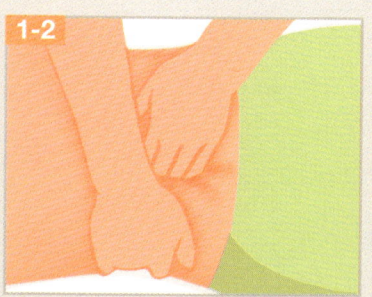
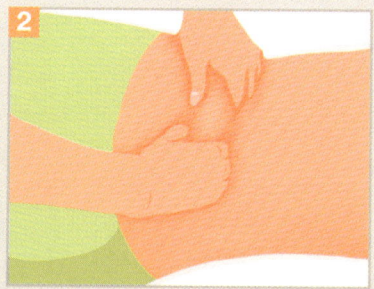

1 복부에 5, 6개씩 있는 작은 알갱이를 없애면 부인과 질환과 비만증이 없어진다. 복부 내의 알갱이를 없애 주는 기공치유를 한다. 손바닥을 해당 부위에 올려놓고 3분 동안에 '알갱이가 전부 녹아 없어져라' 라고 의념을 한다. 이때 3분을 초과하지 않는다. (치료 전에 환자에게 알갱이가 몇 개인가를 확인하게 하고 치유한 다음 환자 스스로 만져 보게 한다.)

2 복부의 지방을 양손으로 움켜쥐듯 잡고 비틀면서 지방을 녹여 준다.

부인병

　냉병, 한병, 산후풍, 수족냉증, 생리통, 월경실조와 같은 부인병은 적취의 위치에 따라 나타난다. 배꼽 오른쪽에 적취가 있을 때는 배꼽에서 한 치(약 3cm 정도)가량 옆에 있으며 둥근 모양으로 탁구공만큼 단단하고 심장같이 뛰는 느낌이 있다. 이럴 경우 병은 중하지 않으나 허리 통증 정도를 호소하고, 손발이 차고 날씨가 추우면 몸이 더 차지고 몸이 피곤하면 더 차진다. 80% 정도의 여자들이 이 부위에 적취를 가지고 있다.

　배꼽 오른쪽 윗부분에 있는 적취는 배꼽 위에서 타원형을 그린 것처럼 위로 올라온 부위에 있는 경우다. 초기에는 아침 식사 전 메스꺼움을 느끼는 증세가 있다. 음식을 많이 먹을수록 위가 거북하기 때문에 더 중하다.

　배꼽 오른쪽에서 위장까지 긴 타원형의 적취가 있을 경우, 위아래 타원형으로 뛰는 느낌이 있다. 이곳에 적취가 있는 사람은 평소 소화가 안 돼 많이 먹지 못하고, 늘 추워하며 하루 24시간 메스껍다. 흔히 병원에서 70%는 위축성 위염(위암)이라고 진단하나 실질적으로 위암은 아니다. 생명과는 무관하나 혈색이 없고 허리 통증, 저혈압 증상을 보인다. 남자들 가운데도 이 부위에 적취를 가진 경우가 있는데, 몸이 차고 손발이 시리고 냉병이 있으며, 대부분 신염이 있고 소변이 개운하지 못하다. 술을 마시면 폭주를 하는 사람은 거의 여기에 해당한다.

효과적인 쾌장경락마사지

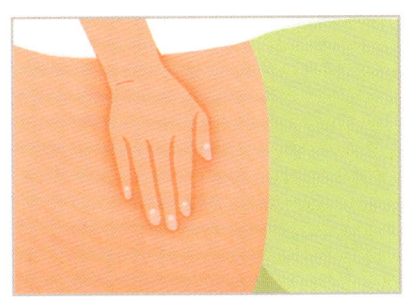

적취가 있는 배꼽 주변에 손바닥을 대고 외기를 이용한 약장요법으로 적취를 녹여야 한다. 외기를 보내면서 '적취가 녹아 없어진다'는 의념을 한다.

❯ 유방암 ❮

    최근 유방암 환자가 급속도로 늘고 있다. 유방암의 원인은 여러 가지가 있는데, 스트레스로 인한 심폐기능의 저하로 발생되는 경우가 많다. 유방암은 대부분 우연히 자신의 유방에서 덩어리가 만져져서 알게 되거나 마사지를 받는 과정에서 발견되는 경우가 많다.

    유방암 초기에는 무통성이고 잘 움직이며 주위와 경계가 명확하게 구별되는 종괴(腫塊:mass)가 만져지는 경우가 보통이다. 이것이 진행되면 주위 조직과 유착되어 잘 움직이지 않고 피부나 흉벽에 고정되며, 피부 또는 젖꼭지의 함몰을 초래한다. 더욱 진행되면 피부의 궤양·통증·발적(發赤:피부나 점막에 염증이 생겼을 때에 그 부분이 빨갛게 부어오르는 현상)을 수반하며, 액와부와 쇄골 상하부의 임파절로 전이된다.

    젖꼭지에서 분비물이 나오는 유두분비는 유방암 증세 중 두 번째로 흔한데, 약 2/3이상이 혈성 분비물이 나온다. 종괴는 37%가 유방의 상외부, 17%가 내부, 8%가 하외부, 15%가 중앙에서 발생한다. 특수한 경우에 해당하는 최말단 젖샘에서 발생하는 패젯암(Paget's disease)은 젖꼭지가 부스럼처럼 헐어서 지속되는 형태로 나타난다.

    유방암은 다음 몇 가지 증세로 진단해 볼 수 있다.(이 중 3가지 이상에 해당되면 유방암이 의심된다.)

- 풍문혈이 결린다 ☐
- 겨드랑이 밑에 근육이 굳는다 ☐
- 겨드랑이 밑에 알갱이가 만져진다 ☐
- 혈액순환 장애로 어깻죽지가 결린다 ☐
- 귀에서 목까지 이어지는 선이 아프다 ☐
- 생리직전에 통증이 온다 ☐
- 생리통이 있으면서, 하복부에 알갱이가 만져진다 ☐

효과적인 쾌장경락마사지

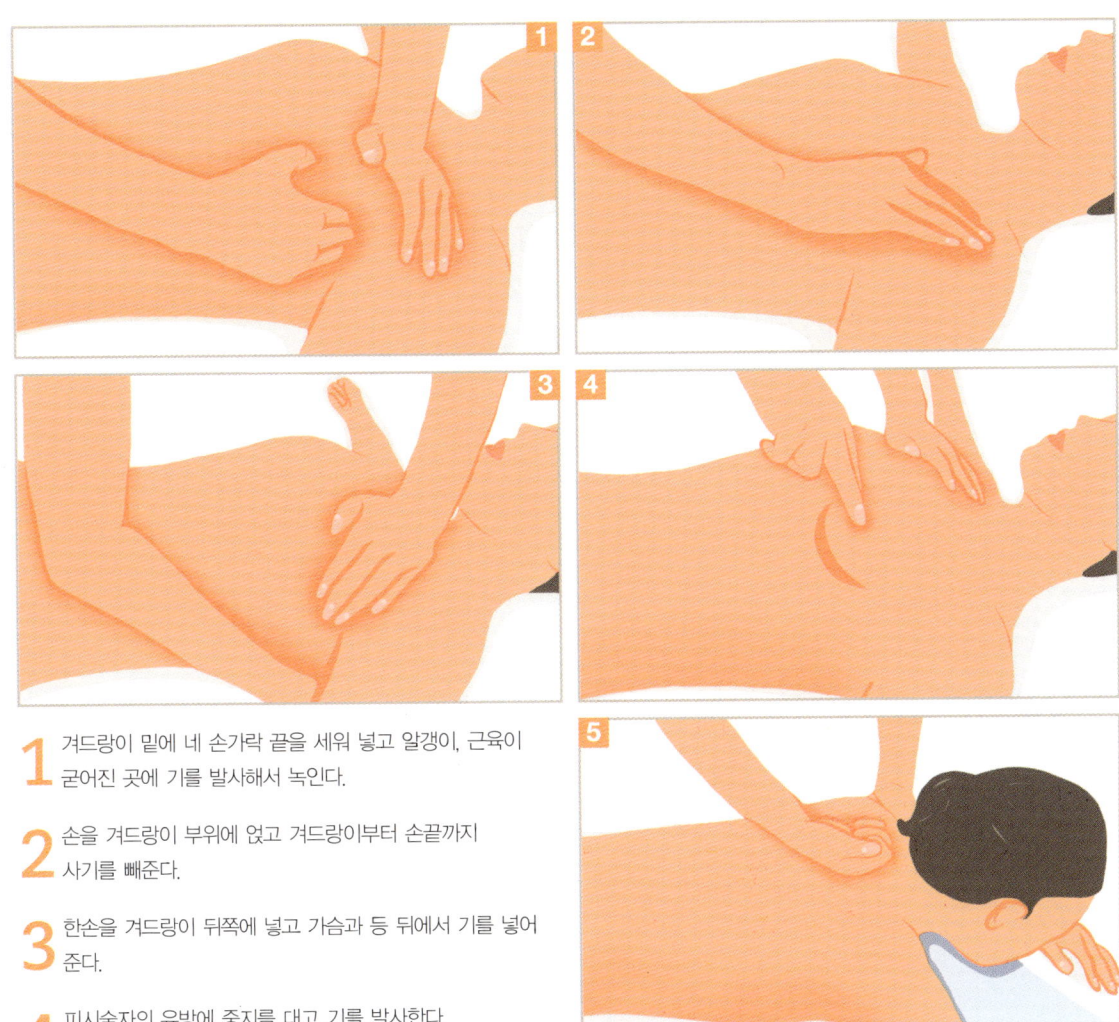

1 겨드랑이 밑에 네 손가락 끝을 세워 넣고 알갱이, 근육이 굳어진 곳에 기를 발사해서 녹인다.

2 손을 겨드랑이 부위에 얹고 겨드랑이부터 손끝까지 사기를 빼준다.

3 한손을 겨드랑이 뒤쪽에 넣고 가슴과 등 뒤에서 기를 넣어준다.

4 피시술자의 유방에 중지를 대고 기를 발사한다.

5 주먹을 쥐고 손등으로 견정, 견부, 두 어깨 부위를 '톡톡톡' 두드려 준다.

암·종양·결석

우리 몸의 세포 가운데 일부가 발암유전자나 발암물질에 의해 반란을 일으켜 변형된 것을 암이라고 한다. 사람은 누구나 발암유전자를 가지고 있는데, 스트레스로 인해 암세포를 공격하는 NK세포가 저하되면 면역력이 약해져 암에 걸리게 된다고 한다. 현대의학으로는 암 정복이 요원하나 기공 측면에서 보면 암은 결코 불치병, 난치병이 아니다. 기공사 곽림은 기공치료법으로 암 치료에 경이적인 성공을 거두었다. 그는 암세포를 미성숙 세포로 단정한다. 따라서 인체에 충분한 산소를 공급하고 단절된 전산망을 복원함으로써 미성숙세포가 정상세포로 바뀔 수 있는 환경을 조성해 주면 암은 극적으로 치료된다고 주장하고, 실제로 많은 치료 사례를 밝혔다. 곽림 여사는 1985년 시한부 말기암 환자 23명을 대상으로 기공수련을 한 결과 20명을 완치시켰고, 3명은 생명을 5년 이상 연장시켰으며 그 후에도 수많은 치료성과를 얻었다.

암 환자는 기공 수련과 치료를 병행해야 효과를 볼 수 있다. 말기암 환자의 경우 통증을 줄이거나 없애 줄 수는 있지만 완치는 쉬운 일이 아니다. 환자가 지나치게 완치를 요구할 때는 치료를 삼가는 것이 바람직하다. 암, 종양, 결석은 몸만 치료하면 반드시 재발하므로 마음도 함께 치료되어야 한다. 치료기간에 다투거나 화내거나 스트레스를 받지 않도록 주의한다.

효과적인 쾌장경락마사지

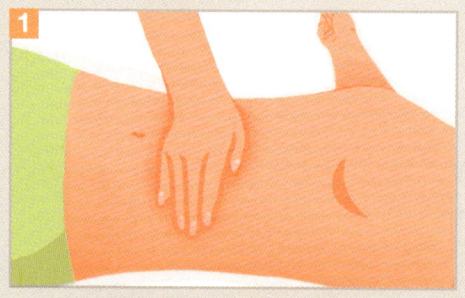

1 면역력을 향상시킬 수 있도록 흉선, 비장, 신장, 간장에 손바닥을 대고 꾸준히 풀어 준다.

2 암 발생 부위에 손바닥을 대고 노궁혈로 기를 발사한다.(1회 1시간)

3 하루에 3시간 이상 꾸준히 기공 수련을 하도록 한다.

당뇨병

　당뇨병은 췌장의 랑게르한스섬의 장애로 당분을 분해하는 인슐린 호르몬의 생산이 저하되어 생기는 질병이다. 당뇨병은 혈당을 측정하여 진단하는데 공복 시의 혈당치가 140mg 이상이면 당뇨병으로 진단한다.

　당뇨병의 종류는 물을 많이 필요로 하는 당뇨, 식사를 많이 요구하는 당뇨, 피로를 많이 느끼는 당뇨로 구분된다. 당뇨병의 증상은 가장 먼저 눈에 이상이 오는데, 이는 당뇨에 걸리면 폐장에 이상을 일으켜 고장을 유발하기 때문이다. 인슐린 분비를 적게 하는 원인은 유전, 췌장기능의 약화, 갑상선기능항진, 뇌하수체, 부신의 기능항진 등이다.

　당뇨병은 흥분을 잘하는 사람, 신경질을 잘 부리는 사람, 비만인 사람, 과식하는 사람들에게 잘 발생하는데, 췌장경락마사지를 두 달 정도 꾸준히 받으면 당뇨병이 해소되는 효과를 볼 수 있다. 비만때문에 당뇨병에 걸린 사람은 매일 저녁 식사 후 한두 시간 정도 걷기 운동을 하면 도움을 받을 수 있다.

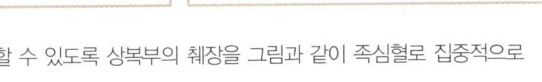

효과적인 쾌장경락마사지

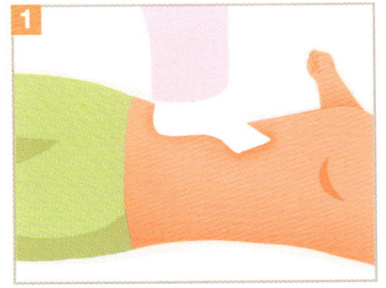
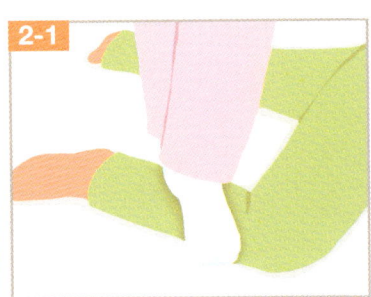
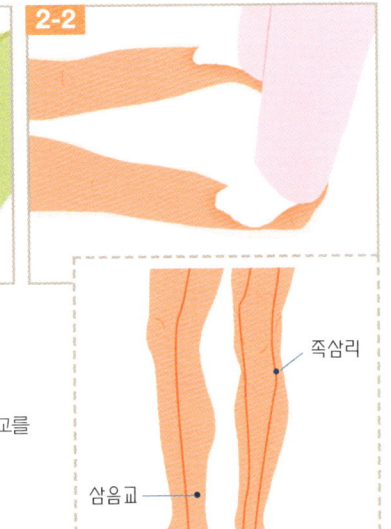

1 췌장 기능을 회복할 수 있도록 상복부의 췌장을 그림과 같이 족심혈로 집중적으로 눌러서 풀어 준다.

2 발바닥이나 손바닥으로 허리의 요안(**허리의 양옆 우묵하게 들어간 부분**)과 족삼리, 삼음교를 하루에 200회 이상 문지르거나 마사지한다.

족삼리

삼음교

〉 동맥경화 〈

    동맥경화는 복부에서부터 일어난다. 동맥경화는 혈액 속의 콜레스테롤이 증가하면 대식세포가 콜레스테롤을 거둬들이는데 너무 많이 먹은 대식세포가 파괴되고 포말화(기름덩이가 엉겨 있는 상태)되어 혈관 벽에 고이게 된다. 이때 혈소판이 계속 모여서 혈전이 생기는 것을 '동맥경화'라고 한다.

    동맥경화는 초기에는 복부 대동맥부터 발생한다. 복부 대동맥이 막히면 혈액순환장애로 손발이 차고 복부 비만을 일으키는 원인이 된다. 심장에 산소와 영양분을 공급하는 관상동맥경화는 심근경색으로 이어질 수 있으므로 매우 위험하다. 하지만 쾌장경락마사지를 2개월 동안 꾸준히 받으면 쾌유될 수 있다.

효과적인 쾌장경락마사지

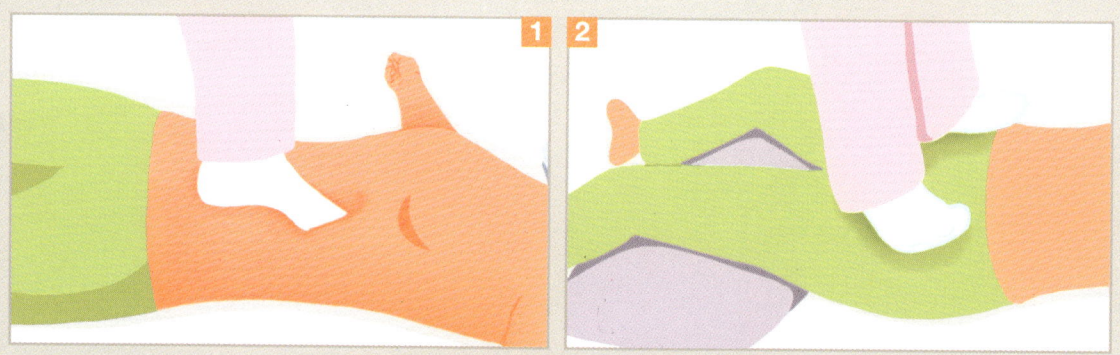

1 그림과 같이 한쪽 발로 복부의 동맥을 집중적으로 풀어 주어 혈액 속의 덩어리를 제거한다.

2 양발로 서혜부의 동맥을 지그시 30초 정도 누른 후 갑자기 떼어 주어 혈액을 청소한다.

〉 통풍 〈

신장과 방광 기능에 이상이 생겨서 오줌성분인 요산이 체외로 배출되지 않고 몸속에 남아서 생기는 병이다. 과도한 성생활로 원기가 소진되어 생기기도 한다. 통증의 원인은 요산과 백혈구이다. 요산은 유전정보를 담당하는 핵산의 분해산물인데, 요산 그 자체는 체내에서 어떤 역할을 하지 못한다. 그러나 격심한 운동이나 육식 위주의 식사, 맥주의 폭음 등은 요산의 합성을 촉진한다.

요산이 너무 많이 만들어지거나 요산의 배설기능이 저하되면 요산이 나트륨과 엉겨 결정이 되어 축적된다. 백혈구는 그 결정을 이물질로 오인해 공격하게 되는데, 이 때문에 통풍발작이 일어난다. 요산의 결정은 엄지발가락의 관절강에 쌓이기 쉽다. 또 다른 원인은 마늘의 과다 섭취다. 최근 마늘이 좋다고 하여 과다하게 섭취하는 경향이 있는데 마늘을 과다하게 섭취하면 대부분 통풍에 시달리게 된다. 쾌장경락마사지를 2개월 정도 꾸준히 받으면 나을 수 있다.

효과적인 쾌장경락마사지

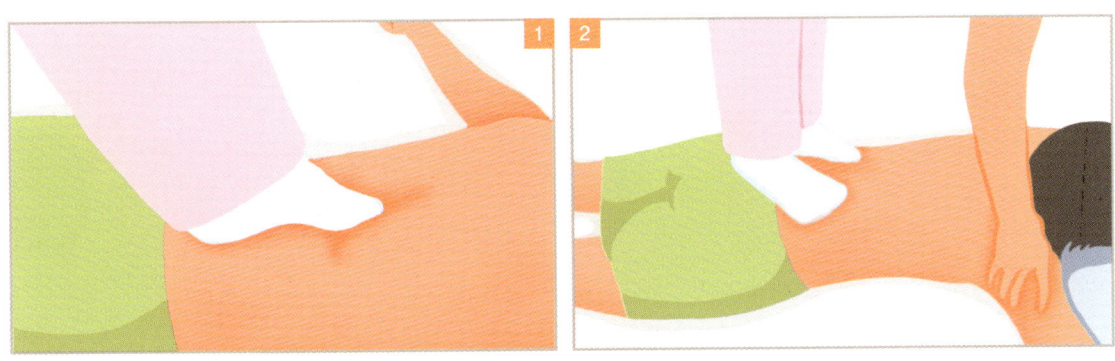

1 독소를 분해하는 간장과 신장을 집중적으로 마사지한다. 피시술자를 바로 눕게 하고 한 발로 간장 부위를 지그시 눌러 준다.

2 피시술자를 엎드려 눕게 하고 신장 부위를 밟아 준다.

신부전

신장의 기능이 50% 이하로 저하되면 '신부전증'으로 진단한다. 신부전이 되면 체내물질대사의 노폐물인 요소나 크레아티닌이 오줌과 함께 배설되지 않으면서 의식이 혼미해진다. 온몸에 경련이 일어나는 요독증에 걸리게 된다. 신부전증에 의해 요독증이 발생하면 몇 주일 만에 목숨을 잃기도 한다. 신장은 태어나면서부터 몸에 지니고 있던 원기가 있는 곳으로 신장 기능이 상실되면 전신의 건강에 영향을 미치게 된다.

신부전에 걸리면 부종이 나타나는데, 부종은 오줌을 만드는 사구체에 염증이 생겨서 노폐물이 온몸의 피하조직에 고이는 것을 말한다. 찬물을 지나치게 많이 마시거나 심하게 놀라거나 폭주나 과도한 성생활을 하면 신장이 악화된다. 쾌장경락마사지는 기와 혈이 스며들게 함으로써 신장을 개선시키는 데 매우 큰 효과가 있다.

효과적인 쾌장경락마사지

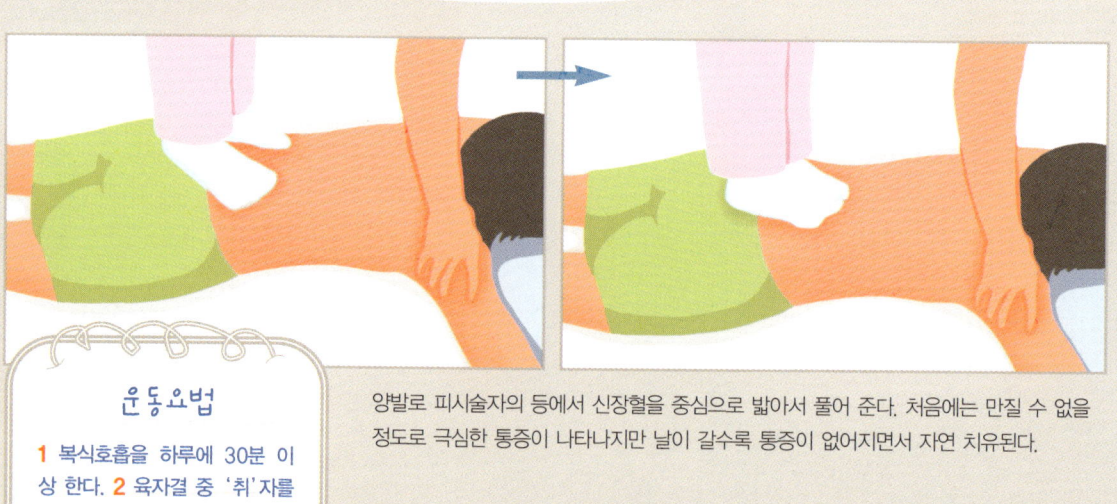

운동요법

1 복식호흡을 하루에 30분 이상 한다. **2** 육자결 중 '취'자를 3분 수련한다. **3** 매일 1시간 이상 걷는다.

양발로 피시술자의 등에서 신장혈을 중심으로 밟아서 풀어 준다. 처음에는 만질 수 없을 정도로 극심한 통증이 나타나지만 날이 갈수록 통증이 없어지면서 자연 치유된다.

〉 여성생식기 질환 〈

　여성생식기에서 발생하는 질환은 자궁근종, 자궁암, 불감증, 난소암, 불임, 물혹 등 여러 가지다. 자궁근종은 자궁근층에 발생하는 혹으로 달걀 크기만 한 것도 있다. 자각증상은 출혈, 동통, 아랫배 압박 등이다. 근종은 불임이나 유산의 원인이 되고 방치할 경우 악성종양으로 변화하기도 한다. 자궁암은 자궁경암과 자궁체암이 있는데 대부분 자궁경암이다. 증상은 접촉성 출혈, 대하, 요로감염, 직장장애, 동통 등이 발생한다. 전신적으로는 하지부종, 요독증, 복막염, 폐염 등이 발생한다. 또한 비타민 C의 부족으로 물혹이 발생하는 경우도 있다.

　이와 같은 종양 류는 건강뿐만 아니라 생명에도 치명적인 영향을 미치므로 사전에 예방하는 것이 중요하다. 이런 증상이 있을 때는 쾌장경락마사지를 꾸준히 받도록 한다. 암 환자는 기공 수련을 병행하여야 한다.

효과적인 쾌장경락마사지

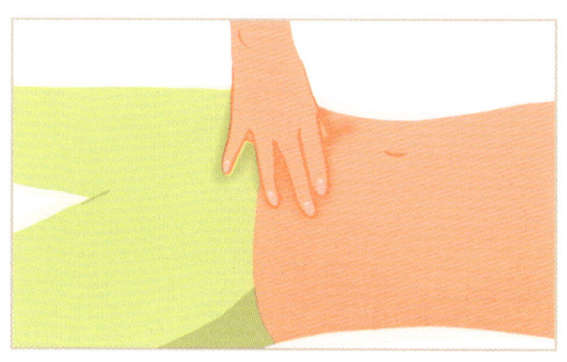

종양 부위는 외기발사를 통해 종양을 녹이는 방법으로 마사지를 한다. 약지, 중지, 검지로 자궁 부위를 눌러 준다.

》 면역계 질환 (아토피 피부염 등) 《

　　현대인들은 각종 공해로 오염된 환경, 인스턴트 식품 섭취로 인한 각종 독소의 축적 등 최악의 생활환경 속에서 살아가고 있다. 사무자동화와 첨단화된 생활시설 등이 가져오는 운동부족과 증가하는 스트레스 등으로 신체의 저항력이 약해져 아토피성 피부염, 각종 알레르기성 질환의 발병률이 날로 증가하고 있다. 이들 질환은 현대의학으로는 치료가 불가능해 환자들은 고통 속에서 살 수밖에 없다. 이 밖에도 천식을 비롯한 알레르기 질환, 에이즈, 교원병, 암 등 후천적인 난치성 질병은 대부분 여러 가지 원인으로 면역이 약해져서 생기는 질병이다.

　　면역계 이상 질환은 전신 쾌장경락마사지를 2개월 정도 구준히 받으면 대부분 좋아지거나 치유가 된다.

효과적인 쾌장경락마사지

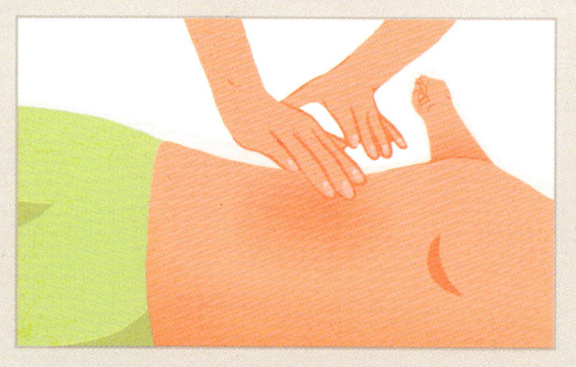

간장, 신장, 비장, 흉선을 집중적으로 풀어 준다. 인체에 꼭 필요한 영양분이 모이는 간장, 노폐물의 뒤처리를 하는 신장, 면역 방위의 중심인 비장과 흉선의 활동을 조절하면 면역계통이 획기적으로 개선된다.

심장 질환

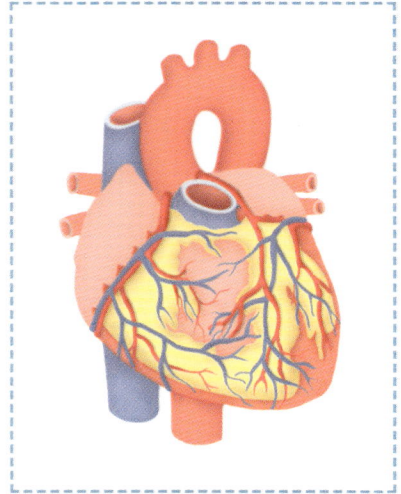

심장 질환은 대부분 관상동맥 질환으로 심장에 영양분을 공급해 주는 혈관이 막히면서 발생한다. 이는 동맥경화 등 여러 가지 원인에 의해서 발생되나 기본적으로는 마음에서 비롯된다. 특히 우리나라 사람들은 한이 많은 민족으로 누구나 가슴병, 심장병을 가지고 있다.

쾌장경락마사지는 한을 풀어 주고 심장을 자유롭게 하는 데 가장 효과적인 방법이다.

효과적인 쾌장경락마사지

1 양손의 수근을 이용하여 심장 마사지를 꾸준히 해 준다. 심장이 자유로워 진다.

2 자가 마사지 요법으로 마음을 다스리는 혈인 내관혈을 하루에 200회 이상 문지르거나 두드려 준다. 먼저 흉부를 시계 방향으로 200회 돌린다. 가슴이 답답한 것이 해결된다. 다음은 주먹을 쥐고 가슴을 하루에 200회 두드린다.

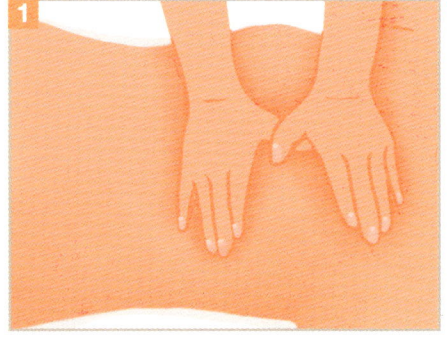

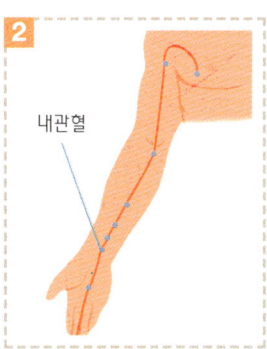

내관혈

삼차신경통

사람의 머리에는 12쌍의 뇌신경이 뇌의 중심부(뇌간)에서 양측으로 뻗어 나와 있는데 이들 뇌신경 각각은 나름대로 역할을 하고 있다. 그들 중 다섯 번째 뇌신경(삼차신경)은 주로 얼굴 부위의 감각을 담당한다. 안신경, 상악신경, 하악신경이 어떤 원인에 의해 자극을 받을 때 통증이 생기는 질환이 삼차신경통이다. 주로 안신경의 안와상신경에서 발생하는데, 광대뼈와 윗입술, 코 옆으로 통증이 나타나거나 아랫입술과 턱으로 통증이 생긴다.

삼차신경통은 대표적인 심인성 질환으로 마음의 상처를 받아 분노와 고통이 있을 때 주로 나타난다. 따라서 치료하려면 마음의 상처를 치유하고 평온을 되찾는 것이 우선이다. 이 외 뇌종양, 뇌혈관 질환, 뇌동맥류, 염증성 병변, 외상, 감기, 혈액순환 장애, 물질대사 장애, 퇴행성 신경질환 등으로 삼차신경이 자극을 받아 통증이 생기기도 한다. 또는 삼차신경이 뇌간으로 들어가는 부위를 뇌혈관이 압박함으로써도 나타난다. 삼차신경이 뇌혈관에 압박을 받으면 삼차신경 내에 신경가닥들이 손상을 받아 신경가닥들 간에 누전현상이 발생하며 이로 인해 통증이 일어난다. 흉쇄유돌기근의 긴장으로 발생될 수도 있다.

삼차신경통의 통증은 신경이 자극을 받아서 생기는 것으로 수초에서 수분동안 지속되다가 갑자기 사라지는데 수일 또는 수개월 후에 재발되기도 한다. 증상은 눈 아래쪽의 안면부에 칼로 베는 듯한 통증이 있는데 마치 전기쇼크가 오는 것 같다. 보통 칼로 쑤시듯이 아프다고 표현들을 한다. 10만 명당 1명꼴로 발생하며 주로 여성들에게 많이 나타난다.

심인성 질환이므로 치료하려면 마음을 다스려야 한다. 모든 욕심을 버리고 마음을 편안하게 한다. 통증이 발생한 근본원인이 있다면 그것부터 제거해야 한다. 뇌종양이 있으면 뇌종양 치료, 염증이 있으면 염증 제거, 혈액순환 장애가 있으면 이것부터 해결해야 한다. 혈관이 신경을 압박하고 있을 경우에는 병원에서 수술하는 방법도 있다.

효과적인 쾌장경락마사지

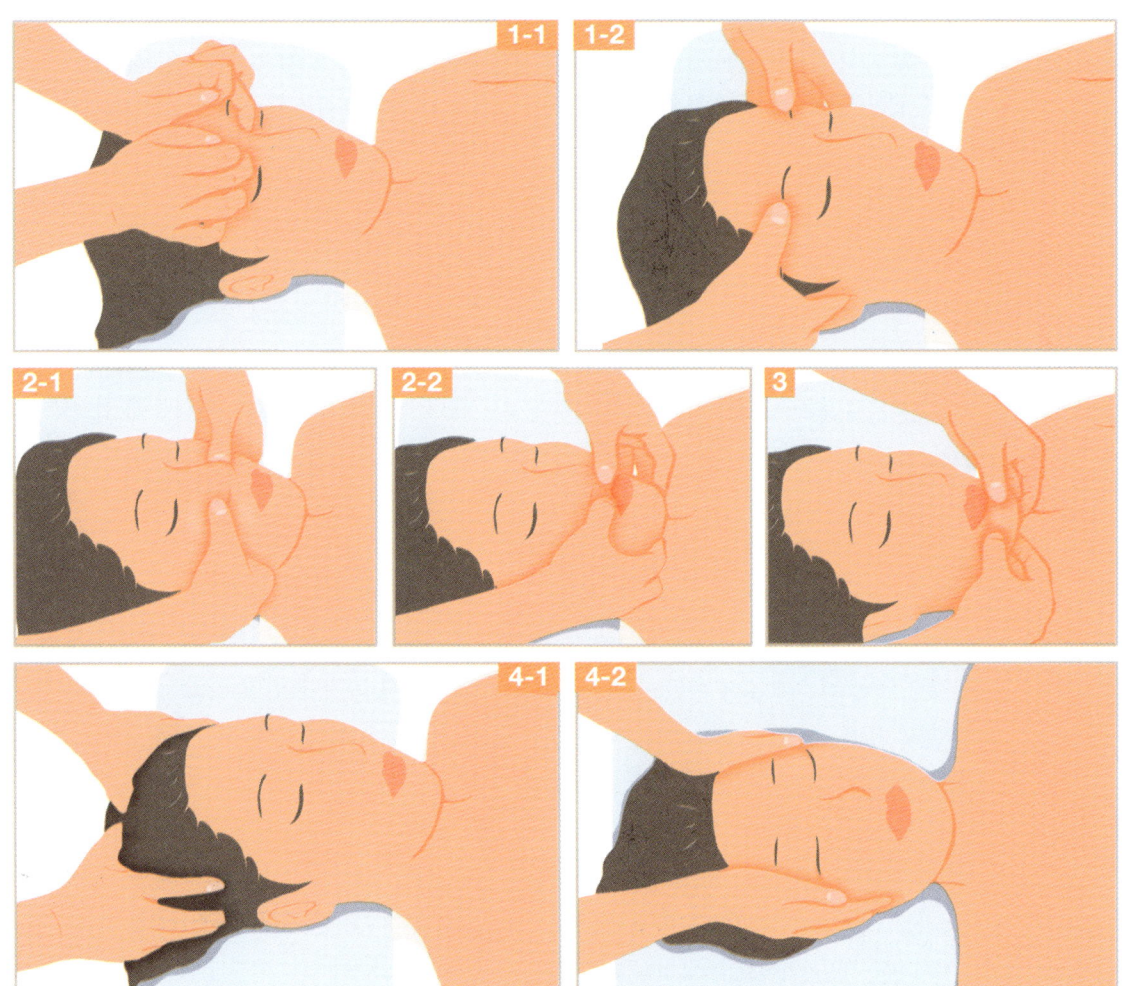

* 삼차신경통마사지는 상악신경분지에서 눈 위로 가는 안와신경, 눈 밑으로 가는 상악신경, 턱으로 가는 하악신경을
중심으로 풀어준다. 전두골과 측두골을 풀어주고 두개골 기저부를 이완시켜주면 곧 회복된다.

1 청명혈에서 눈꼬리 쪽으로 지그시 기를 발사하여
안신경을 풀어준다.

2 코 엽 비통혈에서부터 귀 쪽으로 상악신경을 따라
코밑 인중혈을 풀어준다.

3 턱 밑 승장혈에서부터 턱선을 따라 귀쪽으로
하악시경을 풀어준다.

4 전두골과 측두골을 풀어준다.

쾌장경락맛사지 궁금증 풀기

쾌장경락맛사지는 한국식 맨손 대체의학의 완성이라고 할 수 있는 획기적인 '치유마사지'다.
피부와 근육 위주이던 기존 경락맛사지의 한계를 극복해 손과 발을 모두 사용하여 직접 오장육부를 만져
치료하며, 전신경락의 깊은 곳까지 뚫어주어 자연치유력을 갖게 하는 놀라운 효과가 있다.

Q 쾌장경락맛사지의 좋은 점은 무엇일까?

A ● **통증을 근본적으로 제거한다** 통증에도 치유에 도움이 되는 통증이 있고 평생 괴롭히는 불쾌한 통증이 있다. 불쾌한 통증은 일반적인 요법으로는 좀처럼 치유가 되지 않는다. 가령, 비가 올라치면 항상 어딘가 쑤시고 아프다면 이는 불쾌한 통증이다. 이러한 통증은 병이 깊숙한 곳에 있기 때문에 치료가 쉽지 않다. 그러나 쾌장경락맛사지를 받게 되면 막힌 경락을 깊은 곳까지 뚫어주어 병의 근본 원인을 제거할 수 있다.

● **난치병 치유에 효과적** 고혈압, 중풍, 당뇨병 등 각종 성인병뿐만 아니라 만성신부전, 통풍, 허리병, 비만 외에도 아토피성 피부염 같은 각종 피부질환과 산후풍 등 여성 질환에도 효과가 있다. 쾌장경락맛사지는 경락이나 장부의 막힌 혈도를 뚫어 줄 뿐만 아니라 뚫린 통로에 양질의 에너지를 공급해 준다.

● **피부미용에 좋고 성형 효과까지** 쾌장경락맛사지는 기립근과 각종 인대로 단단한 척추를 풀어 줌으로써 신체의 균형을 찾아 주고 복부와 등을 효과적으로 풀어 줌으로써 틀어지거나 좌우가 불균형한 얼굴 윤곽을 바로잡아 준다. 이 외에도 족심혈을 이용해 장기를 실질적으로 풀어 줘 여드름, 기미, 주근깨 등 여러 가지 피부 문제를 근본적으로 개선해 준다.

● **왜곡된 체형을 바로잡는다** 난치병 환자들을 살펴보면 대부분 척추의 일정한 부위가 구부러져 있거나 변형돼 있다. 척추가 구부러지면 신경을 압박하여 해당 장기나 인체 부위에 신경이 흐르지 않게 되어 질병에 걸리게 된다. 체형을 바로잡지 않고는 아무리 좋은 약을 써도 치유가 되지 않는 것은 당연하다. 쾌장경락맛사지는 족심혈을 이용해 척추의 깊은 곳까지 풀어 주어 체형을 바로잡는 데 효과를 발휘한다.

● **복부 비만 해결에 도움** 신체 이상으로 인한 질병성 비만을 해소하는데 탁월한 효과가 있다. 특히 척추가 S자형이 아니라 일자형을 이룸으로써 생기는 복부 비만의 경우, 복부의 깊은 곳까지 풀어 주어 지방과 독소를 분

해해 제거함으로써 비만을 해소한다.

복부 비만은 중풍, 뇌졸중, 심장질환, 당뇨, 고혈압, 만성소화불량, 변비, 설사, 두통, 요통, 만성피로 등 만병의 원인이라 해도 과언이 아니다. 이 같은 질병은 모두 내장지방으로 인한 장내 유해독소가 원인이 되어 생기는 것으로 복부 비만을 해결하지 않고는 근본적은 치유가 불가능하다.

● **운동 효과를 높여준다** 쾌장경락맛사지는 전신세포까지 막힌 경락을 뚫어 줌으로써 운동 부족으로 생기는 여러 가지 문제들을 해소시켜 주고, 잘못된 운동으로 인해 막힌 경락을 뚫어 치료하는 데 효과가 있다.

● **내장 기능 정상화** 현대인들에게 흔한 질병을 보면, 경락과 신경이 막혀서 내장이 그 기능을 제대로 발휘하지 못해 생긴 경우가 많다. 또한 내장하수 등 장부가 제자리를 이탈한 것도 병의 원인이 된다. 내장이 아래로 처지면 해당 장기뿐만 아니라 요추에 영향을 미쳐 병이 생기게 된다. 척추 질환을 가진 사람 대부분이 내장에 이상이 있는 경우가 많다.

쾌장경락맛사지는 내장하수 등을 근본적으로 해소하여 정상화시키고 경락 및 신경이 잘 통하게 하여 장부의 건강을 효과적으로 지켜 준다.

● **스트레스 해소에 도움** 쾌장경락맛사지는 인체의 경줄기, 장기, 신경과 동맥줄기 등을 직접 만지면서 뚫어 주기 때문에 스트레스로 인한 유해독소를 근원적으로 제거한다. 또한 체력을 강화하고 체질을 개선해 웬만한 스트레스는 이겨낼 수 있게 해 준다.

● **면역체계 강화로 질병 예방** 막힌 경락을 뚫어 줌으로써 사전에 병기와 사기를 제거하며 통증을 근원적으로 해결하여 질병을 예방한다. 또한 면역체계를 자극함으로써 질병에 대한 저항력을 강화한다.

Q 음양오행에 맞춘 쾌장경락맛사지란?

A 음양학설에서 인체 각 부위를 본다면 인체의 위 부위는 '양'에 속하고 아래 부위는 '음'에 속한다. 또한 신체표면은 '양'에 속하고 체내는 '음'에 속한다. 인체의 등 쪽은 '양', 복부 쪽은 '음', 바깥쪽은 '양', 안쪽은 '음'이다. 오장육부에서도 음과 양이 나눠지는데 장부의 육부는 '양'이고 오장은 '음'이라 한다.

쾌장경락맛사지를 할 때도 음양의 평형을 고려하여 맛사지를 해야 치료효과가 높게 나타난다. 예를 들어 장기를 풀어 줄 때 신체 앞면부만 풀어주면 반쪽 맛사지가 된다. 반드시 등 뒤도 풀어주어 음양의 평형을 이루어야 진정한 건강을 완성하게 된다. 한방에서 좌병우치(左病右治:좌측의 병은 우측에서 치료하는 것이 도움이 된다)라는 말이 있듯이 인체의 경락도 음양을 고려하여 풀어주어야 한다.

경락 맛사지 사례

다음 사례는 수년 동안 경락 맛사지로 피부 관리샵을 운영해 온 원장이나 힐링 센타에서 활동하고 있는 경락 맛사지사의 실제 사례를 모은 것으로 경락 맛사지의 경이적인 치유 효과와 미용 효과를 보여주고 있다. 여기서 중요한 것은 몸이 아플 때 경락 맛사지로 모든 것을 해결하려고 하는 것은 매우 어리석은 행동이라는 것이다. 치료의 목적으로 활용할 때는 의사의 진단과 처방 하에 치료를 받아야하며 어디까지나 경락 맛사지는 미용 분야와 병원 치료의 보조 요법으로 생활 속에서 활용함으로써 치유 효과를 높일 수 있는 것이다.

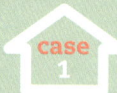 **1시간 약손 경락 맛사지로 반신불수가 일어난 사례** (30대, 주부)

어느날 자신의 부인이 출산 후 6개월 동안 일어나지 못해 반신불수 상태로 누워있으니 도와 달라는 전화를 받았다. 출산한 아이는 친정 어머니가 키우고 있었으며 부인은 누워서 꼼짝할 수 없는 상태로 경락을 살펴보자 전신이 마른 나무처럼 딱딱하게 막혀 있었다.

강력한 기를 이용해 전신의 경락을 정성껏 풀자 부인의 몸에 점차 온기가 느껴졌다. 척추부위를 만지자 심한 통증을 호소했으며 다리와 척추 주변에 아프지 않게 기를 보내면서 풀어주자 전신이 부드러워졌다. 1시간 정도 맛사지를 한 후에 이제 일어나라고 했다. 처음에는 반신반의하고 일어서려고 하지 않았다. 다시 강하게 명문혈에 주의를 집중하고 일어서라고 말하자 어쩔 수 없는지 서서히 일어섰다. 다음은 걸어보라고 했다. 그러자 부인은 몇 발 씩 조심스럽게 걷기 시작했다. 이제 앉았다가 일어서라고 하자 앉았다 일어서기를 신기하게 반복하였다. 6개월만의 고통이 1시간으로 해결된 것이다.

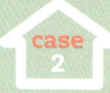 **20년의 동맥경화가 좋아진 사례** (50대, 여성)

저자를 찾아온 사람은 50대 중반의 여성으로 결혼 후 20여 년 동안 동맥경화가 만성화되어 삶의 의미를 잃고 부항이나 침 요법으로 겨우 고통을 견디어가고 있었다. 동맥경화는 동맥이 독소나 찌꺼기로 막히는 질병으로 몸 속의 기를 순환시켜주기 위해 맛사지를 시작했다.

중년 여성은 경락 맛사지를 한번 받고 아주 만족했으며 집에 있을 때도 몸이 쑤시는 현상이 사라지고 가뿐해졌다고 했다. 계속해서 5회 정도 맛사지를 받자 점차 좋아지고 얼굴색도 본래의 모습을 찾아가고 있었다. 그런데 6회 째부터는 증세가 갑자기 악화되어 걸을 수도 없게 되었다. 경락 맛사지는 자연요법으로 부작용이 거의 없는 것으로 알고 있었기 때문에 처음에는 매우 당황했다. 밤새도록 여러 가지 책을 읽고 선생님에게 질문을 하여 해답을 찾게 되었다. 원인은 바로 명현 현상 때문이었다. 20년 동안의 만성질병이 호전되기 위해 급성으로 변한 것이다.

다음날 중년 여성에게 이와 같은 현상을 설명하고 꾸준히 맛사지를 계속하자 10회 째부터는 몸이 급속도로 좋아지기 시작하였다. 증세가 호전됨에 따라 기간을 점차 1주일, 2주일 간격으로 늘려가다가 3개월 정도 관리를 하자 완전히 호전되어 처녀시절의 건강을 되찾게 되었다.

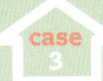 ### 자궁근종이 1주일만에 없어진 사례 (50대, 여성)

여성들에게 자궁근종은 흔한 질병이지만 심하면 생명을 앗아갈 수도 있는 무서운 질병이다. 경락 맛사지를 받으러 온 사람은 50대 여성으로 자궁에 5kg짜리 근종이 있지만 몸이 허약해 수술을 받지 못해 고통 속에 살아가고 있었다.

그런데 종양은 일반적인 맛사지로는 치료가 곤란하다. 기 치료 요법 등 모든 기공 맨손 요법이 동원되어야 가능하다. 그래서 우선 종양 부근과 먼 곳에서부터 전신 경락 맛사지를 통해 기혈을 뚫어주고 배수로를 만들었다. 그런 다음 종양 부근에 손을 얹어 종양을 녹이기 시작했다. 종양은 일반적으로 하루에 3회를 맛사지해야 하며 한번에 약 3시간 정도가 소요된다. 즉, 1시간 반을 맛사지하고, 1시간 반은 휴식을 반복해야 하므로 환자의 집에 머무르면서 치료를 했다. 반복해서 맛사지를 한 결과 자궁근종은 일주일만에 없어지고 건강이 급속도로 회복되어 지금은 정상적인 생활을 하고 있다.

 ### 복부의 독소 덩어리를 없앤 사례 (30대, 여성)

어느날 먹어도 살이 찌지 않고 항상 피곤해하며 만성질병을 안고 살아가는 30대 여성이 찾아왔다. 병원에서 진찰을 해도 도무지 질병을 알 수가 없는데 이유 없이 아프다는 것이다.

이 여성의 12경락을 살펴보니 다리의 6경락이 모두 막혀 있었고 특히 복부에는 큰 바나나 정도 크기의 길쭉한 쇳덩어리 모양 칼퀴가 중앙에 가로로 놓여 있었다.

복부의 칼퀴는 일종의 독소덩어리다. 신경, 혈관, 림프, 근육 등의 기능이 상실되어 마치 석고처럼 굳어져 생기는데 이러한 칼퀴는 종양처럼 점점 커진다. 칼퀴는 만병의 원인을 제공하므로 딱딱한 것일수록 부드럽게 풀어야 한다. 저자는 강력한 기를 보내면서 칼퀴를 녹이기 시작한 후 20여분만에 바나나 만한 크기의 칼퀴를 없앨 수 있었다. 건강이 좋아진 그 여성은 매우 신기해했는데 그 이후 정식으로 경락 맛사지를 배워 지금은 경락 맛사지 전문가로 활동하고 있다.

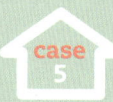

유방암이 치유된 사례 (60대, 여성)

유방암에 걸려 절망적인 삶을 살아가고 있는 한 60대 여성이 찾아 왔다. 이 여성은 이미 병원에서도 포기한 상태로, 병 치료가 목적이 아니라 유방암의 통증과 고통을 덜어 남은 여생이라도 편안하게 살고 싶어 주변 사람에게 소개를 받고 찾아온 것이었다.

이 여성의 가슴은 짙은 나무색으로 세포가 거의 죽은 상태였으며 만져보니 마치 딱딱한 나무토막 같았다. 모든 질병은 기가 통하면 좋아진다는 원리에 입각하여 막힌 경락을 맛사지하여 뚫어주기 시작했다. 첫 날은 딱딱한 복부를 맛사지 했다. 다음 날 방문했을 때 중년 여성은 변비로 오랫동안 변을 보지 못했는데, 맛사지를 받고 나서 시원하게 변을 보았다고 말했다. 그리고 그 후 다소 몸이 가벼워 졌다고 좋아했다.

다음날부터는 유방 주변과 겨드랑이를 정성껏 맛사지하여 딱딱한 근육 풀기를 반복하였다. 며칠이 지나자 서서히 반응이 왔다. 짙은 나무색의 가슴이 연한 분홍색으로 바뀌어지더니 주변이 부드러워지기 시작하였다. 15회 정도 지나자 명현 현상으로 다소 힘들어했다. 하지만 날짜를 늘려가면서 30회 정도 꾸준히 관리하자 얼음장같았던 몸이 따뜻해지고 기력이 되살아났다. 무엇보다도 마음이 편해지고 여유가 생기기 시작하였다. 맛사지로 마음까지 바꾼 것이다. 30회가 끝났을 때는 항암 치료로 빠졌던 머리가 다시 나기 시작하였고 가슴 색은 거의 정상적인 색으로 돌아왔다. 경락 맛사지의 원리는 매우 간단하지만 놀라울 정도의 결과를 가져올 수 있음을 경험한 사례였다.

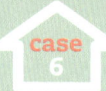

빙의가 해소된 사례 (50대, 여성)

이유 없는 질병으로 30여 년 간 고생을 하며 살아온 한 50대 여성이 있었다. 이 여성의 하루 일과는 침을 맞는 일과 사우나실에 들어가 뜨거운 열기로 신경통을 해소하는 일이었다. 팔에 힘이 없어 식사를 준비하기도 힘겨워 가정에서 주부로서의 역할을 못 한 지도 오래됐다.

처음에 이 여성은 몸에 손을 대는 것조차 꺼려하고 민감한 반응을 보였다. 하지만 약손 경락 맛사지는 몸에 손을 대지 않고 외 기공으로도 전신의 기혈을 소통시킬 수 있는 것이 특징이다. 그래서 처음 몇 회 정도는 몸에 손을 대지 않고 외 기공으로 몸의 독소와 사기를 빼주면서 경락을 소통시켰다. 점차 몸이 나아지자 몸에 손을 대는 것을 허락하였다.

계속해서 10회 정도 맛사지를 했는데 좋아졌다가 나빠지기를 반복하고 획기적인 차도가 나타나지 않아 명상요법을 추가하였다.

우선 몸을 이완시키고 이 여성을 깊은 명상 속으로 인도하여 시간을 거슬러 올라갔다. 그런데 이유 없는 질병이 발병하였던 때까지 거슬러 올라가자 갑자기 소리내어 울기 시작하였다. 친정 어머니의 사망 때로 돌아간 것으로 어머니의 혼이 딸에게 빙의된 것이었다. 어머니의 혼을 달래어 천상의 세계로 보내는 데는 많은 시간이 걸렸다.

빙의가 빠져나간 후 이 여성의 몸은 급속도로 좋아지게 되어 이제 약 없이도 살아갈 수 있게 되었다. 게다가 직접 식사도 준비하고 빨래도 하는 등 가정 주부 본래의 모습으로 돌아갔다.

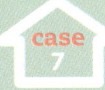
성형 경락 맛사지로 아름다운 얼굴을 찾은 사례 (33세, 여성)

한 여성이 찾아왔는데 얼굴이 둥근형으로 볼 살이 많고 아래로 처진 상태였다. 피부색은 칙칙하고 군데군데 기미가 꼈으며 특이한 것은 이마와 목 양옆으로 정맥혈관이 튀어나와 보기에 흉할 정도였다. 이 여성은 나이에 비해 피부노화가 빨리 온 상태로 얼굴 때문에 상당히 신경이 날카로웠다. 두통도 심하고 대인 관계가 원만치 않아 외출도 하지 않을 정도로 의기소침한 상태로 살아가고 있었다.

맛사지를 할 때는 통증을 호소할 정도로 안면 근육의 경직도가 심각한 상태였다. 또한 얼굴의 반구구인 등과 복부에서도 많은 경결이 발견되었는데 경락 맛사지로 모두 해소하였다.

이 여성은 5회 정도 맛사지를 받자 얼굴색이 맑아지고 점차 자신감도 회복하게 되었다. 현재 20회 관리가 끝난 상태인데 목옆의 튀어나온 혈관이 들어갔고 기미가 많이 옅어져 얼굴이 아주 깨끗해지고 두통도 없어지게 되었다. 얼굴형도 갸름해져 훨씬 젊어 보이고 성격도 많이 부드러워져 이제 마음놓고 외출하게 되었다고 좋아하였다.

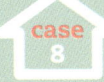
이방자 황태자비 간암을 치유한 사례 (75세, 염송옥 박사, 내면미용 연구소장)

이 시대의 마지막 황태자비가 간암에 걸려 병원에 입원해 있다는 소식을 들었다. 경락 맛사지로 치유가 가능하다는 확신이 있어 아는 사람을 통해 병실에서 황태자비를 만날 수 있게 되었다. 황태자비는 70세의 고령에다가 간암까지 걸려 몸은 초췌해지고 살아날 수 없을 것 같은 생각이 들었다. 하지만 경락 맛사지로 불치병을 치료한 경험이 있어 반드시 치유될 것이라는 확신을 가지고 정성을 다해 맛사지를 했다.

그래서 우선 황태자비를 왕궁으로 퇴원시킨 후 6개월 동안 주 2회씩 하루도 빠짐없이 방문하여 전신의 경락을 맛사지했다. 꾸준히 맛사지를 한 결과 3개월째부터는 상태가 차츰 좋아져 몸에 살이 붙기 시작하더니 5개월 차에는 거의 쾌유하게 되었다. 황태자비께서는 나의 손을 치유의 손이라고 극찬하였으며 '공익공영' 이라는 휘호를 직접 써 주셨다. 휘호는 표구사에 맡겨 오늘날까지 소중히 간직하고 있다. (염송옥의 '내면 미용' 중에서)

맛사지 사례 작성에 도움을 주신 분들
경락 맛사지 피부 관리샵 박미례 원장 · 김영재 원장, 한국쾌장요법 이유진 회장

Index

ㄱ

가슴 고타법 111
가슴 셀프 맛사지 224
가슴 쾌통 맛사지 110
가슴·유방 경락 맛사지 108
가슴뼈와 갈비뼈 사이 풀기 111
가슴에 이상이 있을 때 109
가슴의 구조와 기능 108
각권으로 둔부 쓸어내리기 63
각 국의 다양한 맛사지 57
간 맛사지 134
간경 171·173·174·191
간에 이상이 있을 때 135
간질환 174
갈비라인 풀어주기 114
갈비뼈 사이마디 풀기 110
감기 예방 205
갑상선기능 항진증(바세도우씨병) 261
갑상선 맛사지 105
갑상선의 구조와 기능 105
갑자기 열이 날 때 하는 맛사지 208
갱년기 장애 186
갸름한 얼굴 만들기 219
거미 테크닉 74
견갑골 43·47
견갑골 맛사지 47
견갑골 스트레칭 235
견우혈 196
견정 106·175·201
견통 178

결석 268
경골 70
경골과 비골뼈 맛사지 70
경근 13
경근 맛사지 34
경락 맛사지에 적당한 환경 39
경락 맛사지에 필요한 도구 39
경락 맛사지의 기초 10
경락 맛사지의 수법 33
경락 맛사지의 효과 14
경락 맛사지의 효과를 높이는 방법 167
경락과 경락 맛사지 12
경락의 의미 12
경락의 흐름을 좋게하는 스트레칭 230
경줄기 13
경줄기 맛사지 33
경추 교정법 53
경추 디스크 252
경추의 이상 증세 54
경피 13
경피 맛사지 35
경혈 13
고혈압 177·256
곡지혈 196
골격을 튼튼하게 하는 맛사지 209
골반 교정법 53
골반 스트레칭 237
골반뼈의 구조 60
공손혈 82
관료 84
관절 맛사지 36
광대뼈 맛사지 98
광대뼈 줄이기 216
구후혈 92
근막 맛사지 36
근막 맛사지 자세 214
근막 집어주기 38
근막 이동 롤링 맛사지 37
기단혈 83

기의 흐름을 살리는 생활법&식이요법 239
꺼진 관자놀이 살리기 219

ㄴ

나비 테크닉 75
난소 맛사지 149
내관혈 174
냉증·산후풍 192
뇌졸중(중풍) 258
눈 둘레 맛사지 93
눈꼬리 올려주는 맛사지 94
눈썹 맛사지 92
눈의 노폐물 빼주기 94
눈의 피로 198

ㄷ

다리 뒤쪽 경락 맛사지 66
다리 뒤쪽 마무리 맛사지 79
다리 모양을 예쁘게 하는 테크닉 75
다리 셀프 맛사지 227
다리 안쪽 스트레칭 238
다리 전면경&허리 스트레칭 233
다리 측면 경락 맛사지 76
다리 측면 대퇴부 맛사지 76
다리·발 경락 맛사지 154
다리 군살 제거하는 나비 기법 164
다리를 길게 하는 맛사지 211
다리의 양경락 쓸어 내리기 79
단전과 서혜부 풀어주기 125
담 맛사지 137
담경 70·175·182·197
담경 맛사지 51
담에 이상이 있을 때 137
당뇨병 173·269
대머리 171
대장 맛사지 131
대장경 172·196

대장경 맛사지 118 · 119
대장에 문제가 있을 때 131
대추혈 43 · 48 · 55
대추혈 맛사지 45
대퇴부 맛사지 72
대퇴부 이완 맛사지 72
도른 척추 교정법 53
독맥 30 · 48 · 84 · 89 · 180
독맥 맛사지 49
동맥경화 176 · 270
동자료 84 · 90
동자료 맛사지 90
태양혈 맛사지 90
두통 199
뒤로 누운 자세에서 스트레칭 230
뒷목 풀어주기 55
등 경락 맛사지 42

ㄹ · ㅁ

류머티드 관절염 184 · 254
만성피로 175
맛사지 효과를 높이는 부위 13
맛사지를 받는 적당한 시간 135
맛사지를 위한 워밍업 31
맛사지를 처음 받으면 아픈 이유 114
맛사지볼을 이용한 맛사지 37
매끈한 이마 만들기 220
맨손 경락 명칭 16
머리 스트레칭하기 104
머리를 똑똑하게 하는 맛사지 204
면역계 질환(아토피 피부염 등) 274
명치 맛사지 127
명치에 이상이 있을 때 127
명현 현상 56
목 경락 맛사지 54 · 102
목 오일 맛사지 104
목 · 어깨 셀프 맛사지 223
목뼈 맛사지 103

목줄기 풀어주기 103
몸에 흐르는 12경락 16
몸의 중앙에 흐르는 경락 30
무릎 맛사지 158
무릎 및 정강이 풀어주기 78
무릎 주변 풀어주기 78

ㅂ

바로 누운 자세에서 스트레칭 236
발 경락 맛사지 80 · 165
발기부전 170
발목 맛사지 156
발목 풀어주기 68 · 80
발바닥 두드리기 83
발바닥 주무르기 232
발바닥 훑어주기 81
발에 흐르는 6개의 경락 24
발의 기단혈 뚫어주기 83
발의 배수로 뚫어주기 82
발의 척추 반사구 뚫어주기 82
방광 1선 48 · 69 · 179 · 185 · 197
방광 2선 48 · 69 · 179 · 185 · 190
방광경 맛사지 50 · 146
방광경줄기와 신경줄기 맛사지 69
방광과 관련된 문제 147
방광줄기 뚫어주기 72
배가 아플 때 209
배꼽 에너지 통로 열기 125
배꼽 주변 풀어주기 125
배꼽으로 진단하는 방법 122
백회 84 · 89
뱃가죽 잡고 비틀어주기 151
뱃가죽 풀어주기 151
변비 196
복부 경락 맛사지 122
복부 마무리 맛사지 152
복부 비만 264
복부 비만에 효과적인 맛사지 151

복부 셀프 맛사지 225
복부 준비 맛사지 124
복부의 내장 반사구로 진단하는 방법 123
부기 197
부위별 경락 맛사지 40
부위별 셀프 성형 맛사지 221
부인병 265
불면증 201
불임증 192
비경 173 · 186 · 191 · 192 · 194
비골 70
비듬 171
비염 202
비장 맛사지 142
비통혈에서 정명혈 구간 맛사지 94
빈혈 187

ㅅ

사각턱 줄이기 216
사백혈 93
사죽공 84 · 90
사죽공 맛사지 90
삼차신경통 276
삼초경 188 · 203
삼초경 맛사지 118 · 119
삼초경 풀어주기 58
상료 62
생리통 195
서혜부 뒤쪽 맛사지 160
서혜부 맛사지 151
서혜부 앞쪽뼈 맛사지 161
서혜부 임파절 뚫어주기 155
설사 207
성격을 차분하게 하는 맛사지 208
성인 남자를 위한 맛사지 170
성인 여자를 위한 맛사지 186
성장기 아이를 위한 맛사지 204
소장 맛사지 129

소장경 184 · 187 · 200
소장경 맛사지 118 · 119
소장경 풀어주기 59
소장에 이상이 있을 때 129
손 경락 맛사지 120
손 맛사지와 도구 맛사지의 차이점 225
손등 맛사지 121
손목 관절 맛사지(3양경) 118
손목 관절 맛사지(3음경) 118
손바닥 맛사지 120
손에 흐르는 6개의 경락 18
손으로 오라 쓸어내리기 124
수험생을 위한 맛사지 198
스트레스 199
스팀타월로 마무리하기 166
승근 69
승모근 맛사지 49
승부혈 79
승산 69
승읍혈 84 93
승장혈 84
시력 저하 211
식곤증 201
식이요법 243
신경 69 · 171 · 186 · 191
신경 맛사지 73
신부전 272
신성 84
신수혈 180
신장 맛사지 144
신장에 이상이 있을 때 145
신정 84
심경 183 · 186 · 201
심경 맛사지 116 · 117
심장 질환 182 · 275
심포경 174
심포경 맛사지 116 · 117
쓸어주기 35
쓸어주기 수법 38

ㅇ

아래팔 맛사지(3양경) 118
아래팔 맛사지(3음경) 117
아랫다리 맛사지(다리 뒤쪽) 69
아랫다리 맛사지(다리 앞쪽) 157
아랫다리 양경락 풀어주기 163
아문혈 43
안면신경마비 188
암 268
약손 만들기 31
양계혈 196
양백 84
양엄지로 볼살 귀밑 끌어내리기 99
양쪽 발 오일 바르기 67
어깨 결림 200
어깨 관절 풀기(3음경) 116
어깨근육 가로로 풀어주기 59
어깨마루 · 쇄골 풀어주기 107
어지럼증 203
얼굴 경락 맛사지 84
얼굴 마무리 맛사지 101
얼굴 비대칭 해소하기 220
얼굴 성형 맛사지 214
얼굴 셀프 맛사지 221
엉덩이 경락 맛사지 60
엉덩이 셀프 맛사지 226
엉치 누르기&후음경 늘려주기 234
여성생식기 질환 273
염좌상 179
염천혈 106
영향혈 84 · 89
영향혈에서 비류혈 구간 맛사지 95
예뻐지는 성형 맛사지 214
예풍혈 55 · 198
오금 79
오금 부위 맛사지 71
오금&허벅지 풀어주기 232
오똑한 코 만들기 217

오라 쓸어주기 166
오십견 178 · 179
완골혈 202
요근 맛사지 143
요실금 197
요추 교정법 53
요통 180
용천혈 83
위경 176 · 179 · 192 · 199
위경과 담경 줄기 맛사지 78
위양혈 71
위장 맛사지 138
위장에 이상이 있을 때 138
위중혈 69 · 71
유방 모아주기 113
유방 축소 및 확대 111
유방암 189 · 266
음곡혈 69 · 71
음릉천 70
이마 교정 맛사지 91
이마 바이탈 맛사지 91
이마 가로주름 펴는 맛사지 91
이마의 경계선 맛사지 89
이마의 독맥 맛사지 88
이마의 방광경 맛사지 89
이마 세로주름 펴는 맛사지 91
인당 84 · 89
인중 84
임맥 30 · 84 · 89
입냄새 194
암냄새 194
임파선 질환 259
입술 교정 맛사지 97
입술 주변 지압하기 96

ㅈ

자궁 맛사지 148
자궁근종 191

장골 43 · 62 · 180
장골능 풀어주기 63
장골뼈 모서리 풀기 76 · 77
저혈압 187 · 257
전립선 맛사지 150
전립선 질환 172 · 252
전양대장경 21
전양위경 28
전음비경 26
전음폐경 18
전중혈 풀어주기 110
정명혈 84 · 92
정신질환 185
족심리 176 · 179
종아리 이완 맛사지 69
종양 268
종양혈 90
좌골신경통 190 · 248
주걱턱 해결하기 218
준비 맛사지 44
중풍(뇌졸중) 177
증세별로 짚어보는 경락 맛사지 168
지창혈 84
집중력 키우기 203

ㅊ

찬죽혈 84 89
처진 볼 올리기 217
척추뼈 맛사지 48
척추뼈 · 갈비뼈 사이 이완하기 46
척추측만증 251
천골 48 · 62 · 106
천골 주변 풀어주기 62
천식 206
천종혈 43 · 47
천주혈 55 · 198
청궁 84
췌장 맛사지 141

측양경&허리 늘리기 234
측양담경 29
측양삼초경 22
측음간경 25
측음심포경 19
치매와 예방법 181

ㅋ · ㅌ

코 맛사지 94
콧방울 맛사지 95
쾌장경락맛사지 247
키를 크게 하는 맛사지 206
태계혈 69
태양혈 90 · 92
턱밑 지압하기 99
턱선을 올려주는 맛사지 100
통풍 271

ㅍ

파킨슨씨병 260
팔 경락 맛사지 58 · 115
팔 셀프 맛사지 224
팔꿈치 맛사지(3양경) 119
팔꿈치 오금 맛사지(3음경) 117
팔뚝 맛사지(3양경) 119
팔뚝 맛사지(3음경) 116
편식 해소 210
폐경 172 · 190 · 196 · 205
폐경 맛사지 116 · 117
풍지 55 · 180 · 198
피부질환 193
피하지방 제거하는 거미 기법 164

ㅎ

함양 69
합곡혈 196

항문 주변 약기로 풀어주기 64
항암식품 245
허리 날씬하게 하기 152
허리 맛사지 51
허리 셀프 맛사지 226
허벅지 누르기 237
허벅지 담경 맛사지 77
허벅지 맛사지 159
허벅지 바깥쪽 맛사지 161
허벅지 안쪽 맛사지 159
허벅지 안쪽 피하지방 제거하기 73
허벅지 양경줄기 맛사지 162
허벅지 전체 풀어주기 76
현료 · 현리 · 화료혈 맛사지 91
혈해혈 194 · 195
회음혈 173 · 193
후양방광경 27
후양소장경 23
후음신경 24
후음심경 20
휜다리 바로잡기 158
흉골의 위치 109
흉부 가슴뼈 풀어주기 110
흉쇄유돌기근 풀어주기 102
흉추 47
흉추 교정법 53

기타

3양경 21, 27
3음경 18, 24
G존 84
H존 86
I존 87
K존 85
S존 86